CHRIS SUREL

DIE TIEFSCHLAF-FORMEL

CHRIS SUREL

DIE TIEFSCHLAF FORMEL

Voller Energie –
ohne 1 Minute länger
zu schlafen

Mit Simon Biallowons

HERDER

FREIBURG · BASEL · WIEN

Haftungsausschluss

Die diesem Buch zugrunde liegenden medizinischen Forschungsergebnisse und die Empfehlungen wurden sorgfältig erarbeitet und geprüft. Eine Gewähr kann jedoch nicht übernommen werden. Ebenso ist eine Haftung des Autors bzw. des Verlags und seiner Beauftragten für Personen-, Sach- oder Vermögensschäden ausgeschlossen. Die in diesem Buch vorgestellten Techniken und Informationen ersetzen nicht eine individuelle, persönliche ärztliche Beratung. Die richtige Diagnose und Therapie von Erkrankungen müssen immer Sache des behandelnden Arztes sein.

Neuausgabe 2025

Hermann-Herder-Str. 4, 79104 Freiburg

www.herder.de

Bei Fragen zur Produktsicherheit wenden Sie sich an
produktsicherheit@herder.de

Satz: Carsten Klein
Herstellung: Livonia Print, Riga

Printed in Europe

ISBN Print 978-3-451-60164-4
ISBN E-Book (EPUB) 978-3-451-82777-8
ISBN E-Book (PDF) 978-3-451-82887-4

Inhalt

DEIN BONUS-PAKET FÜR DIE EINFACHE UMSETZUNG IM ALLTAG

Um dir die Umsetzung im Alltag so einfach wie möglich zu machen, habe ich für dich ein besonderes Bonus-Paket zusammengestellt: **kurze Video-Anleitungen**, Audio-Tracks, Rezepte, spezielle **Downloads**, eine **Community** mit anderen Lesern, Links zu allen wissenschaftlichen Quellen und noch mehr! Du hast kostenlosen Zugriff auf dieses Paket unter *www.tiefschlaf-formel.de/bonus*.

Vorwort

Liebe Leserinnen und Leser,
lieber Chris,

seit ich mich mit dem Thema Schlaf beschäftigt habe und seitdem wir, lieber Chris, uns das erste Mal hierzu ausgetauscht haben, habe ich eine Menge gelernt: Ich kann sagen, meine Einstellung zum Schlaf und zu Erholung – persönlich, aber auch für die mehr als 22 000 MitarbeiterInnen der SAP in Deutschland, für die ich eine Verantwortung habe – hat sich doch sehr verändert. Man könnte sagen, sie hat sich professionalisiert.

Ja, meistens schlafe ich inzwischen besser, wenn auch nicht länger oder häufiger. Aber die Qualität der Erholung hat sich in derselben Zeit merklich erhöht. Wenn ich das geahnt hätte, hätte ich mich schon sehr viel früher damit beschäftigt. Eine deutliche Verbesserung: Ich schlafe schneller ein! Diese relativ einfache Technik war für mich der Augenöffner.

Bei SAP versuchen wir, unsere Mitarbeitenden zu unterstützen, wo wir nur können. Dass wir unseren Ruf als vorzugswürdiger Arbeitgeber verteidigen wollen, ist klar, ebenso, wie wir wollen, dass es allen unsere Kollegen und Kolleginnen möglichst gut geht. Aber es ist nicht nur das, was mich antreibt: Schließlich heißt es völlig zu Recht »happy employees, happy customers«!

Zu ihrem Befinden und ihren Hoffnungen, Wünschen und Meinungen befragen wir unsere Kolleginnen und Kollegen regelmäßig. Dazu haben wir uns auf die Fahnen geschrieben, auch gegen echte und vermeintliche Widerstände alle Probleme direkt anzugehen. Ich nenne die Methode zur Überwindung der üblichen Schwierigkeiten »SAP Doch!«. Das heißt: Wir versuchen Lösungen zu finden, auch wenn das zwangsläufig heißt, unübliche Wege zu gehen. »Outside the box« zu denken ist da der erste logische Schritt und eigentlich sowieso eine Verpflichtung für jeden Personaler, finde ich!

Dieses Buch ist aber auch noch sehr viel nützlicher für jeden Leser und jede Leserin: Besonders die praktischen Hilfen für das »Abschalten« und bessere Ein- und Durchschlafen hilft hervorragend dabei, frischer, ausgeruhter und mit einem besseren Wohlbefinden ausgestattet seine Aufgaben zu erledigen – sei es im privaten, sportlichen, beruflichen oder jedem anderen Umfeld.

Aber mehr möchte ich an dieser Stelle natürlich nicht verraten. Ich hab mitgezählt: Es sind mehr als 20 weitere sehr konkrete Tipps, die man sich aus der Lektüre direkt mitnehmen kann und, wie ich finde, auch sollte. Das alles wissenschaftlich fundiert und so aufbereitet, dass man es schnell versteht und einfach umsetzen kann. Dafür bedanke ich mich als einer der ersten Leser. All denen, die nach mir kommen, wünsche ich mit dem Buch viel Vergnügen, erholsame Nächte und allseits aufgeladene Akkus!

Freundliche Grüße und viel Spaß beim Lesen

Cawa Younosi
Mitglied der Geschäftsleitung und Personalchef Deutschland, SAP

Wenn du am tiefsten
Punkt angekommen bist,
geht es von da an
nur noch bergauf …

Session 1

MEINE KRISE, MEIN AHA-MOMENT UND DER DRITTE WEG

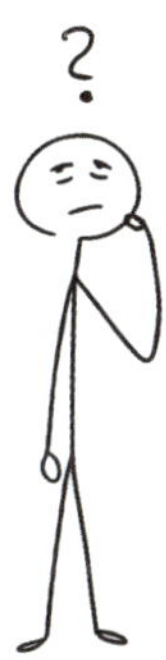

Das grelle Quietschen der Bremsen bohrt sich in meine Ohren. Ich stehe irgendwo an einem Feldweg, und der Zug rast auf mich zu. Noch 100 Meter, 90 … Der Wind fegt über mein Gesicht, reißt die Tränen mit, die sich mit dem eiskalten Novemberregen mischen. 80, 70, keine 60 Meter mehr … Mein Herz hämmert wie ein Presslufthammer, mein Körper ist Adrenalin pur, alles wie ein Bogen gespannt auf diesen einen Moment. Diesen Moment, in dem ich mich vor den Zug stürzen werde. Alles beenden werde, die Zweifel, die Panik, die Erschöpfung. 30 Meter noch, und endlich wird Ruhe sein, Erlösung.

Etwa drei Jahrzehnte vorher, ich bin sechs Jahre alt und sitze in Norwegen vor dem Fernseher. Es ist der 7. Juli 1985, 18:26 Uhr. Ich starre auf die Mattscheibe und sehe, wie Boris Becker aufschlägt. Den kleinen gelben Filzball hochwirft, in die Knie geht, nach vorne schnellt, den Ball rüberhämmert auf die Seite von Kevin Curren. Ass, Game, Set – Match! Die Hände nach oben, von Boris in London und von mir in Norwegen. Boris ist 17 und der jüngste Gewinner von Wimbledon aller Zeiten bei dem legendärsten Tennisturnier der Welt. Boris hat es geschafft, und ich will es auch schaffen. Nicht irgendetwas: Ich will Wimbledon gewinnen. Und nicht nur so ein bisschen. In diesem Moment wird mir klar, dass es das Ziel meines Lebens ist.

Zurück in Deutschland beginne ich zu spielen, jede freie Sekunde. In den nächsten anderthalb Jahrzehnten gibt es nichts Wichtigeres: nicht die Schule, nicht die Freunde und auch nicht die Mädchen. Es gibt nur Tennis und meinen Traum. Mein Ziel.

Diesem Ziel komme ich in den nächsten Jahren immer näher. Jeden Tag Training, Hausaufgaben haben nie Prio 1. In den Ferien Tennisturniere, dann Talentsichtungen, bald werde ich in eine Fördergruppe aufgenommen. Ich werde besser und erfolgreicher, die Siege scheinen wie von selbst zu kommen. Scheinen. Schon damals investiere ich alles, was ich habe. Getriggert von meinem Wimbledon-Ziel und von Erfolgen, Pokalen und Sponsorenverträgen. Ich lerne schnell: Wenn ich investiere, gewinne ich. Und wenn ich gewinne, werde ich geliebt, beachtet und manchmal sogar bewundert.

Gewinnen ist meine Eintrittskarte zum Glücklichsein. Und verlieren? Verlieren ist der Horror, bedeutet, nicht geliebt zu werden, nicht beachtet zu werden, ein Niemand zu sein. Obwohl das gar nicht stimmt. Aber in meinem kleinen Kopf, da ist es so.

Die Erfolge bleiben, ich verbringe meine Jugend unter den deutschen Top 10. Was neu ist? Verletzungen. Drei Bänderrisse, Ermüdungsbruch in zwei Rippen, Haarrisse in der Hüfte – Verletzungen sind für mich Routine, nicht die Ausnahme. All das stecke ich weg. Nur die Schulterschmerzen zunehmend weniger. Immer wieder Spritzen, mehrwöchige Pausen, die mich zurückwerfen. Wir sprechen über eine OP, die Ärzte raten ab, weil der Oberarmknochen, der dabei abgeschabt werden müsste, in diesem jungen Alter wahrscheinlich wieder nachwachsen würde. Irgendwann ist klar: Es ergibt keinen Sinn. Mein Traum ist am Ende, und ich bin es zum ersten Mal auch in meinem Leben.

Einen Plan B hatte es nie für mich gegeben, und die erste Zeit nach der Entscheidung ist hart. Hart, aber auch eine große Erleichterung. Auf einmal ist alles weg: der Verzicht. Die Hektik. Die Verletzungen, Arztbesuche und Reha-Phasen. Der Schmerz nach den Niederlagen und vor allem: der Druck. Der Druck, den ich mir meine ganze Kindheit und Jugend lang gemacht hatte, war mit einem Schlag weg. Mein Ass zur Befreiung.

Ich genieße in den vier Monaten nach dem Abitur das Münchner Nachtleben. Es ist großartig, es ist unbeschwert, es ist die vielleicht beste Zeit in meinem Leben. Bis dahin. Danach Bundeswehr und Frust über die Eintönigkeit der Aufgaben. Ich entscheide mich für ein BWL-Studium, der Aufnahmetest läuft mega, ich kriege einen Platz an meiner Wunsch-Uni. Back on track.

Das Studium geht los und ich all in. Lernen, Sport, immer früh aufstehen und Schlaf sparen, damit ich unter der Woche ranklotzen und am Wochenende freihaben kann. Praktika in vielen verschiedenen Branchen, aber nichts packt mich so richtig. Dann aber am Ende des Studiums Unternehmensberatung bei der Strategieberatung Roland Berger, spannend. Sehr ambitionierte Leute, alles ein bisschen wie Leistungssport. Ich schreibe die Diplomarbeit und fange bei Berger an. An meinem ersten Arbeitstag höre ich von meinem Projektleiter: Wenn du in den ersten zwölf Monaten Urlaub und mehr als vier Stunden Schlaf pro Nacht brauchst, bist du hier fehl am Platz. Okay, dachte ich, wenn das die Spielregeln sind, lass uns spielen! Immer Vollgas und Adrenalin, schwächeln gibt's nicht. Wie früher. Und wie früher wird mein altes »Immer gewinnen«-Gen wieder aktiviert. Drei spannende Jahre, ich lerne viele tolle Menschen kennen. Manche sind bis heute meine Freunde – keine Selbstverständlichkeit, gerade in diesem Gewinnenmüssen-Umfeld.

Nach drei intensiven Jahren wechsle ich zu einem meiner Klienten, werde jüngster Manager in der Geschäftsleitung. Viele Reisen, viele Freiheiten, genau die richtige Mischung. Ich genieße die Zeit und schaue immer wieder mal auf meine Karriere-Checkliste: Berater – check. Manager – check. Unternehmer – das fehlt noch. Und damit ist mein nächstes Ziel klar: eine eigene Firma. Wie früher Wimbledon. Und wie früher im Tennis verfolge ich das neue Ziel mit aller Konsequenz. Ich recherchiere, und nach einigen Wochen steht die Idee und die Roadmap. Ich habe neun lange Monate Kündigungsfrist, aber für mich muss jetzt alles schnell gehen. Deshalb mein Entschluss und größter Fehler meines Lebens: Ich schlafe ab jetzt nur noch zwei Stunden pro Nacht. Tagsüber 12/13 Stunden Managerjob, ab 21 Uhr bis 4 Uhr dann die

Arbeit am Start-up. Schlaf: von 4 bis 6 Uhr. Und dann wieder Vollgas von vorne.

Eine Weile läuft das, und es fühlt sich gut an. Ehrgeiz, Leidenschaft und, was ich heute weiß und damals noch nicht, Cortisol im Überfluss. Wie gesagt, das weiß ich heute. Damals nicht. Und was damals auch keiner weiß, der mich trifft: Ich bin am Ende. Nach außen nicht, da trifft jeder den erfolgreichen Business-Chris, der mit einer Aktion während der WM 2014 mit seinem Start-up sogar in den *Spiegel* kommt. Innerlich aber bin ich nach mehr als 13 Monaten mit nur zwei Stunden Schlaf körperlich und seelisch komplett zerstört. Dazu steigt der finanzielle Druck. Das Start-up geht nicht so durch die Decke wie geplant. Das Geld wird weniger und der Schlaf auch, obwohl sogar wieder mehr Zeit wäre. Irgendwann esse ich kaum mehr, Kraft für Sport habe ich schon gar nicht. Dafür jeden Mittag 39 Grad Fieber und 18 Stunden am Schreibtisch ohne einen sinnvollen Gedanken. Dazu völliges Chaos und ein Lärm in meinem Kopf, der lauter und lauter und lauter wird wie ein ICE, der heranrast. Stoppen kann ich ihn nur, wenn ich meinen Kopf gegen eine Wand donnere. Ja, genau: Ich donnere den Kopf gegen die Wand, um kurz Ruhe zu haben.

Meine Frau und ich trennen uns, andere Frauen kommen, die richtigen sind es nicht. Ich liege alleine um 3 Uhr morgens auf dem kalten Boden im dunklen Badezimmer und weine. Nein, ich heule, mit Krämpfen, bis nichts mehr in mir drin ist. Dann kommen diese Gedanken, die ich am Anfang immer wieder verwerfe. Diese Gedanken, die irgendwann immer konkreter werden. Die mich irgendwann an einem kalten Novembertag auf einem Feldweg am Gleis stehen lassen. Bereit, allein, nur mein Hund Karli ist dabei. Ich wollte ihn nicht mitnehmen. Aber ich brauchte irgendjemanden an meiner Seite, gerade für diesen Moment.

Der Zug ist nur noch zehn Meter entfernt, und auf einmal ist das Gesicht des Zugführers deutlich zu erkennen. Augen groß, die Panik darin noch größer. Weniger als zehn Meter, fallen lassen – mein Hund Karli fängt an, laut zu bellen. Ich drehe mich noch mal zu ihm um und schaue in seine treuen braunen Knopfaugen. Sein liebevoller Blick trifft mich bis ins Mark und erinnert mich daran, wie einfach und schön das Leben ist. Ich weiche zurück, der Zug donnert vorbei. Vorbei. Ich sinke auf die Knie. Nicht wie Becker in Wimbledon. Sondern einfach nur fertig.

Der Tiefpunkt meines Lebens ist auch der Wendepunkt. Ich treffe in den nächsten Monaten hervorragende Experten, die mir helfen. Nicht sofort, aber irgendwann kriegt mich einer mit dem Satz: »Burnout kriegen nur die Allerbesten.« Damit hat er mich. Stimmte natürlich so nicht, doch mir hilft es in diesem Augenblick. Ich erhole mich schnell, komme Schritt für Schritt zurück ins Leben.

Alles schien wieder zu laufen, doch ein Problem ist geblieben: Ich bin müde. Immer müde. Und das, obwohl ich längst nicht mehr zwei Stunden schlafe, sondern sechs, sieben oder manchmal auch neun Stunden. Egal wie lange, ich bin immer platt.

Ich mache mich auf die Suche und finde etwas. Es nennt sich Schlafarchitektur. Die Zusammensetzung unseres Schlafs in Phasen wie Leichtschlaf, REM-Schlaf und Tiefschlaf. Ich lese und lese und bin fasziniert. Ich verschlinge jedes Buch, jede Studie, jeden Internetartikel. Alles, was ich finden kann. Nicht nur zum Thema Schlafphasen. Auch alles, was irgendwie damit zusammenhängt, vor allem, wie unser Gehirn und autonomes Nervensystem funktioniert. Ich erkenne bald, dass ich es über die Jahrzehnte – und vor allem während meiner Start-up-Zeit – verlernt habe, abzuschalten.

Racing Mind, das war mein Normalzustand. Diese Stimme im Hinterkopf: »Du kannst dich noch nicht ausruhen, es gibt noch zu viel zu tun. Läuft deine Firma denn schon? Gibst du dich damit schon zufrieden? Ist das alles? Gib endlich Gas, sonst wird dich keiner ernst nehmen.« Wie das Pferd Boxer in *Animals Farm,* das sich zu Tode ackert und nur eine Antwort kennt: »I will work harder.« Ich bin noch immer ständig auf Sendung und habe verlernt, Switch OFF oder gar Reset zu drücken. 24/7 ist die Formel meines Lebens. Bis ich die Tiefschlaf-Formel finde.

Die Tiefschlaf-Formel werden wir später gemeinsam entdecken. Hier nur meine größte Erleuchtung: 90 Minuten statt 24/7. Mit dieser Entdeckung beginnt ein Mindset-Shift, den ich in einem meiner wichtigsten Social Media Posts festhalte. In Clifton Beach in Südafrika war das.

Mein Aha-Moment: Schlaf ist das neue Statussymbol. Schlaf ist kein Zeichen von Schwäche oder gar Zeitverschwendung. Er ist Zeichen von Erfolg und Voraussetzung für Performance und Exzellenz. Auf einmal ist mir klar geworden: Man muss sich nicht für Schlaf und gegen Erfolg entscheiden. Wie auch immer man Erfolg für sich selbst definiert: Es gibt einen dritten Weg – und den will ich mit dir gemeinsam gehen.

Dieser dritte Weg ist einer der entscheidenden Teile der Tiefschlaf-Formel. Ihn kann jeder gehen. Nicht nur Manager, Berater oder Spitzensportler. Sondern alle, die Leistung bringen. Also Mütter, Schichtarbeiter, Piloten, Ärztinnen, junge Familien, Senioren. Tiefschlaf ist Energie, und Energie braucht jeder von uns.

Heute darf ich als Performance Recovery und Schlaf-Coach Unternehmern, Top-Managern, Unternehmensberatern und Leistungssportlern auf der ganzen Welt helfen, ihr Energielevel, ihre Leistungsfähigkeit und ihre Gesundheit langfristig auf einem hohen Niveau zu halten. Das ist meine Mission. Das treibt mich an: Mit der Tiefschlaf-Formel können wir unser Leben verbessern. Und zwar ohne dass wir es komplett umkrempeln müssen. Das unterscheidet dieses Buch von klassischen Schlafratgebern: Das hier ist realistisch. Einfach umsetzbar. Und basiert auf streng wissenschaftlichen, physiologischen Erkenntnissen, die uns entscheidende Strategien an die Hand geben, um unseren Schlaf auf ein neues Level zu bringen. Das hier ist nicht der Ratgeber für die besonders Disziplinierten. Für die auch. Aber wichtiger noch ist es, die Grundlagen zu verstehen und mit effizienten und effektiven Methoden die Reise zu mehr Tiefschlaf zu beginnen.

Diese Reise werden wir in verschiedenen Etappen miteinander gehen – ich habe sie in einer Skizze zusammengefasst:

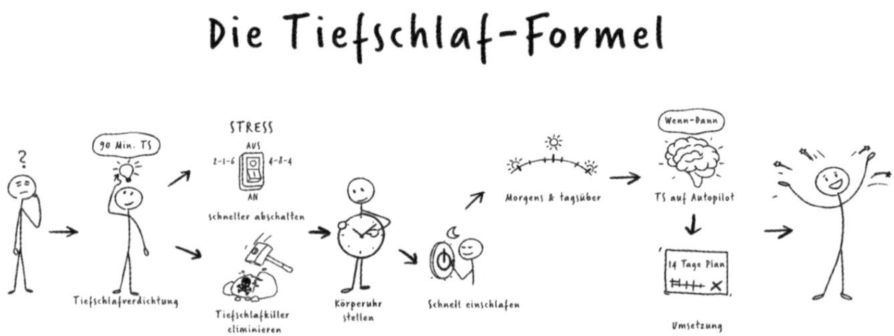

Noch sagt dir dieses Bild nicht viel. Aber keine Sorge, das wird sich ganz schnell ändern. Wir gehen jetzt gemeinsam die einzelnen Elemente der Tiefschlaf-Formel durch, Schritt für Schritt. Mit jeder einzelnen Session wird das Puzzle vollständiger. Und am Ende siehst du diese Skizze mit ganz anderen Augen. Sie fügt sich zu einem großen Ganzen zusammen –

zu deiner ganz persönlichen Tiefschlaf-Formel. (Auf *www.tiefschlaf-formel.de/bonus* kannst du dir das Bild auch kostenlos runterladen und ausdrucken.)

Wir werden auf unserer Reise viele Strategien kennenlernen. Meine Empfehlung: Mach dir beim Lesen immer wieder Notizen, welche dieser Strategien für dich im Moment die größte Bedeutung haben. Du findest hierfür eine Liste auf der allerletzten Seite des Buchs. Wir werden diesen Liste am Ende für unsere 14-Tage-Tiefschlaf-Challenge brauchen.

Wir werden über alle Schlafphasen sprechen. Doch wir fokussieren uns auf den Tiefschlaf, weil du damit innerhalb von wenigen Tagen dein Energielevel grundlegend verändern kannst. Es geht dabei nicht nur darum, warum Tiefschlaf so wichtig ist, sondern vor allem auch darum, wie wir mehr Tiefschlaf kriegen. Wie wir schneller einschlafen, besser durchschlafen und unseren eigenen, persönlichen Schlafrhythmus finden. Das ist der Schlüssel zu mehr Energie, Kreativität, Gesundheit und Freude im Leben.

Das Faszinierende: Wachsein und Schlafen hängen untrennbar zusammen. Wir besprechen daher auch, wie wir energiegeladener, fokussierter und wacher werden, wenn wir nicht schlafen. Und was wir wie vermeiden können, ohne dass unsere Lebensqualität in irgendeiner Form sinkt. Das ist mir wichtig: Wir brauchen uns nicht einzuschränken und zu quälen. Im Gegenteil, wir werden sehen, wie unfassbar viel Spaß es machen wird, mehr Tiefschlaf zu bekommen. Das war eine meiner ersten Erkenntnisse, die mich inspiriert hat: Schlafen ist keine Zeitverschwendung, sondern das beste Investment, das wir in unserem Leben machen können. Weil wir dadurch so viel mehr von unserem Leben haben. Und deshalb freue ich mich, dass ich dich auf diesem Weg begleiten darf. Lass uns loslegen – es wird eine spannende Reise.

Du bist nur 90 Minuten entfernt ...

Session 2

7 ODER 8 STUNDEN GESCHLAFEN UND NOCH IMMER MÜDE: WAS DAHINTERSTECKT

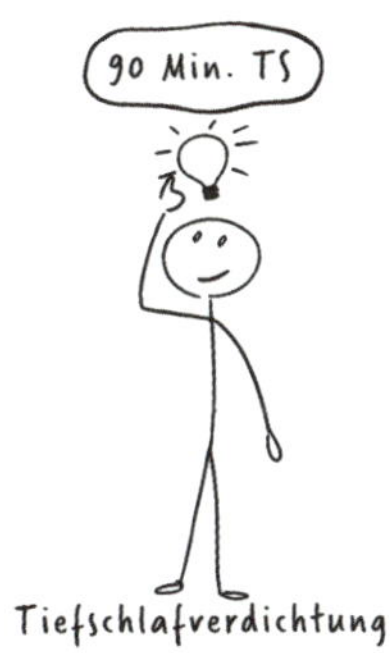

Endlich! Vor Mitternacht ins Bett, relativ schnell eingeschlafen, acht Stunden gepennt ... Und du fühlst dich trotzdem platt, bist müde und hast keine Energie? Dazu die Frustration, du hast doch alles richtig gemacht, und trotzdem zahlt sich das nicht aus – wie kann das sein? Genau darum geht es in dieser Session. Um alle wichtigen Fakten zu unserem Schlaf und vor allem zu unserem Tiefschlaf.

Ich erinnere mich an diese Mail noch ziemlich gut, obwohl es schon ein bisschen her ist. Der Kontakt kommt über LinkedIn zustande, den Absender der Mail kenne ich bis dahin noch nicht. Ich nenne ihn hier Peter. Die Ansprache ist relativ allgemein gehalten, ungefähr so: »Hey Chris, ich verfolge so ein bisschen, was du tust. Dein Thema hört sich richtig spannend an, vielleicht kannst du mir helfen. Kann man ein Gespräch bei dir buchen?« Peter ist Ende dreißig, erfolgreich in seinem Job, Familienvater. Wir telefonieren, und sein Problem ist auf den ersten Blick einfach beschrieben: Peter wacht jeden Morgen auf und fühlt sich komplett gerädert. Wir vereinbaren also einen Folgetermin, diesmal persönlich bei ihm zu Hause. Ich komme an, schöne Gegend, hier kann man es aushalten. Die Wohnung in einem stilvoll renovierten Altbau, goldene Klingelschilder, schwere Holztür am Eingang. Das Apartment ist im dritten Stock, ich klingele. Ein Mann macht auf, noch im Schlafanzug. Ich muss mich im Stockwerk geirrt haben. Sein Gesicht hat mit dem Profilbild auf LinkedIn kaum etwas zu tun. Viel fertiger. Doch es ist tatsächlich Peter.

In der Wohnung ist ebenfalls alles vom Feinsten. Nicht überkandidelt, sondern mit Stil und Klasse. Ich sitze auf einer teuren Couch aus edlem Veloursleder, Peter mir gegenüber in einem Stuhl eines sehr bekannten Stardesigners. Und er reibt sich die Augen, puh, in der Tat, ziemlich fertig. Er beginnt zu erzählen: Früher hatte Peter einige Zeit sehr wenig geschlafen, sehr viel gearbeitet, er wollte Karriere machen. Er wusste, dass er zu wenig schlief, sah das aber als Investition in seine Zukunft. Er glaubte, wenn er es einmal auf ein höheres Level und in eine bessere Position geschafft habe, wäre er flexibler und könne mehr schlafen. Das Invest würde sich auszahlen. Geschafft hatte es Peter tatsächlich, sowohl in die höhere Position als auch, dass er mehr schlafen konnte. Seit gut zwei Jahren jetzt im Schnitt sieben bis acht Stunden. Sieben bis acht Stunden, das klingt erst mal richtig nach Luxus und ist für viele gar nicht möglich. Nur: Was offenbar nicht eintrat, war die Erholung. Obwohl Peter erfolgreich im Job war, eine tolle Familie mit Kindern hat, obwohl alles passte, sogar die Schlafzeit, war er total durch und ausgelaugt. Das Gespräch in den nächsten drei Stunden wurde ziemlich emotional. Denn Peter hatte richtig Panik, dass er mit diesem Energielevel seinen Job nicht mehr lange schaffen werde. Als Highperformer hatte er Angst, nicht mehr high performen zu können. Und da er sich mit Kündigungsgesprächen auskannte, hatte er genau diese Situation ständig vor Augen – nur dass diesmal die Rollen vertauscht sein würden. Diese Gedanken machten Peter zusätzlich fertig. Er wollte manchmal gar nicht mehr schlafen und aufwachen, weil er sich so vor diesem Gefühl der Energielosigkeit und Müdigkeit fürchtete. Das Gespräch war also sehr emotional, die ganze Panik brach aus Peter heraus. Er wollte unbedingt etwas ändern. Aber er hatte keine Ahnung, was. Wir vereinbarten die genauen nächsten Schritte und den Ablauf des Personal Coachings. Wir starteten mit einer Analyse seiner Schlafdaten. Die Ergebnisse, ich nehme es vorweg, waren katastrophal. Ein Desaster. Aber warum? Peter schlief doch genug? Wie konnte es sein, dass er so etwas von am Ende war, dass er sich in solch einem Zustand befand?

Um Peters Problem zu verstehen – und das ist ein Problem, das sehr viele Menschen haben –, ein zentraler Punkt vorweg: Nur weil wir viel schlafen, bedeutet das nicht, dass wir auch gut schlafen. Und nur weil wir schnell einschlafen und nicht oft aufwachen, heißt das nicht, dass wir erholt und energiegeladen aufwachen. Es geht um viel mehr als nur die reine Zeit im Bett. Daher mein erstes Brain Tattoo für dich – ein kurzes Statement, das sich lohnt, ins Gehirn »einzubrennen«:

Brain Tattoo # 1

Nur weil wir schnell einschlafen, nachts nicht aufwachen und lange genug schlafen, heißt das nicht, dass wir gut schlafen.

Schlafen ist der Zustand, in dem wir nicht bei vollem Bewusstsein sind. Darüber vergisst man manchmal, wie wichtig Schlaf ist. Im Schlaf stellen wir unsere Fähigkeiten wieder her. Dort entscheidet sich, ob und wie wir am nächsten Tag fokussiert, aufmerksam, emotional stabil und voller Energie sind. Irgendwann werden wir dann müde, das ist normal. Insofern muss man über beide Zustände sprechen, die Müdigkeit und das Wachsein, denn sie hängen unmittelbar zusammen. Deshalb sprechen wir in diesem Buch über beides, das Wachsein und die Müdigkeit beziehungsweise den Schlaf. Wir werden sehen, wie unser Schlaf unser Wachsein beeinflusst und umgekehrt.

Zwei Faktoren oder Kräfte sind verantwortlich dafür, dass du dich wach fühlst oder schlafen möchtest. Der erste Faktor ist eine chemische Substanz, die heißt Adenosin. Adenosin ist ein Molekül, das in unserem Gehirn entsteht, solange wir wach sind. Es sorgt für den sogenannten »Schlafdruck«. Je mehr Adenosin, desto höher der Schlafdruck. Du kannst dir das ein bisschen vorstellen wie bei einer Sanduhr. Sobald sie gedreht wird, beginnt Sand nach unten zu rieseln, und der untere Teil wird voller. Die Sandkörner entsprechen dem Adenosin und das untere Glas unserem Gehirn. Je mehr Sandkörner unten in der Sanduhr, desto höher der Schlafdruck, desto müder sind wir. Mit jeder Minute, die wir wach sind, begonnen mit dem Aufwachen, steigt der Adenosinstand. Zugespitzt gesagt: Unsere Müdigkeit beginnt in dem Augenblick zu wachsen, in dem wir aufwachen.

Der Schlafdruck wächst nach dem Aufwachen und – logisch – sinkt während des Schlafs. Die volle Sanduhr wird im Schlaf gewissermaßen umgedreht. Es gibt aber noch eine zweite Kraft, die extrem stark ist und ebenfalls unseren Schlaf- und Wachzustand steuert: unsere innere Körperuhr. Sie ist zum Beispiel für das merkwürdige Phänomen verantwortlich, dass du dich am Morgen nach einer durchgemachten Nacht gar nicht so müde und ausgepowert fühlst wie vielleicht noch ein paar Stunden vorher. Warum? Das erkläre ich dir noch. Zuerst noch ein bisschen mehr zur inneren Körperuhr, die nicht nur für unseren Schlaf entscheidend ist, sondern für viele weitere Körperprozesse wie etwa unsere Verdauung, unsere Hormone oder unsere Körpertemperatur. Du merkst schon, dieser Tag-Nacht-Zyklus ist entscheidend für unser gesamtes Befinden und für unser Energielevel. Und kurz gespoilert, auch hier gilt: Wir müssen im Rhythmus bleiben. Wie bei einer echten Uhr: Die bringt dir auch nichts, würde sie immer mal wieder anhalten oder plötzlich schneller laufen. Nein, eine Uhr muss gleichmäßig gehen, und unsere innere Körperuhr macht da keine Ausnahme. Nur dass der Rhythmus ein ganz spezieller ist, der sogenannte zirkadiane Rhythmus.

Zirkadian (oder auch circadian) – keine Sorge, du musst dir das nicht merken – kommt aus dem Lateinischen und bedeutet übersetzt so viel wie »ungefähr ein Tag«. In der

Chronobiologie, die sich speziell mit physiologischen Abläufen und vor allem regelmäßigen körperlichen Rhythmen beschäftigt, hat man auf viele Weisen den Einfluss des zirkadianen Rhythmus auf das Verhalten von Lebewesen, also nicht nur Menschen, sondern auch Tieren, nachgewiesen. Im Jahr 2017 ging sogar der Nobelpreis in Medizin und Physiologie an drei US-Wissenschaftler. Jeffrey C. Hall, Michael Rosbash und Michael W. Young konnten viele spannende Faktoren unserer inneren Uhr nachweisen und aufzeigen. Die Begründung des Nobelpreiskomitees zeigt den Stellenwert ihrer Forschung: »Jeffrey C. Hall, Michael Rosbash und Michael W. Young haben in das Innere unserer biologischen Uhr gespäht und deren Funktionsweise ausgeleuchtet. Ihre Entdeckungen erklären, wie Pflanzen, Tiere und Menschen sich an biologische Rhythmen anpassen und so synchron zur Erdrotation leben.«

Zurück zu der Frage, was und wie die innere Körperuhr und der zirkadiane Rhythmus unser Leben, unser Wachsein und unseren Schlaf prägen und wie wir selbst darauf Einfluss nehmen können. Die innere Körperuhr sitzt ganz tief drin in unserem Gehirn und entscheidet, wann wir müde werden und wann wir wach sind. Sie wird von einer Vielzahl von Faktoren beeinflusst. Der mit Abstand wichtigste Faktor ist Licht, vor allem Sonnenlicht. Was das genau für uns heißt? Lass uns das doch einfach mal durchgehen und mit dem Zeitpunkt starten, zu dem wir aufwachen.

Die meisten Menschen stehen typischerweise in einem Drei-Stunden-Zeitfenster um den Sonnenaufgang herum auf; es gibt natürlich Abweichungen in alle Richtungen (bei Schichtarbeitern zum Beispiel oder Menschen, die viel durch verschiedene Zeitzonen reisen), prinzipiell ist es allerdings so von der Evolution vorgesehen. Stehen wir also auf, ist das Adenosin auf einem niedrigen Stand – du erinnerst dich noch, Stichwort Sanduhr. Das Adenosin ist also fast weg, dafür sendet unsere innere Körperuhr ein Signal, ein ganz bestimmtes Hormon. Dieses Hormon, das ausgeschüttet wird, wird von unserer Nebenniere produziert und nennt sich Cortisol. Kennst du? Wenn ja, dann vermutlich unter eher negativen Aspekten. Tatsächlich gibt es ein ziemliches Cortisolbashing, das wäre aber gar nicht nötig, du siehst gleich weshalb. Neben Cortisol bilden sich übrigens noch Adrenalin und Epinephrin; beide sind molekularbiologisch de facto dasselbe, allerdings wird Adrenalin im Körper ausgeschüttet und Epinephrin im Gehirn.

Und wie werden diese Hormone ausgeschüttet? Ganz einfach, indem du aufwachst, vom Wecker zum Beispiel, oder weil du es um eine bestimmte Zeit gewohnt bist. Das ist übrigens ein gutes Zeichen, aber dazu später noch mehr, wenn wir tiefer in unsere Körperuhr eintauchen. Auf jeden Fall gibt unsere Körperuhr das Signal zur Produktion von Cortisol. Unser Puls erhöht sich, die Muskeln spannen sich an, also all das, was du von deinem Körper am Morgen kennst. Der Clou dabei: Die Ausschüttung von Cortisol sollte so früh wie möglich nach dem Aufwachen erfolgen, typischerweise also am Morgen, bei Schichtarbeitern oder anderen Berufen mit anderen Wach- und Schlafzeiten entsprechend später. Einfach zu merken: Eine schnell steigende Cortisolkurve am Morgen ist ideal – wie sie dann am Abend aussehen soll, ahnst du bestimmt schon. Dazu kommen wir gleich noch im Detail. Cortisol früh am Morgen hilft uns also, in die Gänge zu kommen.

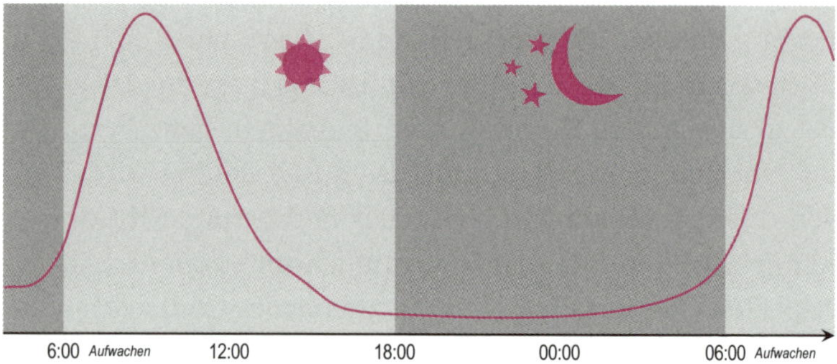

Abbildung 1: Cortisolspiegel über 24 Stunden

Kurzer Break hier: Oft wird für Cortisol auch der Begriff Stresshormon verwendet und meistens in einem negativen Zusammenhang. Streit mit dem Partner, Ärger mit einer Geschäftskundin, eine E-Mail mit negativen Zahlen, eine kaum noch zu haltende Deadline eines wichtigen Projektes, miese Noten der Kinder in der Schule, die Absage für einen Kita-Platz, eine saftige Mieterhöhung, die neue Rechnung vom Zahnarzt. All das verursacht Stress, und je nachdem, wie heftig die Stressfaktoren sind, wird dabei Adrenalin und auch Cortisol ausgeschüttet.

Im Zusammenhang mit Stressfaktoren spielt Cortisol keine positive Rolle, beim Aufwachen aber prinzipiell schon. Das liegt an der zweiten Funktion von Cortisol, einer Timer-Funktion. Dieser Timer legt fest, dass ungefähr zwölf bis 14 Stunden nach der Ausschüttung ein anderes schlafentscheidendes Hormon ausgeschüttet wird, Melatonin, das den Tag-Nacht-Rhythmus steuert. Cortisol macht uns also am Morgen wach und regelt zugleich, dass und wann wir am Abend müde werden.

Brain Tattoo # 2

Cortisol macht uns morgens wach und regelt zugleich, dass und wann wir am Abend müde werden.

Cortisol ist damit ein zentraler Faktor für unseren Aufwach-Einschlaf-Rhythmus, und zwar einer, der einerseits automatisch abläuft, andererseits aber von dir beeinflusst werden kann. Hauptevent dabei: das Öffnen deiner Augen. In diesem Augenblick wird es unter normalen Umständen hell, und es trifft Licht auf die Netzhaut deiner Augen. Das Licht – sorry, es wird jetzt kurz etwas wissenschaftlich, aber nur ein paar Zeilen, versprochen – stimuliert die sogenannten Ganglienzellen in der Netzhaut, also Gehirnzellen. Denk dran, die Netzhaut unserer Augen ist auch ein Teil des Gehirns. Als solche senden diese Ganglienzellen nach ihrer Stimulation elektrische Signale an unsere Körperuhr. Fachleute sprechen vom *suprachiasmatischen Nucleus* oder *suprachiasmatischen Kern*. Dieser Kern sitzt im Hypothalamus, einem Teil unseres Zwischenhirns, und ist winzig klein, nicht größer als ein Reiskorn. Um genau zu sein, handelt es sich bei dem Kern um eine Ansammlung von ungefähr 20 000 Nervenzellen. Dieses kleine Reiskorn kommuniziert mit unserem gesamten Körper, mit jedem Organ und jeder Zelle, und spielt deshalb eine so bedeutende Rolle für unseren zirkadianen Rhythmus.

Okay, für deinen Tiefschlaf ist entscheidend, dass erstens der *suprachiasmatische Kern im Gehirn* die innere Körperuhr ist, die unseren Schlaf-Wach-Rhythmus kontrolliert, und dass sie zweitens vor allem durch Licht aktiviert wird, um durch Cortisolausschüttung das Signal zu geben: Aufstehen, der Tag hat begonnen!

Die Balance dieser beiden Faktoren, Schlafdruck durch Adenosin und Tag-Nacht-Rhythmus durch unsere innere Körperuhr, beeinflusst unter anderem:

- Wie wach bist du tagsüber?
- Wann wirst du müde?
- Und: Wie gut schläfst du nachts?

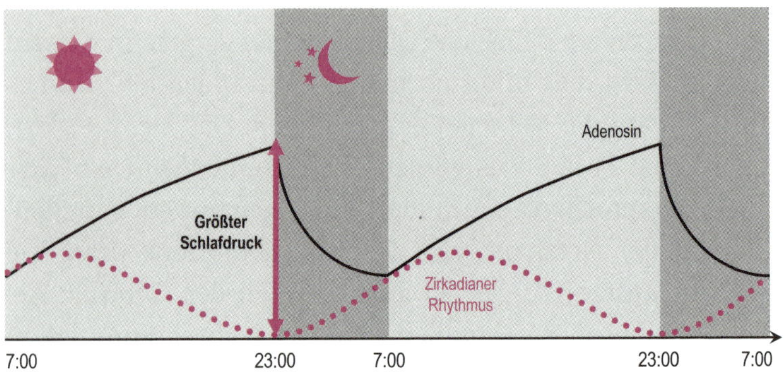

Abbildung 2: Die zwei treibenden Kräfte unseres Schlafs

Erinnerst du dich noch? Ich habe dir vorhin erzählt, dass die innere Körperuhr dafür verantwortlich ist, dass du dich am Morgen nach einer durchgemachten Nacht relativ wach und fit fühlen kannst, obwohl du nicht geschlafen hast und obwohl, folgerichtig, auch der Adenosinstand maximal hoch ist. Diesen Zustand kennt man als *Allnighter-Phänomen*. Ich habe das in meiner Zeit als Unternehmensberater selbst mehr als nur einmal erlebt. Mehr noch, bei vielen Kolleginnen und Kollegen galt es als schick und besonders motiviert, ab und zu mal einen *Allnighter einzulegen*. Zum Glück haben sich auch in dieser Branche die Zeiten geändert. Dahinter steckt dein zirkadianer Rhythmus, der in bestimmten Phasen den Gegenpart zum Adenosinstand spielt. Die Grafik unten zeigt es sehr schön: Während die Adenosinkurve aufgrund des fehlenden Schlafs kontinuierlich nach oben steigt, bewegt sich die Kurve des zirkadianen Rhythmus ständig bergauf und bergab und wieder bergauf. Entscheidend ist der Abstand zwischen den beiden Kurven. Je geringer der ist, desto wacher fühlst du dich. Dein Adenosin sagt dir zwar: Bitte unbedingt schlafen! Der zirkadiane Rhythmus hält aber dagegen: Wieso denn? Um die Zeit bin ich immer hellwach! – Ein »zweiter Wind« treibt dich an. Trotzdem in keinster Weise zu empfehlen.

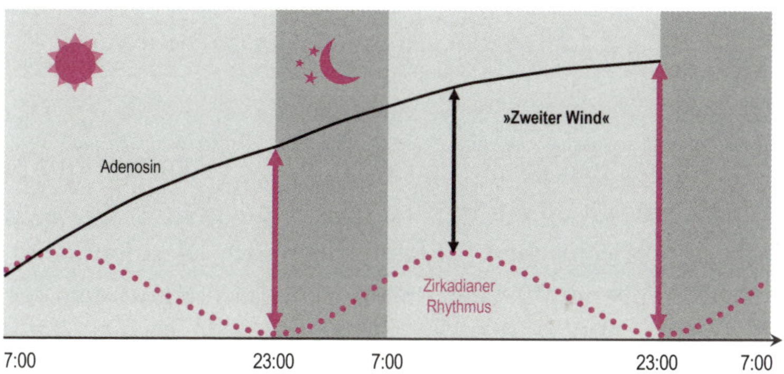

Abbildung 3: Zirkadianer Rhythmus und Adenosinspiegel bei einem »Allnighter«

DIE 90-MINUTEN-WAHRHEIT ÜBER UNSEREN SCHLAF

Was ich noch eben ansprechen wollte: An dieser Stelle zeigen wir dir extra viele Grafiken, weil sie absolut faszinierend sind und deutlich zeigen, wie dein Tiefschlaf funktioniert. Mir geht das oft so: Ich gucke mir eine Grafik an, verstehe den Sachverhalt, und das motiviert mich dann noch mehr. Ich verspreche dir: Hast du die Zusammenhänge und das Geheimnis deines Tiefschlafs verstanden, wirst du topmotiviert sein – und das ist der erste und wichtigste Game Changer!

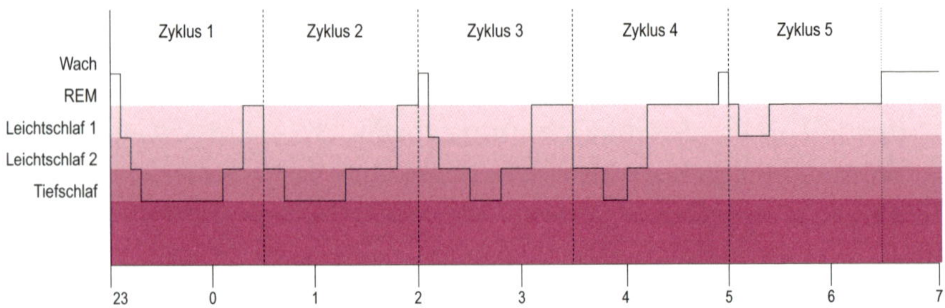

Abbildung 4: Schlafphasen und Schlafzyklen im Hypnogramm

Jetzt lass uns mal genauer ansehen, wie wir schlafen. In Abbildung 4 siehst du ein sogenanntes Hypnogramm (benannt nach dem griechischen Schlafgott Hypnos). Diese etwas komische Treppengrafik zeigt unsere Schlafarchitektur, also wie wir schlafen. Wie man schön sehen kann, schlafen wir in Zyklen. Ein einzelner Schlafzyklus – ehrlich, ich kann nichts dafür, ich bin eher Tennisfan – ist wie ein Fußballspiel: Er dauert 90 Minuten.

Brain Tattoo # 3

Schlaf bitte in Vielfachen von 90 Minuten.

Bei manchen wird etwas früher abgepfiffen, bei anderen geht's in die Nachspielzeit, aber im Großen und Ganzen konnten Wissenschaftler diesen 90-Minuten-Rhythmus nachweisen. Wenn wir also fünf dieser 90-Minuten-Zyklen in einer Nacht durchlaufen, schlafen wir 7,5 Stunden (= 5 x 90 Minuten).

Das müssen wir im Hinterkopf behalten. Darum noch einmal: Wenn wir schlafen, dann schlafen wir in 90-Minuten Zyklen. Bei 6 Stunden sind das vier Zyklen (4 x 1,5 Stunden), bei 7,5 Stunden sind es fünf Zyklen (5 x 1,5 Stunden). Was hier aber nicht funktioniert, sind 6,5 Stunden, denn dabei handelt es sich nicht um ein Vielfaches von 90 Minuten. Und das ist für viele meiner Klienten eine echte Revolution: Schläfst du 6,0 Stunden, ist das für deinen Rhythmus besser als 6,5! Du kannst dir die halbe Stunde sparen und dir beispielsweise mehr Zeit beim Frühstück lassen oder unter der Dusche. Rechne mal die halbe Stunden nur in einem Monat zusammen und überlege, was du damit alles tun könntest ... Irre, oder?

7,5 oder 9 Stunden, alles prima. Bei 6,5 Stunden ist dagegen die Chance groß, dass dich der Wecker in einem noch nicht abgeschlossenen Zyklus aufweckt, vielleicht sogar mitten in der Tiefschlafphase. Damit entgehen dir nicht nur wertvolle Tiefschlafminuten, sondern es besteht auch die Gefahr der Schlaftrunkenheit. Die klingt harmlos, ist sie aber nicht. Viele Menschen kennen dieses Gefühl der leichten Benommenheit nach dem Aufwachen. Das ist, wenn es leicht ist und nur kurz dauert, nicht weiter tragisch. Bei echter Schlaftrunkenheit allerdings ist unsere Reaktion auf äußere Reize deutlich eingeschränkt, und viele sind schlechter gelaunt und gereizter. Das kann sehr unangenehm sein, besonders, wenn am Morgen wenig Zeit ist und du funktionieren musst. Bei manchen Menschen dauert dieser Zustand sogar länger an, noch weit nach dem Aufwachen und Aufstehen bis in den

Straßenverkehr oder ins Büro. Insofern: Schlaftrunkenheit vermeiden und im 90-Minuten-Rhythmus schlafen, auch als Tennisfan oder Fußballhasser.

Ein Schlafzyklus dauert also 90 Minuten. Lass uns in so einen Zyklus mal etwas tiefer reinzoomen. Dann sehen wir drei verschiedene Schlafphasen, das kannst du in Abbildung 4 gut erkennen. Manche Wissenschaftler verwenden ein Fünf-Phasen-Modell. Für unsere Zwecke ist eine Unterscheidung in drei Phasen aber absolut ausreichend.

Leichtschlafphase

Die erste Phase nennt sich Leichtschlafphase. In ihr sind wir – einfach zu erahnen – leicht aufzuwecken. Atmung und Herzrate werden langsamer, die Gehirnwellenaktivität auch, die Körpertemperatur fängt an zu fallen. Die Leichtschlafphase nimmt prozentual den größten Anteil unseres Schlafes ein und hat Auswirkungen auf unsere motorischen Fähigkeiten.

REM-Schlafphase

Eine weitere Phase ist der Rapid-Eye-Movement-Schlaf, kurz REM. Die Bezeichnung geht zurück auf das Phänomen, dass sich in dieser Phase unsere Augäpfel hinter den geschlossenen Lidern sehr schnell bewegen. Das ist die Phase, in der sich zum Großteil unsere Träume abspielen. Das ist auch der Grund, weshalb unsere Muskulatur in dieser Phase weitgehend gelähmt ist. Denn so wird verhindert, dass wir unsere Träume körperlich ausleben. REM-Schlaf ist vor allem für die emotionale Regulation zuständig.

Tiefschlafphase

Die für unsere Zielsetzung wichtigste Phase ist die Tiefschlafphase. Sie wollen wir genauer untersuchen und zoomen dafür direkt in unser Gehirn. Dort fällt im Tiefschlaf eines besonders auf: Es produziert langsame Delta-Wellen, deshalb wird diese Phase im Englischen auch *Slow Wave Sleep* genannt, kurz *SWS*. Es ist gar nicht so einfach, eine Person aus dem Tiefschlaf aufzuwecken. Im Tiefschlaf findet, vereinfacht gesagt, unsere körperliche Erholung statt. Wie genau das geschieht und was sonst noch physiologisch passiert, ist sehr faszinierend. Ich könnte nur zu diesem Thema ein ganzes Buch schreiben. Das ist so ein spannendes und faszinierendes Thema. Für dich habe ich hier das Allerwichtigste zusammengefasst, die Essentials, die dir helfen, alle Tiefschlafstrategien in diesem Buch zu verstehen und direkt anzuwenden.

UNSER WICHTIGSTER WACHSTUMS-CODE

Wir zoomen zunächst in die *Hypophyse*, die vom vorhin schon angesprochenen Hypothalamus gesteuert wird. Die Hypophyse, eine Hormondrüse, die an der Basis unseres Gehirns hängt, regelt eine ganze Reihe von Prozessen in unserem Körper und beeinflusst unter anderem unser Wachstum, und zwar wiederum mit der Hilfe eines körpereigenen Hormons, dem *Human Growth Hormone* (HGH) oder auch Somatropin. Dieses Hormon besteht aus reinem Eiweiß in Form von 191 Aminosäuren, die miteinander verbunden sind. Somatropin wird in der Medizin verwendet, ist aber auch in Verruf geraten, und zwar durch den Einsatz als Dopingmittel zum Beispiel in der Bodybuilding-Szene. Dabei ist es eigentlich ein natürliches Hormon und obendrein die Grundlage für unser Körperwachstum. Ohne HGH wären wir schlapp, hätten keine Energie und würden vor uns hindämmern. Stimmt dagegen unser HGH-Haushalt, verfügen wir über ein hohes Energielevel, sind leistungsfähig, können klarer denken, haben einen dichteren und stärkeren Knochenbau. Das Hormon kann sogar noch mehr: Es kann Schmerzen lindern, das Wachstum fördern, und zwar nicht nur von Muskeln, sondern auch von Haar und sogar Gehirnzellen; es kann das sexuelle Lustempfinden erhöhen, Fett im Schlaf verbrennen und durch die Förderung natürlicher Kollagenproduktion den Alterungsprozess verlangsamen. Der Begriff »Schönheitsschlaf« trifft es insofern zu hundert Prozent. Denn die Produktion dieser natürlichen Hormonwunderwaffe findet hauptsächlich im Tiefschlaf statt und nicht, wenn wir wach sind oder im REM-Schlaf oder Leichtschlaf. HGH ist deshalb ein Grund dafür, dass wir nur durch ausreichend Tiefschlaf gesund, leistungsfähig und voller Power bleiben oder werden. Und zwar auf ganz natürliche Art und Weise, ohne irgendwelche Zusatzprodukte. Best-Antiaging ist also immer noch das, was am menschlichsten ist: der (Tief-)Schlaf.

DIE GEHEIMNISVOLLE PUTZKOLONNE IN UNSEREM GEHIRN

Eine dänische Wissenschaftlerin hat eine Entdeckung gemacht, die für die Schlafforschung ein echter Augenöffner war. Dr. Maiken Nedergaard und ihr Team stießen bei ihren Untersuchungen auf das *glymphatische System*, das für eine zentrale Aufgabe unseres Gehirns zuständig ist. Der Begriff glymphatisches System erinnert an das *lymphatische System*, das so etwas wie unsere körpereigene Putzkolonne ist. Es sorgt dafür, dass unser Körper innerlich gereinigt wird. Allerdings kann das lymphatische System nicht unser Gehirn reinigen, weil die Blut-Hirn-Schranke unser Gehirn abschottet. Das wäre ein ziemliches Problem, gäbe es nicht das glymphatische System (benannt nach den Gliazellen im Gehirn), das exakt diese Aufgabe wahrnimmt: Es reinigt unser Gehirn, indem es toxische Proteine (*Beta-Amyloide*) ausspült. Diese Proteine entstehen beim Arbeitsprozess unseres Gehirns, beim Denken – also zum Beispiel genau jetzt in diesem Moment, in dem du diese Zeilen liest.

Die Reinigung entscheidet nicht nur darüber, dass unser Gehirn effizient funktioniert. Wird es nicht regelmäßig und gründlich entgiftet, bilden die toxischen Proteine Plaquestrukturen an unseren Gehirnzellen, unser Gehirn verkrustet. Dadurch erhöht sich signifikant das Risiko, an Demenz oder Alzheimer zu erkranken. Um das noch etwas plastischer werden zu lassen, schlage ich dir vor, dir einmal vorzustellen, du würdest deine Zähne monate- oder sogar jahrelang nicht putzen. Eine ziemlich eklige Vorstellung, oder? Und ganz ähnlich sähe es in unserem Gehirn aus, würden wir es nicht regelmäßig reinigen. Nur wie klappt das? Es klappt vor allem im Tiefschlaf, dann arbeitet die Putzkolonne in unserem Gehirn auf Hochbetrieb und räumt den »Schmutz«, den wir durch unsere Gehirnaktivitäten tagsüber angehäuft haben, weg. Wachsein ist biochemisch gesehen eine Form von Gehirnschädigung auf niedrigem Level; das macht aber nichts, weil der Tiefschlaf diese Schädigung heilt. Der Grund: In der Tiefschlafphase reduzieren unsere Gehirnzellen ihr Volumen um bis zu 60 Prozent. Dadurch entstehen Platz und Räume, durch die das glymphatische Wasser durchspülen und so besser die Beta-Amyloide ausspülen kann. Regelmäßiger und ausreichender Tiefschlaf hilft, das Gehirn sauber und damit leistungsfähig zu halten, und ist eine natürliche Methode, um das Demenz- und Alzheimerrisiko zu senken.

Die Bedeutung der Tiefschlafphase für diese Gehirnreinigung konnte 2019 nachgewiesen werden. Bereits eine Nacht

Tiefschlafentzug lässt die Zahl der Beta-Amyloide signifikant anwachsen – viele Menschen machen das über Jahre oder Jahrzehnte und rauben so dem Gehirn die Möglichkeit, zu heilen und zu regenerieren. Deshalb meine Empfehlung: Gönn deinem Gehirn und dir diese kostenlose und natürliche Gehirnheilung. Genügend Tiefschlaf reicht dafür schon aus.

HEY, IMMUNSYSTEM: EINMAL HOCHSCHALTEN, BITTE!

Es kommt gerne in der Werbung vor, aber so richtig weiß man gar nicht, was dahintersteckt: unser Immunsystem. Der Name deutet allerdings schon auf die zentrale Aufgabe dieses Systems hin, es soll uns immun machen, vereinfacht gesagt: gegen schädliche Einflüsse abschotten und unseren Körper so schützen. Verantwortlich dafür sind unter anderem die sogenannten natürlichen »Killerzellen« (kurz NK-Zellen). Sie fungieren als Bodyguards unseres Körpers und sind dafür verantwortlich, was in den Körper hereinkommen darf und was draußen bleiben muss.

Die NK-Zellen bilden das Waffenarsenal, über das wir verfügen, um uns zu verteidigen. Dieses Arsenal muss immer wieder aufgefüllt und möglichst verbessert werden, damit die unerwünschten Eindringlinge weiter abgewehrt werden können. Passiert das nicht, steigt das Risiko massiv, dass unser Abwehrsystem zu schwach ist und nicht mehr funktioniert. Eine Studie der University of California (UCLA) zeigt, dass die Konsequenzen eines angeschlagenen Immunsystems ernst sein können und welche Rolle unser Tiefschlaf dabei spielt: Laut der Studie reduziert schon eine einzige Nacht von nur vier Stunden Schlaf die Aktivität der NK-Zellen um satte 70 Prozent. Werden es mehrere Nächte über eine längere

Zeit mit entsprechendem Schlafentzug, wird unser Immunsystem signifikant geschwächt. Der Zusammenhang von Tiefschlaf und dem Auffüllen unseres Waffenarsenals ist so evident, dass die WHO beispielsweise Schichtarbeit als ernsthaftes Krebsrisiko einstuft.

Im Tiefschlaf findet außerdem ein zweiter wichtiger Prozess für unser Immunsystem statt: Unsere Bodyguards erholen sich nicht nur, sondern sie entwickeln sich auch noch weiter. Sie trainieren gewissermaßen, um Eindringlinge noch besser erkennen und abwehren zu können. Die Biochemie dahinter: HGH stimuliert T-Lymphozyten und Makrophagen, weiße Blutzellen und Blutkörperchen, die wichtig für die Immunabwehr sind. Nach der erfolgreichen Abwehr von Angreifern werden Gedächtniszellen produziert, die sich die Merkmale der Angreifer »einprägen« und abspeichern. Kommt es zu einem erneuten Angriff der gleichen Erreger, werden sie sofort erkannt, und das Immunsystem reagiert schneller und effektiver. Tiefschlaf ist deshalb für unsere Körperabwehr Erholung und Trainingszentrum zugleich und deshalb so wichtig für unser Energielevel und unsere Gesundheit.

WUSSTE ICH ES DOCH: UNSER GEHIRN-SPEICHER-BUTTON

Im Tiefschlaf speichert unser Immunsystem Informationen über Eindringlinge, damit wir sie beim nächsten Mal erkennen und uns danach besser verteidigen können. Das ist allerdings nicht das Einzige, was im Tiefschlaf gespeichert wird, wie zwei bemerkenswerte Studien zeigen: Bei der ersten Studie sollten die Teilnehmer eine Reihe von Fakten lernen und danach für acht Stunden schlafen. Die Schlafphasen wurden mit Elektroden am Kopf gemessen, um genau zu sehen, wer wie viel Zeit im Leichtschlaf, Tiefschlaf oder REM-Schlaf verbracht hatte. Am nächsten Morgen wurden die Fakten abgefragt. Das Ergebnis war eindeutig: Die Probanden, die mehr Tiefschlaf hatten, schnitten eindeutig besser ab als diejenigen mit weniger Tiefschlaf. Je mehr Tiefschlaf, desto stärker das Erinnerungsvermögen.

Schlafen wir nach dem Lernen, so verbessern wir signifikant unsere Leistung. Schauen wir uns das doch einmal kurz genauer an: Fakten werden nach dem Lernen im Kurzzeitgedächtnis, dem *Hippocampus,* hinterlegt. Hätte man die Probanden vor dem Schlafen befragt, so hätte die Erinnerung auf das Kurzzeitgedächtnis zurückgegriffen. Nach dem Schlaf, vorausgesetzt, dass er mit entsprechend viel Tiefschlaf vollgepackt war, passiert etwas Erstaunliches: Die Informationen werden nicht mehr aus dem Hippocampus angefordert, sondern aus dem *Neokortex,* dem Langzeitgedächtnis. Das ist, wie der Name schon sagt, verglichen mit dem Kurzzeitgedächtnis der deutlich langfristigere und sicherere Speicherort. Nur: Wie und wann kommen die Infos vom Kurzzeitgedächtnis ins Langzeitgedächtnis? Die Antwort: im Tiefschlaf. Wir können anhand von Daten genau zeigen, dass während des Tiefschlafs die Informationen ins Langzeitgedächtnis transportiert werden. Die Kuriere dafür sind die langsamen Gehirnwellen, die die Tiefschlafphase prägen. Das heißt: Wenn du richtig hart für eine Präsentation büffelst, für einen Test, für die nächste Italienischprüfung, dann sicherst du die Infos am besten mit ausreichend Tiefschlaf ab, weil dort unser Gehirn den Speichern-Button drückt.

Neben der Speichern-Funktion hilft uns der Tiefschlaf mit einer zweiten Taste, Informationen möglichst gut zu verarbeiten, und zwar dem genauen Gegenteil: der Reset-Taste.

Werden die Infos aus dem Kurzzeit- ins Langzeitgedächtnis transportiert, bedeutet das, dass unser Kurzzeitspeicher leer und damit wieder aufnahmefähig ist. Insofern ist das Schlafen nicht nur nach dem Lernen, sondern auch vor dem Lernen zentral. Ist der Speicher voll, kannst du gar nichts aufnehmen, und so sind selbst die härtesten und längsten Lern-Sessions wenig effektiv. Eine abgewandelte Fußballerweisheit heißt da: Vor dem Lernen ist nach dem Lernen und nach dem Lernen vor dem Lernen.

Das gilt übrigens nicht nur für das Büffeln von Fakten. Um beispielsweise die Eindrücke und Erlebnisse bei einer tollen Wanderung aufzusaugen und möglichst gut zu speichern, brauchst du am Tag zuvor Schlaf. Wenn also ein Social Highlight ansteht – ob der erste Geburtstag der Tochter oder der Abschlussball des Sohnes, ob eine Präsentation in cooler Location oder ein wichtiges Spiel –, empfehle ich, vorher mit Schlaf den Reset-Button zu drücken, um so viel wie möglich dieser kostbaren Eindrücke speichern zu können.

Ich hatte vorhin von einer zweiten Studie gesprochen, die den Boost von Tiefschlaf für unsere Gedächtnisleistung noch vertieft. Die Teilnehmer der Studie lernten wieder eine Liste von Fakten und gingen dann schlafen. Bei der einen Gruppe wurden wieder Elektroden angelegt, diesmal, um die langsamen Gehirnwellen zu stimulieren, der Tiefschlaf wurde sozusagen noch tiefer gemacht. Bei der anderen Gruppe geschah das nicht. Das Ergebnis am nächsten Morgen beim Faktencheck war wieder ganz klar: Die Teilnehmer mit den stimulierenden Elektroden erinnerten sich an doppelt so viele Fakten wie die Teilnehmer ohne. Klingt gut, oder? Nur: Wollen wir echt mit Elektroden am Kopf schlafen? Vermutlich eher nicht. Deshalb wurden andere Methoden ausprobiert, den Tiefschlaf zu vertiefen, zum Beispiel mithilfe von Tönen, die während des Schlafs abgespielt wurden. Leise und wie ein Metronom im Takt mit unseren langsamen Gehirnwellen. Das Ergebnis war eine um 40 Prozent verbesserte Erinnerungsfähigkeit. Wir können neugierig sein, was Forscher dazu noch herausfinden werden.

DIE CHILL-OUT-AREA FÜR HERZ, KREISLAUF & CO.

Das ist schon eine ganze Reihe von echt beeindruckenden Vorteilen des Tiefschlafs, die unsere Lebensqualität ziemlich erhöhen, oder? Und es passiert noch so viel mehr in dieser faszinierenden Schlafphase: Unser Herzkreislaufsystem wird überholt und kommt zur Ruhe; unser Blutdruck und Puls sinken; Entzündungen in Gelenken und vielen anderen Körperteilen werden reduziert; und neueste Studien zeigen sogar, dass Tiefschlaf und der in dieser Phase typische niedrige Stand des Neurotransmitters *Acetylcholin* auch eine wesentliche Rolle beim Lernen motorischer Fähigkeiten spielt.

Es gäbe noch so viele Vorteile mehr, die alle ein eigenes Buch ergeben würden. Aber du hast jetzt einen hervorragenden Überblick, was im Tiefschlaf passiert und wieso er so wichtig ist. Die entscheidende Frage ist doch jetzt ...

RAUS DAMIT, CHRIS: WIE VIEL TIEFSCHLAF BRAUCHE ICH DENN?

Das ist eine klassische Klientenfrage. Und es war ehrlicherweise auch eine zentrale Frage für mich, als ich damit begann, mich mit dem Thema zu beschäftigen. Die Antwort, die mein Leben wirklich verändert hat, weil sie so greifbar, so realistisch schien, lautet: Es sind nur 1,5 Stunden. Ja, du hast richtig gelesen: 1,5 Stunden Tiefschlaf reichen aus, um all die Vorteile und Erholungsprozesse zu bekommen, die wir vorher besprochen haben. Wenn unser Körper besonderen Belastungen wie Leistungssport oder einer Krankheit ausgesetzt ist, ist es mehr. Für viele meiner Klienten bedeutet diese Antwort maximale Entspannung, denn plötzlich geht es nicht mehr darum, wie viel man insgesamt schlafen muss, sondern um diese 90 Minuten Tiefschlaf. Das ist für die meisten viel realistischer und setzt sie nicht so unter Druck wie beispielweise die Forderung, sie müssten unbedingt acht Stunden schlafen. Die spannende Frage ist jetzt allerdings: Wie lange muss ich denn schlafen, um auf diese 1,5 Stunden Tiefschlaf zu kommen?

Um diese Frage zu beantworten, lass uns noch einmal einen Blick auf unser Hypnogramm werfen. Ich möchte dir hier ein weiteres spannendes Phänomen der Schlafforschung zeigen. Du erinnerst dich, unsere Schlafzyklen dauern 90 Minuten und sie setzen sich aus drei Schlafphasen zusammen.

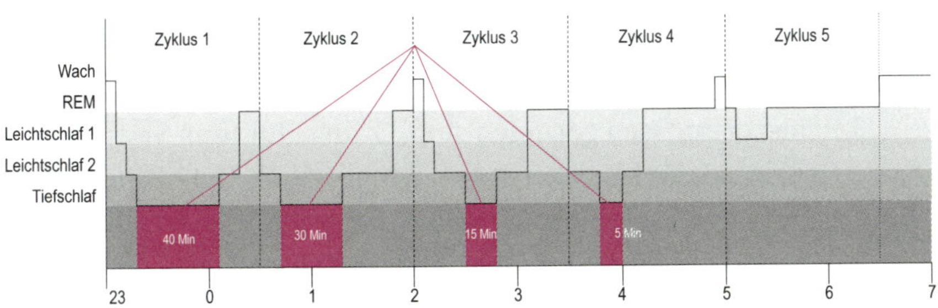

Abbildung 5: Tiefschlafanteile je Schlafzyklus

In Abbildung 5 habe ich für dich den Anteil Tiefschlaf je Schlafzyklus markiert.

Wir sehen im ersten Zyklus einen sehr hohen Anteil von Tiefschlaf (40 Minuten). Dieser Anteil wird von Zyklus zu Zyklus kleiner (30 Minuten, 15 Minuten, 5 Minuten). Im 5. Zyklus finden wir gar keinen Tiefschlaf mehr. Der Tiefschlafanteil sinkt also im Verlauf der Nacht. Heißt: Wenn wir so eine gesunde Schlafarchitektur haben wie in Abb. 5, können wir mit vier Zyklen, also sechs Stunden, auf die wertvollen 1,5 Stunden Tiefschlaf kommen. Vorsicht: Ich sage nicht, dass sechs Stunden die beste Schlafdauer ist. Sondern nur, dass wir uns auch mit vier Schlafzyklen die ausreichende Portion Tiefschlaf holen können. Insofern sei entspannt, wenn du einmal weniger Zeit hast – später sprechen wir über all die Dinge, die dir helfen, dich auch in einer kürzeren Nacht top zu erholen.

Das war die gute und entspannende Nachricht. Leider sieht die Realität für viele Menschen sehr oft nicht so ideal aus wie in dem Hypnogramm oben, sondern wie in diesem hier (Abb. 6). Wir schlafen zum Beispiel wieder acht Stunden. Nur kommen wir nicht auf 90 Minuten Tiefschlaf, sondern nur auf 27, also gerade einmal ein Drittel. Und das, obwohl wir eigentlich lang genug schlafen! Das ist krass und hat auch einen Namen: *Junk Sleep*. Junk Sleep bedeutet, dass wir in Leichtschlafphasen gefangen sind. Gründe für Junk Sleep gibt es viele. Auf die Klassiker gehen wir gleich im Detail ein. Das Ergebnis von Junk Sleep ist jedoch bei jedem gleich: schlapp, müde und ohne Energie, obwohl genug geschlafen.

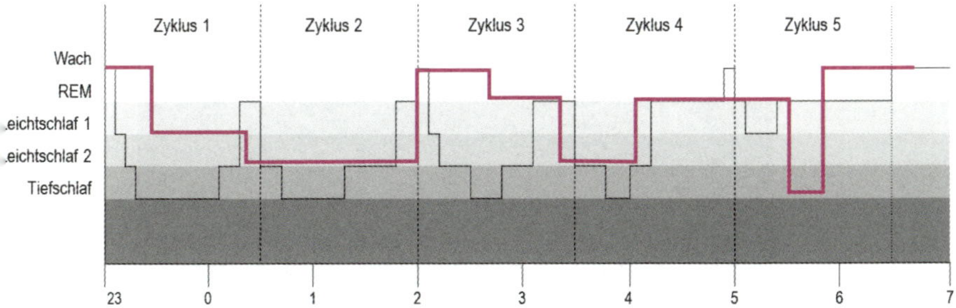

Abbildung 6: Junk Sleep

Also genau das, was wir gemeinsam ändern wollen. Und werden!

Die Frage, wie viel Tiefschlaf wir brauchen, stellte mir übrigens auch Peter (du erinnerst dich noch?). Klar, er wollte natürlich wissen, wie er möglichst schnell sein Energielevel heben und wieder wirklich leben kann. Ich erzählte ihm also von den 1,5 Stunden und davon, dass sehr viele Menschen, gerade die, die sehr viel Stress im Leben haben, davon weit entfernt sind. Peter, ein kritischer Klient, glaubte das nicht. Ich schlug ihm vor, den Schlaf mit einem Tracker zu messen. Er war einverstanden. Das Ergebnis: verheerend.

- Gesamtschlafzeit: 7 Stunden, 14 Minuten (was wirklich okay ist).
- Tiefschlaf: nur 2 Minuten. Wenn du es nicht glaubst, hier auch noch einmal in Worten: zwei Minuten.

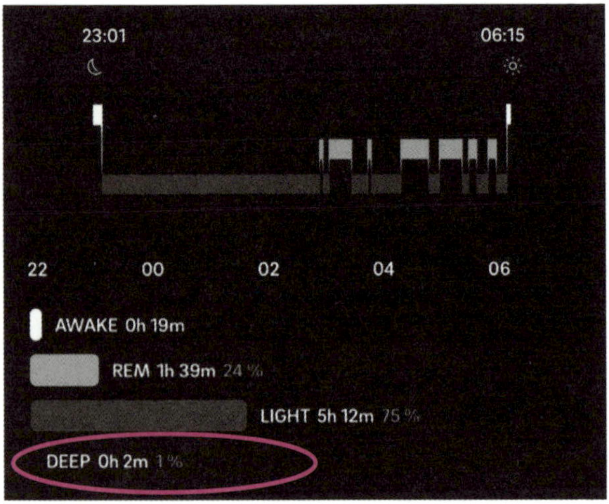

Abbildung 7: Hypnogramm eines Klienten

Peters Reaktion, der Klassiker: »Das kann nicht sein, der Tracker funktioniert halt nicht richtig.« Verständlich, ich hätte wohl auch am Anfang auf den Schock so reagiert. Wir nahmen deshalb noch einmal eine Messung mit einem noch genaueren Gerät vor, einem mobilen Elektrokardiogramm, medizinischer Standard. Das Ergebnis diesmal:

- Gesamt-Schlafzeit: 7 Stunden, 39 Minuten
- Tiefschlaf: weniger als eine einzige Minute.

(Mehr Informationen, wie du deinen Tiefschlaf messen kannst, findest du kostenlos auf *www.tiefschlaf-formel.de/bonus*.)

Peter war geschockt. Ich nicht, ich sehe diese Art von Daten täglich. Aber Peter war richtig geknickt. Kleines Gedankenexperiment: Wie lange müsste Peter schlafen, um auf 90 Minuten Tiefschlaf zu kommen? Komm, ich mache es kurz: ungefähr

700 Stunden oder 29 Tage – innerhalb von 24 Stunden wohlgemerkt. Unmöglich. Aber ich stelle dir diese Frage, um dir zu zeigen, wie unsinnig es wäre, Peter zu empfehlen, mal am Wochenende länger zu schlafen oder sonntags einen Nap einzubauen. Mit diesem Junk Sleep würde sich seine Situation nie ändern, keine Chance. Diese Messung und die 700 Stunden (ich hatte ihm die gleiche Frage auch gestellt) überzeugten Peter schließlich. Er verstand, weshalb er immer müde war, zehn Jahre älter aussah und weshalb er im Winter eigentlich ständig erkältet war. Weil er über Monate, Jahre oder vielleicht sogar Jahrzehnte viel zu wenig Tiefschlaf bekommen hatte.

Übrigens, ich könnte den Namen Peter auch durch Diana, Michael oder Christine ersetzen. Und sie alle könnten unterschiedliche Berufe haben, Unternehmensberaterin, Project Manager, Krankenschwester, Wirtschaftsprüfer oder alleinerziehende Mutter. Junk Sleep ist kein Problem einer spezifischen Berufsgruppe oder weniger Einzelfälle, sondern in der gesamten Bevölkerung verbreitet. Oft denken Menschen, dass das der Preis sei, den wir in einer bestimmten Lebensphase oder generell für Erfolg bezahlen müssen. Und für viele ist Schlaf immer noch Zeitverschwendung und etwas für Underperformer, die sich das leisten können. Aber im Gegenteil: Schlaf, und vor allem Tiefschlaf, ist ein absolut renditeträchtiges Invest. 1,5 Stunden Tiefschlaf zahlen sich sofort aus. Du kannst viel und lange arbeiten und trotzdem topfit aufwachen und tagsüber voller Energie sein. Und zwar ohne eine Minute länger zu schlafen! Die Lösung: Tiefschlafverdichtung. Das Geheimnis dahinter: die Tiefschlaf-Formel.

Die Formel lernst du im Laufe der nächsten Sessions Schritt für Schritt kennen. Hier nur kurz, was du dir genau unter Tiefschlafverdichtung (*Deep Sleep Densification*) vorstellen kannst.

Wir bringen unseren Schlaf vor allem in der ersten Nachthälfte aus den Leichtschlafphasen wieder dahin, wo er hingehört. In den Tiefschlaf. Bildlich gesprochen: Wir verbringen die erste Nachthälfte nicht mehr so viel im Erdgeschoss (Leichtschlaf), wo es hell, warm und laut ist, sondern im Keller (Tiefschlaf), wo es dunkel, kühl und ruhig ist. Um dorthin zu kommen, gibt es verschiedene Treppen, die wir benutzen können und die ich dir nachher zeige. Die Treppen, und das ist das Tolle, können wir nicht nur in »normalen« Nächten zu Hause nutzen, sondern auch auf Flügen, bei Nachtarbeit, mit schreienden Babys oder wenn wir gerade sehr intensive Zeiten im Job haben. Denn es handelt sich hier nicht um irgendwelchen Hokuspokus, sondern um 100 Prozent pure Physiologie, wissenschaftlich belegt. Ich hoffe, ich konnte dich jetzt begeistern, mit mir zusammen die Tiefschlaf-Formel zu entschlüsseln. Das Ergebnis wird dein Leben verändern.

Brain Tattoo # 4

Ausreichend Tiefschlaf ist kein optionaler Luxus, sondern eine biologische Notwendigkeit und der Schlüssel zu einem nachhaltig hohen Energielevel, mentaler und physischer Leistungsfähigkeit und Gesundheit.

SESSION HIGHLIGHTS

1. Der Blick aufs Hypnogramm zeigt es: Schlafen ist wie Fußballspielen. Das Entscheidende spielt sich in 90 Minuten ab.
2. Die Sache mit dem Schönheitsschlaf ist kein Märchen. Im Tiefschlaf wachsen wir und produzieren unsere Hormonwunderwaffe.
3. Was haben Tiefschlaf und Zähneputzen miteinander zu tun? Plaque wird entfernt, ob nun auf den Zähnen oder im Gehirn.
4. Unsere körpereigenen Bodyguards brauchen ihn. Tiefschlaf ist das Trainingscamp für unser Immunsystem.
5. Wichtig für unser Gedächtnis: Ob es ums Speichern geht oder um die Reset-Taste – beide Buttons klicken wir im Tiefschlaf.

Zoom-In 1

IT'S ALL ABOUT TIEFSCHLAF, ABER: REM-SCHLAF FÜR FORTGESCHRITTENE

Das Erfolgsgeheimnis der Methoden und Strategien, die du in den Sessions lernst, steckt in dem Wort Tiefschlaf-Formel. Mir geht es hier in diesem Buch in erster Linie um den Tiefschlaf. Er ist der erste Hebel, den wir umlegen müssen, wenn wir mehr Energie haben wollen. Aber es gibt natürlich auch noch andere Schlafphasen, die ich immer wieder einmal anklingen ließ. Lass mich deswegen kurz ein paar Dinge über den REM-Schlaf sagen, damit du auch diese Phase einordnen kannst.

Vereinfacht gesagt, ist die Tiefschlafverdichtung Schritt 1, der immer dann in Angriff genommen wird, wenn meine Klienten ständig müde und ohne Energie sind. REM-Schlaf-Optimierung ist Schritt 2. Es ist wie beim Marathon: Wenn du nie trainiert hast, fängst du auch nicht gleich mit 40, 20 oder zehn Kilometern an, sondern vielleicht erst einmal mit einem Lauf um den Block. Beim Schlafen, ist es vergleichbar. Und hier die gute Nachricht: Sehr vieles von dem, was der Tiefschlafverdichtung hilft, hilft auch bei der Verbesserung des REM-Schlafs.

Der Begriff REM kommt von *Rapid Eye Movement*. In den 1950er-Jahren entdeckten Schlafforscher in Chicago, dass sich zu einem bestimmten Zeitpunkt im Schlaf die Augäpfel unter den Augenlidern von Probanden schnell bewegten. Der Rest des Körpers dagegen lag total still da. Die REM-Phase ist die Phase, in der wir träumen. Und damit wir die Träume nicht komplett physisch ausleben, ist der Körper wie paralysiert, nur die Augen bewegen sich eben. Damals eine bahnbrechende Entdeckung.

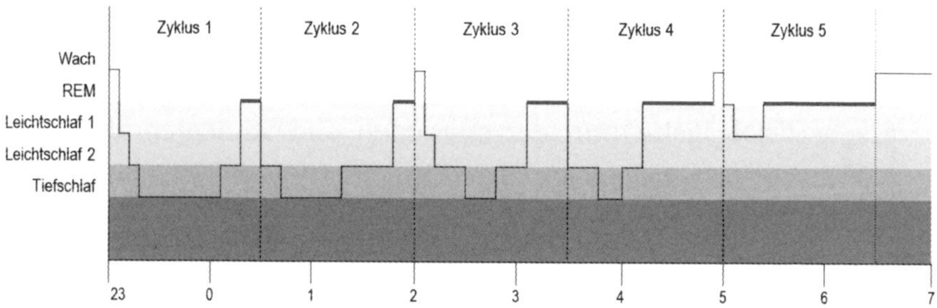

Abbildung 8: REM-Schlafphasen im Hypnogramm

Tiefschlaf und REM-Schlaf kann man anhand ihrer Hauptfunktionen gut unterscheiden: Beim Tiefschlaf geht es in erster Linie um körperliche, beim REM-Schlaf um emotionale Erholung. Warum emotionale Erholung? Weil der REM-Schlaf eine der wenigen Situationen in unserem Leben ist, in der die Ausschüttung eines alten Bekannten, nämlich des Neurotransmitters Epinephrin, blockiert ist. Wie wir in Session 3 noch sehen werden, ist Epinephrin nicht nur für Bewegung oder Wachsamkeit zuständig, sondern auch für Panik und Angst. Ist die Ausschüttung von Epinephrin blockiert, heißt das, dass wir physiologisch nicht in der Lage sind, im REM-Schlaf Angst oder Panik zu erleben. Wir können uns in der REM-Schlafphase nicht fürchten. So können wir schlechte Erfahrungen durchleben und Dinge verarbeiten, die uns emotional belasten. Deshalb ist der REM-Schlaf so entscheidend für die seelische Erholung. Mit jedem Traum wird die emotionale Schärfe also weniger – wir verarbeiten Dinge.

»Und was ist mit Albträumen?«, wirst du dich jetzt fragen ... Neueste Forschungsergebnisse legen nahe, dass die Angst bei Albträumen nicht während der REM-Phase gefühlt wird, sondern nur beim Übergang in die nachfolgende Phase oder zum Aufwachen.

Daneben spielt diese Phase bei einer ganzen Reihe anderer Prozesse eine wertvolle Rolle: sei es beim Erlernen neuer motorischer Fähigkeiten, beim Entwickeln kreativer Lösungen oder bei der Leerung unseres Kurzzeitgedächtnisses.

Wie also bekommt man mehr REM-Schlaf? Ich will das nur kurz anteasern: erstens durch Tiefschlafverdichtung. Viele der hier besprochenen Strategien zahlen auch direkt auf die Optimierung des REM-Schlafes ein. In erster Linie sind das die Strategien, die deine innere Körperuhr stabilisieren. Das ist zentral, weil der REM-Schlaf nicht wie unser Tiefschlaf in erster Linie vom Schlafdruck (Adenosin-Pegel), sondern von unserer inneren Körperuhr beeinflusst wird. Heißt: Je stabiler die ist, desto stabiler ist unser REM-Schlaf. Und das heißt auch: Durch die Tools, mit denen wir unsere Körperuhr verstellen können, beeinflussen wir nicht nur unseren Tiefschlaf, sondern auch unseren REM-Schlaf. Zwei Fliegen mit einer Klappe geschlagen!

Ein entscheidender Fakt noch: Es gibt Coaches, die behaupten, genügend REM-Schlaf wäre auch mit drei oder vier

Schlafzyklen möglich. Ich sage dir ganz ehrlich: Ich glaube das nicht. Alle Daten, die ich kenne, zeigen etwas anderes. Beim Blick auf unser Hypnogramm siehst du, dass der Großteil des REM-Schlafes im 4. und 5. Zyklus stattfindet. Schneidest du den 5. Zyklus weg, fehlt uns ein großer Anteil. Heißt konkret: Schläfst du nur 6 und nicht 7,5 Stunden, dann schneidest du dir nicht 20 Prozent des REM-Schlafs weg, sondern eher 60 Prozent oder sogar mehr – weil der REM-Schlaf eben nicht gleichmäßig verteilt ist, sondern zu einem größten Teil im 5. Zyklus liegt. Das ist ein großes Problem bei Schulkindern, weil bei ihnen bei nur 4 Zyklen überproportional viel REM-Schlaf fehlt, gerade in einem Alter, in dem besonders viele motorische, kreative und emotionale Fähigkeiten ausgebildet werden. Deshalb kannst du mit den Tools für die Tiefschlafverdichtung und ausreichend Schlafstunden deinen Kids etwas wirklich Gutes tun, jetzt und für ihre Zukunft.

Wenn du für dich und für deine Familie noch mehr über das Thema REM-Schlaf erfahren willst, findest du weitere Strategien unter *www.tiefschlaf-formel.de/bonus*.

Wenn deine Bremsen nicht funktionieren, kannst du nicht High Speed fahren …

Session 3

WER GAS GIBT, MUSS AUCH BREMSEN KÖNNEN: SCHNELLER UND BESSER ABSCHALTEN

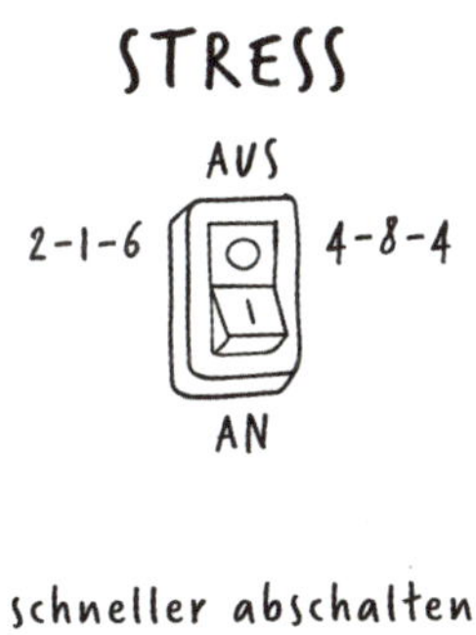

Das war eine toughe Session mit ziemlich vielen Grundlagen. Klasse, dass du drangeblieben bist! Denn diese Infos sind die Basis für alles, was jetzt kommt, und sie machen den Weg zu mehr Tiefschlaf so viel leichter. Wenn wir die wichtigsten Science-Fakten kennen und verstehen, warum Schlaf im Allgemeinen und der Tiefschlaf im Besonderen so wichtig sind, dann ist das bereits ein starker Antrieb. Noch motivierender ist es, wenn du erlebst, wie sich dein Leben mit ausreichend Tiefschlaf anfühlen kann. In den nächsten Sessions lernen wir die Schritte auf unser gemeinsames Ziel hin kennen, wie wir mehr Energie und Lebensqualität bekommen, ohne eine Minute mehr schlafen zu müssen. Deshalb danke, dass du dir die Zeit dafür genommen hast – versprochen, es lohnt sich. Wir bauen gleich in dieser Session auf die Grundlagen auf und erreichen so einige echte Quick Wins.

Ich möchte in diese Session starten, indem ich mit dir eine kurze Story aus meinem Leben teile. Diese Erfahrung hat mein Leben sehr nachhaltig verändert. Viele Jahre wollte ich darüber nicht sprechen. Damals war ich an meinem tiefsten Punkt angelangt und brauchte Hilfe. Ich suchte eine ganze Weile, fand dann schließlich einen sehr guten Mentor (diese Bezeichnung hat mir damals besser gefallen, de facto war er ein Psychotherapeut). Ich vereinbarte eine erste Sitzung mit Wolfang. Ich habe mir das immer so klassisch vorgestellt. Du weißt schon, mit Arbeitszimmer und Couch und so. Eine Couch gab es bei meiner ersten Sitzung auch, aber nicht im Arbeitszimmer zum Draufliegen, sondern im Wohnzimmer bei Wolfgang zum Formel-1-Gucken. An einem Sonntag. Ja, ich fand das genauso komisch wie du jetzt, aber mir war Wolfang mehrfach empfohlen worden, also ließ ich mich darauf ein.

Wir saßen also zusammen in seinem Wohnzimmer, er hatte mir etwas zu trinken angeboten, wie man das eben so macht. Dann guckten wir Formel 1, damals fuhr noch Michael Schumacher, und wir redeten: nichts. Wir saßen nur da und schauten auf den Screen. Mir war das etwas unangenehm. Was sollte das? Die ersten Runden waren schon längst vorbei, die ersten Boxenstopps auch. Strange. Auf einmal fragte Wolfang:

»Chris, was, glaubst du, ist das Allerwichtigste beim Formel-1-Auto?«

Ich überlegte kurz und antwortete dann: »Geschwindigkeit, Speed.«

»Nein.«

»Beschleunigung.«

»Nein.«

»Aerodynamik.«

»Nein«

Ich probierte noch ein paar andere Erklärungen und kassierte jedes Mal ein Nein. Schließlich antwortete er kurz:

»Nee, Chris, das Wichtigste bei einem Formel-1-Auto sind die Bremsen.« Ich starrte ihn an. Was ich damals nicht wusste: Ich hatte mit diesem kurzen Satz soeben das erste Brain Tattoo meines Lebens erhalten. Und eines der wichtigsten überhaupt.

Falls du ein Formel-1-Experte bist und jetzt den Kopf schüttelst und denkst, das ist doch viel zu simpel – mag sein. Aber es ging hier nur oberflächlich um Formel 1. Wolfgang wollte mir helfen, meine Perspektive auf das Thema High Performance zu ändern. Nach einer kurzen Pause fügte er hinzu:

»Wenn deine Bremsen nicht funktionieren, dann kannst du nicht Vollgas fahren.« Das war eine Perspektive, die ich vorher so noch nicht hatte: Wenn deine Bremsen nicht funktionieren, kannst du nicht Vollgas fahren. Weil du entweder in der ersten Kurve rausfliegst und voll gegen die Wand krachst; oder weil du so langsam durch die Kurven fährst, dass du die Bremsen nicht brauchst. In beiden Fällen wirst du keine Rennen mehr gewinnen, das ist mal sicher.

Brain Tattoo # 5

Wenn deine Bremsen nicht funktionieren, dann kannst du nicht Vollgas fahren.

Für mich war diese Erkenntnis ein Hammer. Szenario 1 hatte ich gerade selbst erlebt. Immer mit Vollgas, egal, wie steil die Kurve war, und dann gegen die Wand. Ich hatte nicht einmal versucht zu bremsen. Und fast noch krasser: Selbst wenn ich es versucht hätte, es hätte nichts genützt. Um im Bild zu bleiben: Meine Bremsen waren so alt und so rostig, ich wäre trotzdem volle Kanne in die Mauer gekracht. Weil ich mich nie um meine Bremsen gekümmert, sie nie gewartet hatte. Sie waren mir komplett egal. Mein Motto war damals: Abbremsen? Macht langsam! Zeitverschwendung! Jetzt wurde mir klar: Wer auch bremsen kann, kommt schneller ins Ziel.

Lass uns noch kurz bei diesem Bild bleiben, um das Ziel dieser Session zu visualisieren: Wir alle wollen im Leben auch Vollgas fahren, egal, ob im Job, der Partnerschaft oder dem Hobby. Das geht aber nur mit funktionierenden Bremsen. Und je schneller wir unterwegs sein wollen, desto besser müssen die Bremsen sein. Unser Ziel in dieser Session: deine vielleicht etwas in die Jahre gekommenen, verrosteten Bremsen mit einem langen Bremsweg zu Hightech-Bremsen upgraden, die dich sofort zum Stehen bringen, wenn du es willst und brauchst.

Heißt konkret: Wir lernen, wie wir zwischen

- Gaspedal und Bremspedal,
- rasenden Gedanken und einem ruhigen Geist,

- dem Stressmodus (fight or flight) und dem Erholungsmodus (rest and digest),
- dem Sympathikus und dem Parasympathikus

schnell umschalten können.

Sympathikus und Parasympathikus sind Teile unseres autonomen Nervensystems und gewissermaßen Gegenspieler und Mitspieler in einem. Denn einerseits haben sie gegensätzliche Wirkungen, andererseits ergänzen sie sich so und regeln in ihrem Zusammenspiel das Funktionieren der meisten unserer Organe. Auch wenn es so klingt, der Sympathikus hat nichts mit sympathisch zu tun, macht also nicht sympathischer, sondern eher das Gegenteil. Sind sie im Sympathikus, also gestresst, werden viele Menschen sogar eher unsympathisch. Der Parasympathikus wirkt dem entgegen und versetzt uns in den Erholungsmodus (rest and digest), wir sind entspannter. Mit dem Sympathikus geben wir Gas, mit dem Parasympathikus bremsen wir. Ich lebte damals konstant im Sympathikus und hatte völlig verlernt, wie ich in meinen Parasympathikus umschalte. Ein Leben ohne Bremse oder Abschaltmodus.

Nicht abschalten zu können, war nicht nur mein Problem, sondern es ist einer der größten Pain Points unserer Gesellschaft. Wir leben fast ununterbrochen mit rasenden Gedanken (*racing mind*). Ein typisches Anzeichen dafür ist ein Satz wie: »Ich war im Urlaub und habe drei Tage gebraucht, um überhaupt mal runterzukommen.« Oft kommt dann noch: »Und dann bin ich krank geworden ...« Jetzt sollten alle Alarmglocken schrillen. Denn das heißt konkret: Die Bremsen funktionieren nicht, und der Bremsweg ist viel zu lang. Das ist auch kein Wunder, wenn man sich mal anguckt, wie wir ausgebildet und wofür wir bezahlt werden. Wir werden trainiert, um unseren Kopf zu nutzen, um Probleme zu lösen, um strategisch zu denken und kreativ zu sein, um in Szenarien zu denken. Und nur weil wir dann irgendwann Feierabend haben und den Laptop zuklappen oder weil Wochenende ist, glauben wir, dass unser Kopf einfach aufhört zu denken. Aber für die meisten von uns ist es eben nicht ganz so einfach. Vor allem, wenn wir viele, viele Stunden, Tag für Tag, oft Wochen und Monate am Stück ununterbrochen im Stressmodus sind.

Auf den nächsten Seiten lade ich dich ein, genau hier anzusetzen. Wir lernen, den Bremsweg zu verkürzen, also schneller und effektiver abzuschalten und vom Stressmodus in den Erholungsmodus zu schalten. Dafür werden wir unsere sogenannte *Stress-Rest-Elastizität* verbessern, also die Fähigkeit, schneller zwischen Stressmodus und Erholungsmodus umzuschalten und effizienter abzuschalten. Es ist wie bei einem Muskel: Läufst du den ganzen Tag mit einem angespannten Bizeps herum, wirst du ihn am Abend und am Wochenende nur sehr schwer ausstrecken können. Und wenn, dann dauert es lange. So ist es auch mit unserem mentalen Muskel: Wir müssen ihn zwischendurch immer wieder mal dehnen, damit er geschmeidig, dehnbar und elastisch bleibt. Die Stress-Rest-Elastizität ist entscheidend, um überhaupt einschlafen zu können und vor allem in den Tiefschlaf zu kommen. Denn selbst wenn wir sehr müde sind und einschlafen, die Gedanken aber noch immer rasen, steht unser autonomes Nervensystem auf dem Gaspedal und nicht auf der Bremse. Viele Menschen denken, wir müssten unser gesamtes Leben ändern und insgesamt weniger Stress haben. Aber darum geht es nicht. Sondern darum, das hohe Stresslevel immer wieder und innerhalb kürzester Zeit (Stichwort kurzer Bremsweg) zu unterbrechen. Dafür ist die Stress-Rest-Elastizität zentral und deshalb ein wesentlicher Bestandteil der Tiefschlaf-Formel und der direkte Weg zur Tiefschlafverdichtung.

Stressabbau, Abschalten ... dafür hat die Welt doch Hunderte und Tausende Meditationstechniken, Yogaübungen und viele andere Sachen mehr. Versteh mich nicht falsch: Viele davon sind sinnvoll und können auch helfen. Nur brauchst du dafür Zeit. Viel Zeit. Du kennst sicher die Zitate vom lebenslangen Lernen, von der Geduld, die es braucht, um ein Meister in einer Disziplin zu werden. Aber die meisten meiner Klienten haben diese Zeit nicht. Sie leben häufig am Limit und brauchen deshalb schnelle und effektive Veränderungen. Und selbst wenn du nicht ganz so ungeduldig bist und trotzdem dein Energielevel schnell heben willst, einfach weil das Leben so schöner ist, dann kommt hier die gute Nachricht: Am Ende dieser Session wirst du abschalten können. Eigentlich kannst du es schon. Ich muss dir nur noch zeigen wie – und das geht ganz schnell, ohne wochenlanges Üben. Wir greifen auf Mechanismen zurück, die man nicht erlernen muss, sondern die von Geburt an in uns allen physiologisch verankert sind. Auch in dir. So schaffen wir es schnell, unsere rasenden Gedanken zu kontrollieren, den Geist zu beruhigen und in den Erholungsmodus zu schalten. Durch wissenschaftlich fundierte Physiologie und verlässliche Methoden. Wir kombinieren kurzfristige Maßnahmen und langfristige Strategien, für Quick Wins und nachhaltigen Energieerfolg.

FEIND ODER FREUND: WAS DU NOCH NIE ÜBER STRESS GEHÖRT HAST

Stress hat ein schlechtes Image. »Ich bin mega gestresst« ist das Klagelied einer angespannten Gesellschaft. Stress, das hört man überall, macht krank und ungeduldig, Stress löst

Körperreaktionen aus, die keiner will. Die meisten von uns wollen weniger Stress. In mancher Hinsicht ist das verständlich und vernünftig. Zugleich beruht das schlechte Image, das der Stress mit sich trägt, auch auf Mythen. Für uns und unseren Tiefschlaf ist am wichtigsten der Mythos, dass Stress grundsätzlich schlecht für unser Immunsystem sei. Okay, ich nehme vorweg: Stress kann dir helfen, statt zu schaden – wenn du neurowissenschaftlich und physiologisch fundierte Tools nutzt. Diese Tools wirken im Zusammenhang deines Gehirns und deines Nervensystems. Sie liefern dir nach dieser Session kurzfristige Maßnahmen und langfristige Strategien. Wir lernen, wie Stress für dich arbeitet und nicht gegen dich. Für mehr Tiefschlaf, für mehr Freiheit und für die Power, deine Emotionen und Handlungen jederzeit zu kontrollieren; um Gas zu geben und bremsen zu können, wann du es willst.

WAS IST STRESS?

Zum Mythos Stress gehört schon seine Entstehungsgeschichte. Er gilt als Relikt aus der Anfangszeit des Menschen, als ein Mechanismus, der uns half, vor Angreifern zu fliehen oder sie zu bekämpfen. Dieses Relikt, so hört man immer wieder, sei heute gar nicht mehr notwendig, doch selbst nach all den Jahrhunderten der Evolution konnten wir es nicht ablegen, obwohl keine Säbelzahntiger mehr im Gebüsch vor der Höhle lauern. Heute hilft uns dieses Relikt nicht mehr, sondern schadet. Soweit der Mythos. Wenn wir uns mal die Wissenschaft genauer anschauen, dann ist Stress zunächst ganz einfach ein System, um andere Systeme in unserem Körper zu stimulieren und zu mobilisieren. Wir unterscheiden also zwischen dem Stressor, der Stress auslöst, und dem Stress, unsere Reaktion darauf.

Das Stresssystem hat sehr unterschiedliche Ausprägungen. Es liegt auf einem Kontinuum der sogenannten *autonomen Erregung*, im Englischen *Autonomic Arousal*.

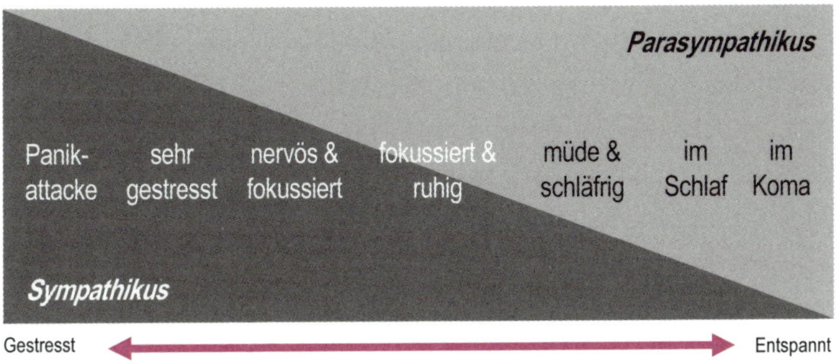

Abbildung 9: Kontinuum unseres autonomen Erregungszustands

Im Extremfall: Würde dein Sympathikus volle Pulle arbeiten, dann würdest du eine Panikattacke erleben: Herzrasen, erweiterte Pupillen, sehr schnelle Atmung. Auf der anderen Seite des Kontinuums: Würde dein Sympathikus gar nicht wirken und nur der Parasympathikus, du lägest im Koma. Innerhalb des Kontinuums liegen stärker und weniger starke Formen von Stress dazwischen, erhöhte Alarmbereitschaft, fokussiertes Arbeiten, Müdigkeit, Müdesein und Schlaf. Stress bedeutet also zuerst einmal lediglich, dass sich unser autonomes Nervensystems in einem erhöhten Erregungszustand befindet.

Die Anzeichen dieses erhöhten Erregungszustandes kennen wir gut: schwitzende Hände, trockener Mund, nervöser Magen. Wird der Stress stark ausgeprägt und vor allem chronisch, werden auch die Symptome ausgeprägter. Als Manager bin ich zum Beispiel fast jeden Morgen mit Bauchschmerzen und Durchfall ins Büro gefahren, so sympathikusgesteuert war ich – nicht sympathisch. Berühmt geworden ist ja auch das Geständnis von Per Mertesacker, regelmäßig vor Spielen erbrochen zu haben, weil der Druck so hoch war oder sich für ihn so hoch angefühlt hat. Dieser Erregungszustand ist nicht nur dafür gemacht, gegen wilde Tiere ums Überleben zu kämpfen. Unsere Stressreaktion ist zunächst einmal generisch, das heißt unspezifisch. Sie wurde nicht für einen einzigen Zweck wie Kämpfen oder Wegrennen gemacht, sondern es handelt sich um stark miteinander verschaltete biologische Mechanismen. Warum ist das wichtig? Weil wir diese Mechanismen kontrollieren können. Wir sind ihnen nicht hilflos ausgeliefert.

Aber Achtung: Wir haben Nervenbahnen und Gewebestrukturen, die es uns ermöglichen, die Stressreaktion sofort abzuschalten. Und das müssen wir nicht mühsam erlernen, denn es ist angeboren. Wenn du dieses Buch lesen kannst, dann hast du alles, was du brauchst, um deinen Stress kontrollieren zu können. Und zwar in Echtzeit. Dafür zeige ich dir jetzt Techniken und Protokolle, und zwar nicht nur dafür, wie du insgesamt entspannter und ruhiger wirst, sondern Echtzeitprotokolle, die dir genau dann helfen abzuschalten, wenn du getriggert wirst, wenn der Kollege kommt und dich blöd anmacht, wenn du eine E-Mail mit schlechten Nachrichten liest, wenn der Stau sich wieder einmal ewig zieht, wenn dein Baby den ganzen Tag wieder einmal durchschreit.

Die Stressreduktion untertags, erinnern wir uns, wirkt sich am Abend und in der Nacht aus. Wir schlafen schneller ein, weil wir unseren mentalen Muskel zwischendurch immer wieder lockern und dehnen und so schneller abschalten. Wir gelangen auch früher in den Tiefschlaf und schlafen leichter durch, wenn wir die Protokolle anwenden. Wir können den ganzen Tag über in unseren Tiefschlaf investieren und nicht nur während der Abendroutine. Und das, ohne unser ganzes Leben auf Stressvermeidung ausrichten zu müssen.

Wir wissen jetzt, dass die Lösung nicht komplette Stressvermeidung ist, sondern das regelmäßige Unterbrechen von Stress und eine gut ausgeprägte Stress-Rest-Elastizität. Dann lass uns jetzt in Ruhe die Vorteile von Stress anschauen, um sie für uns zu nutzen. Diese Vorteile beziehen sich auf akuten Stress, nicht auf chronischen. Dazu gehört unter anderem auch seine Wirkung auf das Immunsystem. Akuter Stress, immer vorausgesetzt, das Timing stimmt, schadet eben nicht, sondern hat sogar positive Effekte für das Immunsystem. Kämpfen wir zum Beispiel mit einer bakteriellen oder viralen Infektion, bedeutet das für unseren Körper Stress, wir sind im Fight-Mode. Bestimmte Neuronen in unserem Gehirn aktivieren unsere Milz, und die produziert im Zusammenspiel mit unserem Lymphsystem zusätzliche natürliche Killerzellen, *NK-Zellen*, um diese Bakterien und Viren zu zerstören. Dieser akute kurzfristige Stress und die damit einhergehende Ausschüttung von Adrenalin ist gut für uns und manchmal sogar überlebensnotwendig, um zu gewinnen – diesmal nicht gegen ein Mammut, sondern gegen Bakterien.

Diesen Effekt können wir sogar selbst herbeiführen: Ich hatte letztens Erkältungssymptome und habe mich in eine warme Badewanne gelegt ... Nein, habe ich nicht, im Gegenteil. Wir haben das tausendmal gelesen und gehört, doch eine kalte Dusche oder Badewanne ist genau das Richtige. Nur ganz kurz: Dadurch wird bewusst eine akute Stressreaktion ausgelöst und Adrenalin freigesetzt. Unser Körper aktiviert den Abwehrmodus und beginnt, die Ursachen der Erkältung zu bekämpfen.

Ein anderer positiver Effekt von Stress liegt darin, dass wir aufmerksamer und wacher sind, dass wir uns für eine bestimmte Zeit besser und leichter konzentrieren können. Du kennst vielleicht das Bild vom »Tunnel«, in dem du dich in Stresssituationen befindest. Oliver Kahn hat das immer wieder beschrieben. Daran sehen wir, dass Stress sich gegen jeglichen Angreifer richtet, egal, ob psychisch oder physisch. Unsere Stressreaktion ist generisch. Das heißt, regelmäßige und insbesondere kurze Stressreaktionen, über den Tag und die Wochen verteilt, sind sehr vorteilhaft und ein wichtiger Impuls für Wachstum. Dieser Stress braucht nicht vermieden zu werden, sondern kann gezielt genutzt und sogar gefördert werden.

Wir haben ein paar Mal über die positiven Seiten von akutem und kurzfristigem Stress gesprochen. Was passiert da eigentlich genau in unserem Körper? Wir haben Neuronen, also Nervenzellen, in der Mitte unseres Körpers, ungefähr vom Hals bis zum Bauchnabel. Die heißen *sympathische Kettenganglien* – das brauchst du dir nicht zu merken, nur wenn du willst. Stresst uns irgendetwas, sei es die Spinne an der Wand, eine E-Mail mit einer schlechten Nachricht, die x-te Mahnung, der Unfall einer Freundin, dann wird diese Kette aus Nervenzellen sofort aktiviert und schüttet einen Neurotransmitter, einen Botenstoff, aus, der sich *Acetylcholin* nennt. Acetylcholin führt im Gehirn zu Fokussierung und im Körper dazu, dass Muskeln zucken oder sich anspannen. Durch die Ausschüttung von Acetylcholin wird eine weitere Art von Nervenzellen aktiviert, die *postganglionären Neuronen*, die Epinephrin ausschütten. Unsere Muskeln in den Beinen und im Herz haben einen Rezeptor, den *Beta-Rezeptor*, an dem Adrenalin andockt. Wir wissen ja schon: Epinephrin und Adrenalin sind molekularbiologisch identisch. Wird es im Körper produziert, sprechen wir von Adrenalin; wird es im Gehirn produziert, sprechen wir von Epinephrin. In der Folge erweitern sich die Blutgefäße, es wird mehr Blut hineingepumpt, und die Herzfrequenz beschleunigt sich – der gesamte Körper ist im Alert-Modus. Adrenalin aktiviert gleichzeitig einen weiteren Rezeptor mit dem gegenteiligen Effekt: Die Blutgefäße im Verdauungstrakt und den Fortpflanzungsorganen verengen sich, also in all den Organen, die in Stresssituationen nicht gebraucht werden. Dieser körperliche Mechanismus ist zum Beispiel der Grund, weshalb Mund und Kehle trocken werden, wenn man gestresst ist; die Speicheldrüsen werden runtergefahren, das heißt, weniger Blut wird zu den Speicheldrüsen geführt, die die Speichelproduktion kontrollieren – weil Speichel in Stresssituationen nicht wichtig genug ist. Oder etwas, was du vielleicht auch kennst: das Zittern der Hände oder Knie im Bewerbungsgespräch oder bei einer Präsentation. Das ist ein normaler physiologischer Vorgang, weil der Körper uns in einer Stresssituation sagt: Mach was, beweg dich! Lauf, renn, kämpf! Das geht in solchen Situationen aber oft nicht. Das Zittern ist dann die Minimalversion davon.

SO DRÜCKST DU GANZ EINFACH DEINEN STRESS-AUS-KNOPF

Wir haben darüber so ausführlich gesprochen, damit du verstehst, was genau in solchen Situationen passiert, und die Techniken und Protokolle für den Umgang mit Stress besser anwenden kannst. Du weißt, wann Stress hilfreich ist. Und du weißt, wann es besser ist, den Stress-aus-Knopf zu drücken. Meditation hilft oder auch Joggen. Nur wie sollen wir das machen, wenn der Stress ganz plötzlich und akut einsetzt, direkt vor einer entscheidenden Prüfung oder Präsentation? Wir brauchen dann Tools, die sofort wirken und unkompliziert anzuwenden sind. Die besten Anti-Stress-Tools in solchen Situationen sind die, die physiologisch verankert sind, also direkt am autonomen Nervensystem ansetzen. Autonom heißt in diesem Fall nicht, dass wir nicht darauf einwirken könnten, im

Gegenteil. Diese Tools funktionieren in Echtzeit. Was dagegen in solch einer Situation meistens gar nicht funktioniert, ist, sich selbst einzureden: »Jetzt entspann dich doch mal.« Oder wenn dir jemand sagt: »Mach dich mal locker.« Oft macht es das noch schlimmer. In meinen Vorträgen kommt fast immer der Einwand: »Genau darauf beruht doch das Prinzip der Meditation, den Geist zu kontrollieren und sich zu sagen, ruhig zu werden!« Stimmt. Wir sprechen hier aber von Situationen, in denen es zack, zack gehen muss und wir sofort Erfolg brauchen. Und der schnellste Weg dahin ist, den physiologischen Gegenspieler des Sympathikus, der in Stresssituationen auf Hochtouren läuft, zu aktivieren, unseren Parasympathikus.

Der Parasympathikus ist die Eingangstür zu unserem Stress-aus-Knopf. Der Schlüssel für diese Tür ist die *Respiratorische Sinusarrhythmie* (*RSA*). Der Name ist nicht wichtig, sondern das Prinzip dahinter. Wissenschaftler der Stanford University haben es erforscht und dabei nachgewiesen, dass eine enge Verbindung besteht von Neuronen, die unsere Atmung kontrollieren, und der Gehirnregion, die für autonome Erregung, Panik und Stress zuständig ist. Für uns bedeutet das: Wir können über unsere Atmung unsere Gehirnaktivitäten beeinflussen.

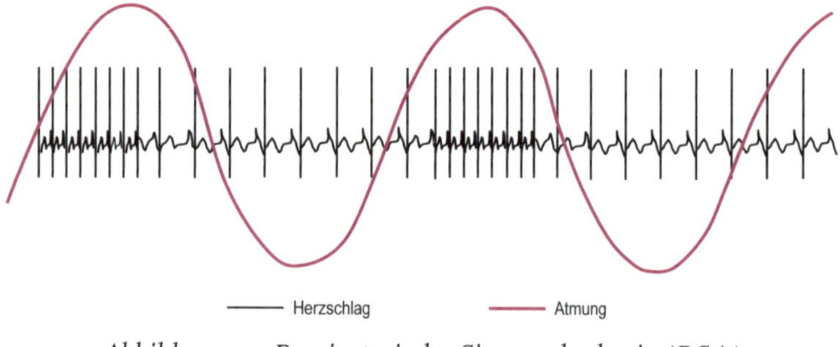

Abbildung 10: Respiratorische Sinusarrhythmie (RSA)

Wie machen wir das? Wir nutzen die neuronale und physiologische Verbindung zwischen unserem Gehirn und unserem Körper, vor allem dem Zwerchfell, der Lunge und unserem Herz. Das Herz schlägt in Stresssituationen schneller, die Herzfrequenz steigt. Viele glauben, das sei ein Prozess, den wir nicht beeinflussen können. Doch das stimmt nicht. Prinzipiell beschleunigt Einatmen die Herzfrequenz, Ausatmen verlangsamt sie. Dieses Grundprinzip nutzen wir gemeinsam mit dem Zusammenspiel von Sympathikus und Parasympathikus. Wenn wir einatmen, egal, ob durch die Nase oder den Mund, senkt sich unser Zwerchfell ab. Das Zwerchfell liegt unterhalb der Lunge, ist eine Platte aus Sehnen und Muskeln, die unsere Brusthöhle von der Bauchhöhle trennt, daher auch der griechische Name *Diaphragma* (Trennwand). Atmen wir ein, weitet sich die Lunge und drückt das Zwerchfell nach unten. Dadurch entsteht mehr Platz für das Herz, das sich nun weiten kann und so über mehr Volumen verfügt. Da die Blutmenge im Herz gleich bleibt, verlangsamt sich die Blutzirkulation im Herz – klar, es steht jetzt mehr Platz zur Verfügung als noch vor dem Einatmen.

Dieser Mechanismus ist so wertvoll für unser Ziel, den Stress-aus-Knopf schnell zu drücken. Lass uns das noch einmal kurz üben:

Einatmen

- Lunge weitet sich.
- Zwerchfell senkt sich.
- Herz weitet sich.
- Blutzirkulation wird langsamer.

Was jetzt noch passiert, fasziniert mich total: Wir haben im Herz eine Gruppe bestimmter Neuronen (*Sinusknoten*), die unsere Blutgeschwindigkeit messen. Sie bemerken sofort, dass die Zirkulation langsamer ist, und signalisieren das dem Gehirn. Das Gehirn nimmt dieses Signal auf und sendet seinerseits ein Signal zurück an das Herz, schneller zu pumpen. Das Herz reagiert, fängt an, kräftiger zu pumpen, und die Herzfrequenz steigt. Dieser Mechanismus funktioniert in zwei Richtungen: Wollen wir das Herz antreiben, brauchen wir nur länger und kräftiger einzuatmen als auszuatmen. Wollen wir dagegen den Herzschlag verlangsamen, atmen wir länger und kräftiger aus als ein – genau das ist unser Ziel im Stressfall. Auch hier nutzen wir die Verbindung von Gehirn, Atmung und Herz, diesmal halt nur umgekehrt:

Ausatmen

- Lunge zieht sich zusammen.
- Zwerchfell hebt sich.
- Herz wird kleiner.
- Blutzirkulation wird schneller.

Und auch hier erledigen die Sinusknoten wieder ihren Job, messen die erhöhte Blutgeschwindigkeit und melden sie an das Gehirn, das dem Herz signalisiert, langsamer zu pumpen. Unsere Herzfrequenz sinkt.

Längeres und stärkeres Ausatmen senkt den Herzschlag. Dieses einfache und effektive Prinzip können wir in Stresssituationen spielend leicht anwenden. Drei Vorteile helfen dir besonders:

- Die Reaktion, die das Ausatmen hervorruft, ist neuronal verankert, und du beherrschst das jetzt schon, ohne es üben zu müssen.
- Es funktioniert in Echtzeit, du musst dir nicht einmal eine echte Pause nehmen, um zwischendurch immer wieder abzuschalten.

- Es fällt niemandem um dich herum auf, du kannst es sogar im Großraumbüro oder Meetingraum machen (vergleiche das mal mit dem Schneidersitz bei der Meditation ...).

Die neuronalen Mechanismen hast du nun verstanden. Lass mich dir jetzt zeigen, mit welchen Techniken wir diesen Mechanismus am besten umsetzen können. Es gibt dabei einige Protokolle für dieses *Exhalation Emphasized Breathing*, wie das längere, intensive Ausatmen bezeichnet wird. Ich zeige dir die wirkungsvollsten dieser Atemprotokolle.

IN EINER MINUTE: DAS 4-8-4-PROTOKOLL

Du atmest in einem entspannten Rhythmus in den Bauch, nicht in die Brust. Du atmest durch die Nase ein und zählst dabei bis 4 und dann durch den Mund aus und zählst dabei bis 8. Dabei lässt du die Schultern ganz entspannt fallen. Wenn du nur bis 3 und 6 kommst, auch kein Problem, mit der Zeit wird das länger werden, ganz sicher. Wenn du irgendwann spürst, dass beim Ausatmen bis 8 deine halbe Lunge noch voll ist, gehe auf 10, 12, 16 ... Meine Klienten, mit denen ich schon länger arbeite, zählen beim Ausatmen sogar bis 32. Doch am Anfang reicht 4–8 völlig. Insgesamt machst du das Ganze 4 Mal, daher der Name 4-8-4-Protokoll. Durch das doppelt so lange Ausatmen verlangsamt sich der Herzschlag.

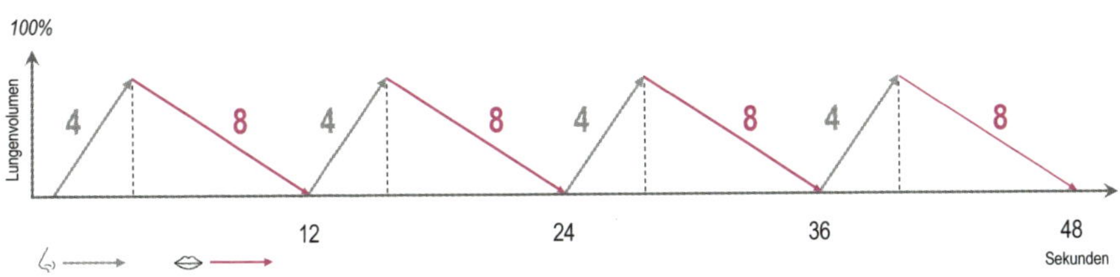

Abbildung 11: Das 4-8-4-Protokoll

Dieses Protokoll ist eine echte Geheimwaffe: Es wirkt sofort, der Entspannungsmodus wird in weniger als einer Minute aktiviert. Ohne Hilfsmittel, ohne ausgefallene Haltungen, unbemerkt von allen um dich herum. Und der Clou: Es funktioniert im Büro genauso wie beim Spazierengehen (einfach vier Schritte einatmen und acht Schritte ausatmen), am Flughafen oder beim Einkaufen. Stell dir mal vor: Beim nächsten Mal in der Schlange ärgerst du dich nicht, dass es wieder so lange dauert, sondern machst einfach dein 4-8-4-Protokoll – du nutzt die Zeit und tust dir etwas Gutes, baust Stress ab und nicht auf.

BINAURALE ATMUNG

In Session 2 hatten wir schon einmal über ein Experiment gesprochen, bei dem veränderte Gehirnwellen zu tieferem Tiefschlaf führten. In diesem Fall machen wir uns ebenfalls eine Eigenschaft unserer Gehirnwellen zunutze: Bei Stress haben sie eine Frequenz von 15–30 Hz, im Entspannungsmodus 4–8 Hz, sie sind also langsamer. Genau diese Verlangsamung ist für viele von uns eine große Herausforderung. Schaffen wir es, unsere Gehirnwellen zu verlangsamen, fahren wir auch uns herunter. Ein Mittel dazu: *binaurale Töne*. Binaural stammt aus dem Lateinischen und bedeutet so viel wie »mit beiden Ohren«. Entdeckt wurden diese Töne bereits im 19. Jahrhundert vom deutschen Physiker Heinrich Wilhelm Dove. Die lateinische Bezeichnung bringt es gut auf den Punkt, weshalb diese Töne für uns und den schnellen Weg zum Abschalten so interessant sind: Wir nutzen zwei geringfügig unterschiedliche Frequenzen auf dem linken und dem rechten Ohr, zum Beispiel 200 Hz links und 205 Hz rechts. Das erzeugt im Gehirn eine Frequenz von 5 Hz. Das

Delta zwischen den Frequenzen für das linke und rechte Ohr sollte nicht größer sein als 30 Hz, ansonsten werden zwei Töne gehört. So aber entsteht ein Ton, der unsere Gehirnwellen triggert, die sich dem Impuls anpassen, was beruhigend wirkt (*Brain Entrainment*). Kombinieren wir die binauralen Töne mit unserem 4-8-4-Protokoll, können wir die Vorteile der binauralen Atmung erleben. Ich empfehle, diese Technik vor allem am Abend anzuwenden. Es ist ein wenig wie Meditieren und bestens geeignet für Menschen, die sich mit der klassischen Meditation schwertun. Die binaurale Atmung ist ebenfalls sehr effektiv, aber im Unterschied zum reinen 4-8-4-Protokoll natürlich weniger geeignet für Supermarktkassen oder Teambesprechungen. Perfekt ist sie aber für die Heimfahrt nach der Arbeit, für kurze Abschaltmomente auf der Terrasse oder für den Abendspaziergang. Das Feedback meiner Klienten ist immer wieder überwältigend – probier es aus! Du findest einen kostenlosen Track unter *www.tiefschlaf-formel.de/bonus* Die binaurale Atmung kann deinen Abschaltprozess am Abend auf ein ganz neues Level heben.

WENN'S ECHT DRAUF ANKOMMT: DAS 2-1-6-PROTOKOLL

Zugegeben, der englische Name (*Physiological Sighs*) dieser Methode klingt ins Deutsche übersetzt etwas komisch, *Physiologischer Seufzer/Schluchzer*. Dieser Seufzer wurde bereits in den 1930ern entdeckt und beschäftigt die Wissenschaftler bis heute. Jack Feldman von der UCLA beispielsweise erklärt: »Ein Seufzen ist ein tiefer Atemzug, aber kein freiwilliger tiefer Atemzug. Es beginnt wie ein normaler Atemzug, aber bevor wir ausatmen, nehmen wir noch einen zweiten Atemzug.« Im Schnitt seufze eine Person alle fünf Minuten, das sei ein natürlicher Vorgang, gerade auch bei Stress. Und hier setzt unsere Methode an: Feldman verweist darauf, dass der Seufzer zwar ein tiefer, aber nicht bewusster Atemzug sei. Doch das muss ja nicht so sein. Wir können diesen Seufzer auch bewusst setzen und seine Wirkung nutzen.

- Wir atmen zweimal durch die Nase ein; wobei der erste »Einatmer« doppelt so lang ist wie das zweite lufthohlende Schnappen (2-1).
- Und dann atmen wir laaaaaang bis 6 durch den Mund aus. Das kann man sich dann in etwa so vorstellen: Eein-Ein-Aaaaus ... Das Atem-Protokoll ist dann: 2-1-6.

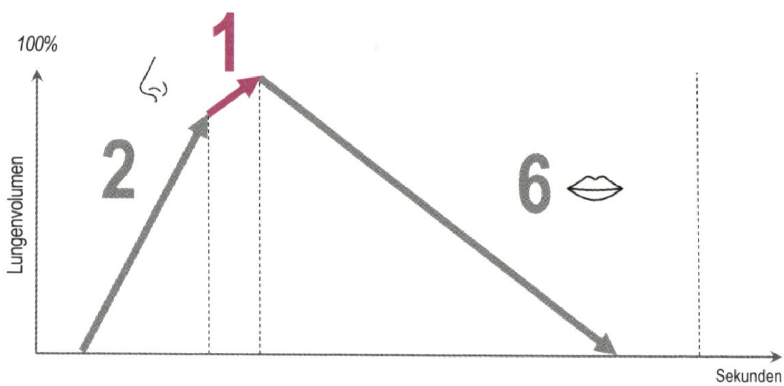

Abbildung 12: Das 2-1-6-Protokoll

Eine kurze Videoanleitung für das 2-1-6-Protokoll findest du unter *www.tiefschlaf-formel.de/bonus.*

Was stoßen wir damit an? Unsere Lunge besteht aus zwei großen Säcken, rechts und links. Auf der Oberfläche befinden sich Millionen kleiner Lungenbläschen (*Alveolen*), die meist eingefallen sind, wenn wir gestresst sind. Das führt dazu, dass der Kohlenstoffdioxidanteil in unserem Blut steigt und wir aufgeregt, aufgewühlt oder sogar zittrig sind. Der zweite, kurze und zusätzliche Einatmer bläst diese Luftbläschen wieder auf (und zwar auf die Gesamtfläche eines Tennisplatzes!). Wenn wir dann lange ausatmen, setzen wir deutlich größere Mengen Kohlendioxid aus unserem Blut und dem gesamten Körper frei. Das hat einen direkten Impact und entspannt uns sofort. Auch hier nutzen wir die physiologische und neuronale Verbindung von Gehirn, Lunge und Körper und einen tief in uns verankerten Reflex – diesmal aber ganz bewusst.

Diese beruhigende Wirkung des Schluchzens erleben wir zum Beispiel auch, wenn wir weinen, denn auch das beruhigt. Ich nutze trotzdem lieber die Bezeichnung 2-1-6-Protokoll, weil diese Technik nichts mit Traurigkeit zu tun hat, sondern für jede Form von akutem Stress bis hin zu Panik oder Angst geeignet ist. Ich kann mich zum Beispiel erinnern, dass ich beim Spazierengehen mit meinem Hund unterwegs war und zwei andere Hundebesitzer sah. Der Schäferhund des einen attackierte auf einmal den anderen Hund, einen Cockerspaniel. Beide Männer waren sofort auf 180 und im Kampfmodus. Obwohl mein Hund nicht beteiligt war, hat mich das auch unmittelbar getriggert – Herzklopfen, schwitzige Hände. Schnell das 2-1-6-Protokoll – und die aufsteigende Hitze und der Druck waren weg. Komplett. Das zu merken – und dafür braucht es auch den Ernstfall –, war eine Offenbarung. Das gilt übrigens für all die beschriebenen Abschaltmethoden: Liegst du entspannt auf der Couch oder spazierst easy durch den Park und probierst eine der Techniken aus, dann wirst du auch einen Effekt merken, aber keinen so starken. Du solltest trotzdem die Wirkung in Stresssituationen nicht unterschätzen. Denn erst dann beweist sich die volle Power dieser Protokolle. Der Unterschied, das habe ich in der Situation damals am eigenen Körper erlebt, ist enorm.

Das 2-1-6-Protokoll hilft in allen akuten Stresssituationen. Egal, ob vor einer Prüfung, bei einem wichtigen Abendessen, dem ersten Date oder einem entscheidenden Spiel. Es ist sehr schwer, den Geist mit dem Geist zu kontrollieren, wenn wir akut gestresst sind. Es ist dann, als ob wir nach Nebel greifen würden. Das 2-1-6-Protokoll umgeht dieses Problem und lichtet den Nebel, ohne dass du den Geist dafür benötigst. Ein-, zwei-, dreimal, und du bist wieder handlungsfähig. Damit umgehst du auch spontane Reaktionen, die eine Situation noch weiter verschärfen können. Stell dir vor, dein Sohn oder deine Tochter regt dich wieder komplett auf, es kommt zum Wortwechsel, du bist auf 180 … Einatmen 2 – einatmen 1 – laaaaaange ausatmen 6 – und du sagst doch nicht das verletzende Wort, das dir schon auf den Lippen lag und das du vielleicht später bereut hättest. Oder denk an eine ähnliche Situation mit deinem Chef und welche Konsequenzen du damit vermeiden kannst.

> **adamlifestyle** Lieber Chris, durch den letzten Tipp mit der „ Schluckatmung" vor dem Einschlafen, hast du mir das beste Werkzeug ever in die Hand gegeben. Ich kann nach über einem Jahrzehnt unruhigem Schlaf, nun wieder 6-7 Stunden in der Nacht durchschlafen und fühle mich danach mega fit. GROSSES DANKE 🙏

Ich werde oft gefragt, wie oft wir dieses Protokoll oder auch die anderen Techniken anwenden können und ob es auch zu oft sein kann. Nein, die Gefahr besteht nicht. Höchstens erlebst du, dass du entspannt und fast müde wirst – genau deshalb ist dieses konstante Stressregulieren und -kontrollieren auch so wichtig für unseren Tiefschlaf. Mehr dazu übrigens in der Session »Schnell und entspannt einschlafen«, dort bauen wir auf das auf, was wir jetzt gelernt haben.

SO GEHT'S NOCH SCHNELLER: UMSCHALTEN AUF PANORAMABLICK

Die Protokolle helfen ungemein, ich bin echt gespannt auf dein Feedback. Würde mich richtig freuen, wenn du mir eine E-Mail an *chris@tiefschlaf-formel.de* mit deinen ersten Erfahrungen schickst. Ich verrate dir eine weitere Strategie, die die Wirksamkeit dieser Abschaltprotokolle noch weiter erhöht. Spoiler: Es hat mit Optik zu tun und einem Teil des Gehirns, den man normalerweise gar nicht dazuzählt.

Die SMS vom Freund nach einem heftigen Streit, der Puls steigt. Der Kontoauszug, so rote Zahlen, der Atem wird schneller. Der Brief des Scheidungsanwalts, das Herz klopft wie ein Presslufthammer. Wir könnten die Liste beliebig mit anderen Stresssituationen fortführen, sie alle haben zwei Dinge gemeinsam: die körperlichen Stresssymptome – und die Tatsache, dass sie mit Sehen zu tun haben. Hast du eine Vermutung, weshalb?

Das verbindende Element ist in der Tat die Optik. Aber was hat Optik mit Stress zu tun? Eine Menge. Das liegt daran, dass unsere Augen nicht nur mit dem Gehirn verbunden sind. Sie sind Teil des Gehirns – davon hast du schon in der vorigen Session gelesen. Im Laufe der Evolution haben sich die Augen quasi als Außenposten des Gehirns im Schädel gebildet, um Gefahren früher zu erkennen und schneller reagieren zu können. Der Tastsinn allein wäre zu langsam. Die neuronale Verbindung von mit dem Auge wahrnehmbaren Bedrohungen und Stressreaktionen kann sehr gut nachgewiesen werden. Die beschriebenen Stresssymptome beim SMS-Aufblinken oder Brieflesen ist kombiniert mit einer Veränderung der Augen: Nicht nur unser Puls beschleunigt sich oder die Hände zittern. Auch unsere Pupillen weiten sich und die Position der Linsen verändert sich. Das Sichtfeld verengt sich dadurch, wir konzentrieren uns auf die Sache, um die es jetzt geht. Vergleichbar ist das mit dem Porträtmodus eines Smartphones: Komplette Fokussierung, der Hintergrund wird verschwommen. Dazu trägt auch bei, dass sich die Distanz unserer Pupillen verkleinert, die Augäpfel sich etwas in Richtung Nase drehen und wir so den Stressor direkt in den Fokus nehmen. Alles andere ist jetzt nicht wichtig. Nur der Stressor zählt. Das galt früher, wenn das Mammut heranraste. Das gilt auch heute, wenn wir unser Kontominus rot auf weiß sehen. Das sogenannte *fokale Sehen* ist ein uraltes Erbe und ein neuronal verschalteter Mechanismus, der von einem Stressor getriggert wird, den Sympathikus aktiviert und uns so in den Stressmodus schalten lässt.

Dieser Mechanismus lässt sich, wie wir das vorhin auch schon gesehen haben, kontrollieren. Das bedeutet, dass wir ihn im Stressfall nutzen können, um unsere Reaktion darauf zu regulieren. Wie das funktioniert, ahnst du vermutlich schon: Genau! Den fokussierten Blick umstellen und weiten auf den Panoramablick. Wir sagen das ja auch: Weg vom Tunnelblick hin zum Weitblick. Im Englischen gibt es dafür ein wunderbares Bild: *Having a soft gentle gaze*. Wir blicken bewusst in die Weite und lösen so die Erstarrung auf, in die wir durch das fokale Sehen versetzt wurden. Und das Beste: Der Panoramablick lässt sich natürlich wunderbar kombinieren mit dem 2-1-6- oder 4-8-4-Protokoll. Diesen Panoramablick kannst du ganz einfach schulen. Die entsprechenden Bilder dafür findest du zum kostenlosen Download unter *www.tiefschlaf-formel.de/bonus*.

JE ÖFTER, DESTO BESSER …

Meditation und andere Entspannungsübungen können wertvoll sein, und du kannst gerne damit weitermachen, wenn sie dir guttun. Die Techniken, die wir jetzt gelernt haben, sind dann zumindest eine Ergänzung für den Ernstfall, wenn keine Zeit für Meditation ist oder diese Art dir grundsätzlich nicht liegt. Sie sind easy im Alltag anzuwenden, und du nutzt nur das, was ohnehin schon in deinem Körper angelegt ist. Das macht diese Techniken so effizient. Sie helfen uns deshalb – und das ist ein wichtiger Meilenstein auf dem Weg zum Tiefschlaf – nicht nur in akuten Stressfällen, sondern sie trainieren auch unsere Stress-Rest-Elastizität. Ich empfehle dir daher, deine Protokolle und Übungen im Alltag immer wieder einzubauen, weil du so zwei Vorteile erreichst: Du übst erstens für den Ernstfall und trainierst zweitens kontinuierlich deine Stress-Rest-Elastizität. Jeder Sportler weiß, dass Aufwärmen nicht nur vor dem Training und dem Spiel wichtig ist, um Verletzungen vorzubeugen und auf Betriebstemperatur zu kommen, sondern dass auch die Geschmeidigkeit und Flexibilität an sich große Vorteile mit sich bringt.

In unserem Alltag gelingt es uns so, konstanten Stress immer wieder zu unterbrechen und abzuschalten. Die Evolution hat den Stressmechanismus für den Bedrohungsfall erfunden, also für die Dauer des Kampfes oder der Flucht. Viele Menschen heute fühlen sich aber ständig im Kampf oder auf der Flucht. So hilfreich das in der konkreten Situation auch sein mag, egal, ob in der Auseinandersetzung mit dem Kollegen oder bei Arbeiten auf eine Deadline hin, so gefährlich ist es, wenn es zum Dauerzustand wird. Viele meiner Klienten fühlen sich ab dem Aufwachen mit dem Wecker bis zum Einschlafen spätabends durchgehend getriggert und gestresst. So geht das Tag für Tag, Woche für Woche, manchmal über Monate, Jahre oder sogar Jahrzehnte hinweg. An diesem Punkt ist Stress, nämlich chronischer Stress, definitiv nicht mehr hilfreich, sondern schädlich. Er beeinträchtigt unser Wachstum und unsere Regeneration, und er gefährdet damit die Gesundheit oder Genesung. Chronischer Stress ist eine der größten Belastungen unserer Gesellschaft.

Stress immer wieder, aber kurz, ist gut, dauerhaft ist er schlecht. Für uns stellt sich daher die Frage: Was ist die angemessene Dosis, Dauer und vor allem das richtige Timing?

Die Frage nach der richtigen Dosis hängt direkt damit zusammen, wie unser Tag strukturiert ist und wie wir die Techniken, die wir oben gelernt haben, integrieren können. Das ist im Prinzip einfach, weil sie sich in nahezu jeder Situation anwenden lassen, wenn wir uns kurz einen Moment Zeit nehmen. Aber was mache ich, wenn ich ein Meeting nach dem anderen habe? Oder drei Kinder, die versetzt schlafen oder wach sind? Was mache ich, wenn ich nonstop auf Streife bin oder Nachtschicht habe? Die Lösung ist dein *ultradianer Rhythmus*. Ultradian nennt man einen Rhythmus, wenn seine Periodenlänge kürzer ist als ein Tag. Das können nun Stunden oder auch nur Millisekunden sein. Konkret bedeutet das hier für dich, alle 50 bis 90 Minuten eine (Mikro-)Pause zu machen. Die optimale Intervalldauer hängt davon ab, wie sehr du mit dem Kopf arbeitest, wie hoch also die kognitive Beanspruchung ist, und wie ausgeprägt die körperliche Betätigung. Klar, wer auf dem Bau oder als Masseur arbeitet, hat auch Stress, baut den Stress aber über die körperliche Arbeit auch wieder ab. Wer dagegen den ganzen Tag in Videocalls hängt, der sollte die Mikropausen nicht zu weit streuen. Ich empfehle: alle 50 bis 55 Minuten eine Pause, zwei bis fünf Minuten sind genug. In dieser Zeit am besten nichts lesen und keine Screens, dafür ein 4-8-4-Protokoll. Das wird dein Stresslevel signifikant senken und deine Tiefschlafqualität deutlich erhöhen.

Du meinst immer noch: Keine Chance bei meinem Terminkalender? Denk doch mal an Kettenraucher, die schaffen es irgendwie auch, ständig vor die Tür zum Qualmen zu gehen. Ich erinnere mich an eine Geschichte eines Klienten, die mir klar gezeigt hat, dass jeder von uns diese Microbreaks einlegen kann: Er litt unter Tiefschlafproblemen, war fertig und ausgelaugt. Irgendwann bekam er Diabetes und musste plötzlich Pausen einlegen für Insulinspritzen. Hat er das hinbekommen? Natürlich. Weil sein Leben davon abhing. Nun hängt unser Leben nicht in solch einem Maß von Microbreaks ab; aber unser Tiefschlaf und damit unser Energielevel, unsere Leistungsfähigkeit, unsere Gesundheit und unsere Lebensqualität. Glaub mir: Ich habe so viele Klienten erlebt, die Pausen für unmöglich hielten und irgendwann sich einen Alltag ohne gar nicht mehr vorstellen konnten. Noch immer keine Idee? Kein Problem. Unter *www.tiefschlaf-formel.de/bonus* kannst du 64 Ideen für Microbreaks im stressigen Alltag als Inspiration downloaden.

DAUERSTRESS – KEIN PROBLEM, AUCH DAS KRIEGEN WIR HIN

Wir haben in der Session bislang den Stress von einer anderen Seite kennengelernt, der positiven. Wir haben Tools gesehen, die uns von Natur aus gegeben sind und mit denen wir in akuten Stresssituationen sofort herunterschalten können. Sie wirken ohne große Vorbereitungszeit, immer und überall. Was aber, wenn es nicht um eine konkrete einzelne Situation geht, nicht um kurzfristigen Stress, sondern sich der

Stress über mehrere Tage, Wochen oder Monate hinzieht? Wenn dieser mittelfristige, noch gar nicht einmal chronische Stress alle Bereiche unseres Lebens betrifft? Wenn wir wegen einer Deadline, einer Prüfung, einer schwierigen finanziellen Situation keine Kraft mehr haben, auszugehen, einzukaufen, wenn uns selbst die einfachsten Dinge schwerfallen? All das sind simple Signale, an denen wir erkennen, dass wir am Limit sind.

Wir haben mit den Tools oben die perfekte Möglichkeit, unsere Stress-Rest-Elastizität zu erhöhen. Ebenfalls sehr effektiv ist, unsere Stresstoleranz grundsätzlich zu erhöhen. Hierbei nutzen wir ebenfalls die physiologischen und neuronalen Erkenntnisse, die wir aus unseren Sessions gewonnen haben. Wir wissen nicht nur, wie wir unseren Körper »entstressen«, sondern auch, wie wir ihn bewusst stressen. Das können wir gezielt einsetzen, um einerseits für den Ernstfall zu trainieren und andererseits grundsätzlich zu lernen, im Geist ruhig und entspannt zu bleiben.

Möglichkeiten, sich zu stressen, kennen wir viele. Effektiv sind Kälteeinheiten, das muss keine Eistonne sein, und wir müssen auch nicht barfuß durch den Schnee laufen. Schon eine kalte Dusche über 60 bis 120 Sekunden hinweg setzt Adrenalin frei und bringt unseren Körper in den sympathischen Zustand. Eine spezielle Möglichkeit ist das Gegenteil dessen, was wir vorher beim Exhalation Emphasized Breathing gelernt haben, das *Inhalation Emphasized Breathing,* auch *Tuumo Breathing* genannt, noch besser bekannt als die Wim-Hof-Methode. Der Niederländer Wim Hof ist einer der Gurus für Kälteanwendungen und Atemtechniken, die das eigene Nerven- und Immunsystem stärken und steuern sollen. Wie wir die Methode nennen, ist nicht so wichtig. Zentral ist das Grundprinzip, bei dem nicht wie beim Exhalation Emphasized Breathing das Ausatmen forciert wird, sondern das Einatmen. Und zwar möglichst lange und intensiv, ein bewusstes und kontrolliertes Hyperventilieren, und das 30 bis 40 Mal. Anschließend hält man möglichst lange die Luft an. Dadurch wird wiederum im Körper Adrenalin freigesetzt, der pH-Wert des Blutes erhöht sich kurzzeitig, was Immunabwehr und die Steuerung des autonomen Nervensystems positiv beeinflusst. Während wir unseren Körper so stressen, versuchen wir zugleich, im Geist ruhig zu bleiben. Wenn wir in dem Moment, in dem das kalte Wasser auf die Haut trifft, den Panoramablick zum Beispiel in die Weite halten, wirkt das hervorragend und hat einen sofortigen Impact. Wenn wir auf diese Weise trainieren, werden wir schnell merken, dass die Stresssituationen, die uns vorher ans Limit gebracht haben, plötzlich bewältigbar sind. Damit verschiebt sich unsere Gesamtstresstoleranz, und wir sind von vorneherein resistenter.

Viele Menschen handeln erst dann, wenn sie schon im roten Bereich sind. Oder sie versuchen, den Stress aus dem Leben zu eliminieren. Das ist aber erstens oft nicht möglich und zweitens vor allem gar nicht nötig und sinnvoll. Warte nicht darauf, dass das Leben weniger stressig wird, und verlier keine Zeit und Kraft damit, Stress zu vermeiden. Lerne lieber, mit dem Stress umzugehen, ihn zu kanalisieren und sogar zu nutzen. Nicht der Stress tanzt mit dir, sondern du tanzt mit dem Stress!

Wenn ich mein 4-8-4-Protokoll mache (mittlerweile zwischen 15 bis 20 Mal pro Tag) oder auch meinen Körper bewusst stresse, denke ich oft zurück an meine Formel-1-Sitzung mit meinem Mentor Wolfgang. Ich bin immer wieder ziemlich geflashed von den natürlichen Möglichkeiten, Stress zu nutzen und damit umzugehen. Und ich denke immer wieder an diesen Aha-Moment, in dem mir klar wurde: Nicht wer bremst, ist langsamer. Nicht wer bremst, verliert. Sondern wer bremst, ist schneller. Wer bremst, gewinnt.

SESSION HIGHLIGHTS

1. Im Leben es ist wie beim Autorennen: Du brauchst nicht nur ein Gaspedal, sondern auch die Bremse, um zu gewinnen. Das Umschalten vom Sympathikus in den Parasympathikus und umgekehrt ist entscheidend.
2. Stress ist kein Relikt aus der Urzeit, das wir loswerden müssen. Wir brauchen Stress, müssen aber lernen, mit ihm umzugehen.
3. Nicht nur Meditation lässt uns den Stress vergessen. Im Alltag muss es häufig schneller gehen. Unsere Atmung bietet uns die Möglichkeit, den Stress-aus-Knopf sofort zu drücken.
4. Stress an sich ist nicht das Problem. Dauerstress aber schon. Dagegen helfen klug platzierte Mikropausen.
5. Wichtige Tools, um den Ruhe-Modus zu aktivieren: 4-8-4-Protokoll, 2-1-6-Protokoll und binaurale Atmung.

*Jedes System ist nur
so stark wie sein
schwächstes Glied ...*

Session 4

TIEFSCHLAFKILLER: WO SIE SICH VERSTECKEN, WIE DU SIE ERKENNST UND WIE DU SIE LOSWIRST

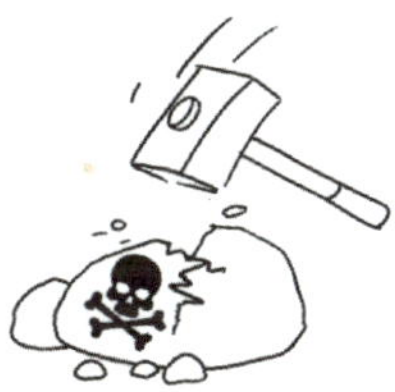

Tiefschlafkiller eliminieren

Zum Einstieg eine Check-in-Frage: Kennst du den Satz »Was ich nicht weiß, macht mich nicht heiß«? Sicherlich. Und der stimmt ja oft auch. In Bezug auf unseren Schlaf jedoch nur bedingt. Das liegt an einer zentralen Erkenntnis aus der Schlafforschung: Unser Unterbewusstsein bemerkt und weiß mehr, als wir bewusst mitbekommen und wissen. Insofern können Dinge unseren Schlaf beeinflussen, ohne dass wir am nächsten Morgen davon wissen. Unser Unterbewusstsein dagegen bemerkt und weiß sie sehr wohl. Deshalb ist einer unserer wichtigsten Schritte auf dem Weg zu Tiefschlaf, dass wir uns klarmachen, was uns blockieren kann, welche Roadblocks unterwegs sind – die Tiefschlafkiller. Wenn wir sie identifizieren und ausschalten, werden wir viele der größten Bedrohungen für guten Schlaf und mehr Energie los. Das Beste: Viele dieser Killer sind gar nicht so mächtig, wie wir glauben. Und wir können sie mit wenigen Kniffen ausschalten, wenn wir nur ihre Strategie kennen.

Tiefschlafkiller sind Energieräuber, geheime Energieräuber. Das Fiese dabei: Manche davon tarnen sich so gut, dass sie sich sogar als Energybooster ausgeben. Deshalb ist es entscheidend, dass wir verstehen, wie sie chemisch und physisch wirken. Haben wir das durchschaut und ihr Erfolgsgeheimnis entschlüsselt, ist es einfach, sie durch Alternativen zu ersetzen, die uns auf unserem Weg in den Tiefschlaf nicht blockieren. Bahn frei für mehr Energie am Morgen und den ganzen Tag.

Ein entscheidendes Prinzip ist dabei das sogenannte »Minimumprinzip«. Minimumprinzip bedeutet in diesem Kontext, dass jedes System nur so stark ist wie das schwächste Glied. Das ist so wie bei einem Fass mit unterschiedlich langen Dauben. Das Fass ist immer nur so voll, wie es die kürzeste Daube erlaubt. Alles, was darüber geht, fließt ab.

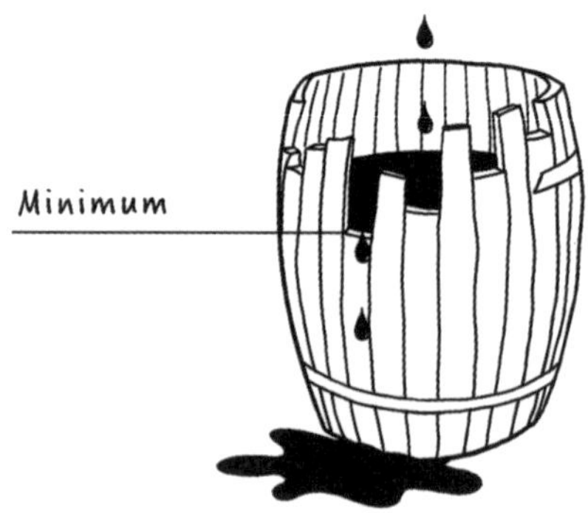

Du kannst vieles richtigmachen, doch nur ein Tiefschlafkiller kann ausreichen, um dein gesamtes Schlafsystem negativ zu beeinflussen.

Um das zu vermeiden, finden wir die gefährlichsten Tiefschlafkiller – die kürzesten Dauben in unserem Tiefschlaf-Fass –, reparieren sie, und schon kann das gesamte Tiefschlafsystem auf das nächste Level gehoben werden.

In der folgenden Session wird es um die Roadblocks gehen, vor denen meiner Erfahrung nach die meisten Menschen stehen und die am höchsten sind. Wichtig: Manche Dinge, die du auf den nächsten Seiten liest, gehören für dich zu einem erfüllten Leben dazu. Und keine Sorge, ich will gar nicht, dass du alles abstellst, im Gegenteil: Wir wollen gemeinsam, dass du das Leben voller Power und Energie genießen kannst. Dafür ist es wichtig zu verstehen, was bestimmte Gewohnheiten für unseren Körper bedeuten und dass manche davon wertvolle Tiefschlafminuten kosten – oder sogar Stunden. Das ist jetzt am Anfang der allerwichtigste Schritt. Auf geht's!

Brain Tattoo # 6

Nur weil dich etwas nicht aufweckt oder nicht vom Einschlafen abhält, heißt das nicht, dass es nicht deinen (Tief-)Schlaf stört.

ALKOHOL HILFT BEIM EINSCHLAFEN, ABER ...

Geht es um Fitness und Recovery, wird wohl kaum vor etwas so oft gewarnt wie vor Alkohol und Zigaretten. Flasche und Fluppe, darauf deutet der moralische Zeigefinger am liebsten. Aber weißt du was: Ich will dir den Alkohol gar nicht nehmen, das ist auch nicht nötig. Wir lernen die optimale Strategie kennen, wie wir unseren Tiefschlaf nicht gefährden und besser noch: warum es gut ist, früher am Tag zu trinken. Ohne schlechtes Gewissen und ohne Konsequenzen für unseren Tiefschlaf.

Alkohol gehört für viele von uns zum Lifestyle dazu: das Bier nach dem Workout mit dem Trainingspartner. Der Nachmittags-Prosecco mit der besten Freundin, wenn die Kinder kurz zusammen spielen. Die Flasche Wein mit der Freundin oder dem Freund beim Kochen am Freitagabend nach einer langen Woche. Der Afterwork-Drink in der Bar mit den Kollegen, wenn der Tag mal wieder so richtig voll und hektisch war, um zu feiern oder auch einfach nur herunterzukommen. Alkohol, das ist für viele fester Bestandteil vom Feiern oder Relaxen – oder auch vom Einschlafen. Alkohol ist in unserer Gesellschaft die wohl beliebteste Einschlafhilfe überhaupt.

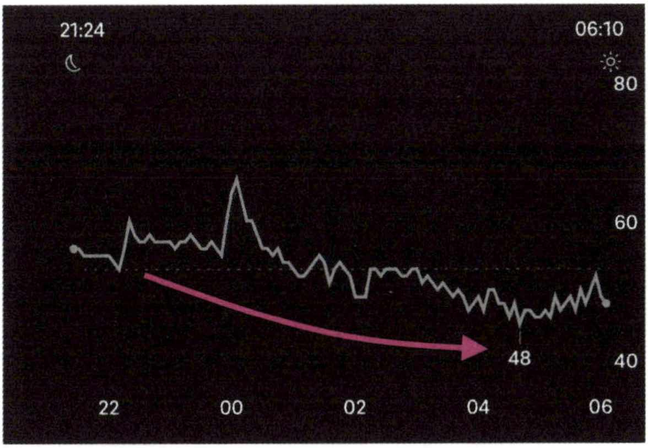

Abbildung 13: Ruhepuls bei Alkoholkonsum

»Hey, nur ein Gläschen, und schon werde ich müde und schlafe schneller ein.« Den Satz kennen die meisten. Und es stimmt ja auch: Alkohol verkürzt in der Tat unsere sogenannte »Einschlaflatenz«, also die Zeit, die wir brauchen, um einzuschlafen. Das scheint ein guter Deal zu sein: Das Schlückchen Alkohol, das auch noch gut schmeckt, entspannt uns und bewahrt uns davor, wie ein Duracell-Häschen herumzuzappeln und uns herumzuwälzen, es hilft uns, schneller einschlafen zu können. Klar, Alkohol ist nicht gesund, und so ein Bier hat so viele Kalorien wie ein leichtes Abendessen. Aber geschenkt, wenn ich dafür mehr Schlaf bekomme, oder? Nicht ganz. Denn genau das ist der Clou: Ich kann zwar schneller einschlafen. Nur dieser Schlaf, den ich bekomme, ist bei Weitem nicht so tief wie der Schlaf ohne Alkohol. Verkürzt gesagt lautet der Deal dann so: Promille gegen Tiefschlafminuten. Und je mehr vom einen, desto weniger vom anderen.

Der Grund dafür, dass Alkohol die Einschlaflatenz verkürzt, ist seine Eigenschaft als Sedativum. Ein Sedativum ist eine Form von Beruhigungsmittel, und bezogen auf den

Schlaf wirkt Alkohol in der Tat strukturell ähnlich wie Schlaftabletten. Diese docken an Gehirnrezeptoren an und halten die Gehirnzellen davon ab, elektrische Impulse abzugeben, die Neurotransmitter werden beeinflusst. Das klingt möglicherweise harmlos, doch damit wird die wesentliche Funktion unseres Gehirns eingeschränkt. Welche Folgen das haben kann, haben wir vorhin gesehen. Alkohol ist ein Nervengift, seine chemische Grundzusammensetzung nannte man früher auch Methylalkohol, heute einfach Ethanol. Der prominente Neurowissenschaftler und Schlafforscher Matthew Walker zeigt das in seinem Buch *Why We Sleep* (auf Deutsch: *Das große Buch vom Schlaf*) sehr anschaulich. Er warnt: »Alkohol betäubt Sie so stark, dass Sie nicht mehr wach sind, ruft jedoch keinen natürlichen Schlaf hervor. Die elektrischen Hirnwellen, die sich bei Alkoholkonsum einstellen, stimmen nicht mit der Hirnaktivität natürlich schlafender Menschen überein, sondern ähneln einer leichten Form der Betäubung.«

Wer Alkohol trinkt, schläft deshalb möglicherweise schneller ein, allerdings müssen wir »schlafen« in Anführungszeichen setzen. Denn der Schlaf nach dem Schlummertrunk ist kein Schlaf, sondern eine Betäubung. Das hat verschiedene Konsequenzen: Alkohol aktiviert den Sympathikus, und unser Nervensystem schaltet in den Stressmodus. Das wirkt sich auf unsere Nachtruhe in verschiedener Hinsicht aus. Zum einen hält uns dieser Stressmodus davon ab, dauerhaft in den Tiefschlaf zu gleiten. Vereinfacht gesagt packt uns der Alkohol jedes Mal, wenn wir gerade dabei sind, im Tiefschlaf zu versinken, und zerrt uns wieder an die Stressoberfläche des leichten Schlafes. Das ist wie beim Tauchen, wenn man ein Seil am Bein hat und jedes Mal, wenn man gerade in die Tiefe vorstößt, zurückgerissen wird – man muss kein Taucher sein, um zu verstehen, was das bedeutet. Dadurch wird nicht nur verhindert, dass wir genügend Tiefschlaf bekommen, was bei übermäßigem Alkoholkonsum, noch dazu bei langjährigem, verheerende Folgen haben kann. Die Schädigungen des Hirns sind eine Folge des mangelnden Tiefschlafs, und zwar zu einem gravierenden Teil. Der Schlaf wird komplett zerstückelt. Das, was wir in der vorigen Session als natürliche Schlafphasen kennengelernt haben, existiert so nicht mehr. Das Problem ist nur: Wir kriegen das oft nicht mit. Wir wachen auf, aber nur so kurz, dass wir das nicht bewusst erleben (sog. »Micro Arousals«). Alkohol ist daher eines der Paradebeispiele dafür, dass wir schlechter schlafen, als wir glauben. Wobei: Jeder, der einmal einen über den Durst getrunken hat, weiß, wie gerädert er am nächsten Tag aufwacht. Alkohol sorgt dafür, dass wir dehydrieren, das ist der berühmte umgangssprachliche »Brand« am Morgen danach. Unser Körper einschließlich unseres Gehirns dehydriert, und auch das hat negative Auswirkungen auf unseren Schlaf.

Bei Messungen kann man sehr deutlich sehen, dass unter der Wirkung von Alkohol die Hirnaktivitäten beeinflusst werden. Viele werden das kennen, nämlich, dass sie, nachdem sie Alkohol getrunken hatten, in der Nacht auf einmal aufwachen – und es diesmal auch bemerken. Arbeit getan, jetzt ist es Zeit aufzustehen. Das bedeutet, dass unser Körper ein völlig falsches Signal erhält und unsere innere Körperuhr, die entscheidend für einen intakten Schlafrhythmus ist, sozusagen kurz falsch gestellt wird. Und noch etwas kennen wir: Wir müssen plötzlich unbedingt auf die Toilette. Die Erklärung dafür ist, dass Alkohol Vasopressin hemmt, ein Hormon, das von Nervenzellen des Hypothalamus im Gehirn gebildet wird und entscheidend für die Steuerung unseres Wasserhaushaltes ist. Haben wir Alkohol getrunken, wird diese Steuerung beeinflusst, der Harndrang gefördert, und wir müssen entsprechend dringend und häufiger auf die Toilette.

Neben den oben beschriebenen Auswirkungen kennen wir noch andere: beispielsweise das Schwitzen. Alkohol erhöht unsere Körpertemperatur, zumindest vorübergehend. Er beeinflusst unsere Atemfrequenz, das Schnarchen des betrunkenen Zimmerkollegen kennen bestimmt viele nur zu gut als sichtbarstes, besser gesagt hörbarstes Zeichen. Vor allem aber blockiert Alkohol unseren Tiefschlaf insofern, als er unser Gehirn arbeiten lässt. Alkohol muss abgebaut werden, und dabei entstehen bestimmte chemische Verbindungen, nämlich Aldehyde und Ketone. Das kann man sich wie auf einer Müllhalde vorstellen, wenn Müll verbrannt wird. Etwas bleibt zurück, und im Falle unseres Hirns und des Alkohols sind es eben Aldehyde und Ketone. Aldehyde wiederum sind Feinde unseres REM-Schlafes, sie blocken ihn gewissermaßen aus. Das hat, wie oben angedeutet, langfristig dramatische Auswirkungen. Doch auch kurzfristig können die Folgen gravierend sein. Wenn man viel gearbeitet oder gelernt hat, sagt man ja gerne mal, man müsse den Reset-Knopf drücken. Und dann geht man aus und trinkt etwas. Und tatsächlich, was so locker daherkommt, ist genau das: Das Hirn drückt wirklich den Reset-Knopf, und wir vergessen zu Teilen oder komplett, was wir beispielsweise in den zwei oder gar drei Tagen vorher so mühsam erbüffelt haben. Bei Versuchen konnte man das signifikant beweisen. Der Grund: Wir brauchen den REM-Schlaf, um Dinge dauerhaft abzuspeichern, seien es Namen, Formeln oder auch Fremdwörter. Ohne den REM-Schlaf findet die Speicherphase, um es einmal so zu nennen, nicht statt. Wer also auf eine Prüfung oder eine Präsentation hinackert und es zwei Tage vorher krachen lässt, der drückt im wahrsten Sinne des Wortes den Reset-Knopf und verhindert, dass Zahlen, Daten und Fakten auf seiner Festplatte gespeichert werden. Insofern ist nicht nur die Nacht vorher wichtig, sondern auch die Nächte davor. Selbst wenn man zuvor alles getan hat, um fleißig zu lernen oder auch gut zu schlafen. Alkohol wirkt vor – und nach, das ist das Hinterhältige.

Ist Alkohol also immer ein No-go für gesunden Schlaf? Nein. Auf die Häufigkeit und das Timing kommt es an. Wer sich einmal ein Glas oder auch zwei gönnen will, der sollte so früh wie möglich trinken und nicht auf den Sundowner warten. Das klingt kontraintuitiv, und in den meisten Kontexten wird man vermutlich eher schief angesehen: Was ist denn das für ein Alki? Schlaftechnisch und aus Recovery-Sicht ist es aber tatsächlich das Sinnvollste. Ein Tipp noch, auf den viele meiner Klienten schwören: die Gläschen für Social Highlights aufheben. Dann macht es noch mehr Spaß, sich auch einmal etwas zu gönnen. Nicht als tägliches Power Down, sondern in der richtigen Frequenz. Dann können wir entspannt genießen, ohne dass es uns regelmäßig wertvolle Tiefschlafminuten kostet.

»EIN ESPRESSO AM ABEND MACHT MIR GAR NICHTS …«

Was für viele ein Glas Wein zum Abendessen ist, ist für andere ein Espresso nach dem Essen. Irgendwie gehört es dazu nach einer duftenden Pasta. Zu Pasta kommen wir übrigens später noch einmal. Auf jeden Fall, der kräftige kurze schwarze Shot nach dem Essen, das fühlt sich für viele einfach gut und stimmig an. Und oft höre ich von meinen Klienten: »Hey, Chris: Kein Problem, ich kann locker einen Espresso nach dem Abendessen trinken, auch wenn es schon spät ist, ich schlafe trotzdem ein wie ein Baby.« – »Glaube ich«, antworte ich dann. Nur: Den Tiefschlaf stört das trotzdem. Auch hier gilt wieder: Nur weil wir gut einschlafen und nachts nicht aufwachen, bedeutet das noch lange nicht, dass wir auch genug Tiefschlaf kriegen.

Es stimmt, dass manche Menschen auch nach einem Espresso nicht ewig lang im Bett liegen und an die Decke starren. Sind wir müde genug, schlafen wir auch mit Koffein im Körper zügig ein. Außerdem spielen auch genetische Dispositionen eine Rolle. Manche verarbeiten Koffein einfach schneller. Und trotzdem, hier kommt ein krasses Zitat zum Kaffee-Effekt: »Eine Tasse Kaffee am Abend hat den gleichen Effekt auf deinen Tiefschlaf wie eine Alterung um ca. 25 Jahre.« Hintergrund dieses Zitats von Matthew Walker sind Studien in Berkeley an der University of California. In diesen Studien wurden die elektrischen Signale im Gehirn gemessen. Man kam zu dem Ergebnis, dass durch ungefähr 200 Milligramm Koffein – das entspricht einer starken Tasse Kaffee – die Tiefschlafqualität um 20 Prozent sinkt. Das entspricht jener Alterung um 25 Jahre. Ein anderes Experiment zeigt die Konsequenzen sogar noch krasser: Eine Tasse Kaffee, getrunken um kurz vor halb acht am Morgen, und danach nichts mehr. Und trotzdem war der Tiefschlaf im Vergleich zur Placebo-Gruppe um mehr als zehn Prozent weniger. Halb acht am Morgen, nur um das noch einmal zu betonen, nicht kurz vor dem Schlafengehen.

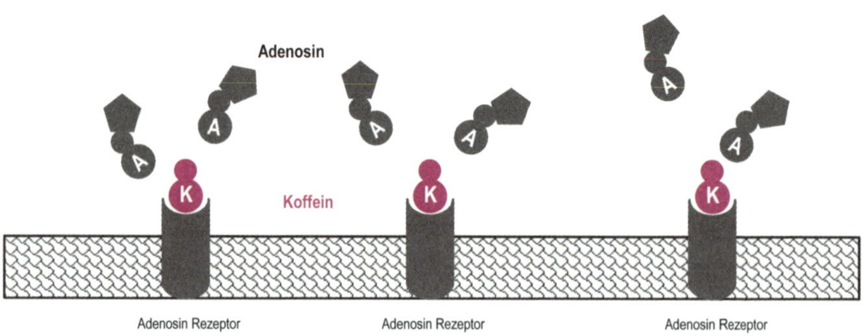

Abbildung 14: Adenosinrezeptoren und Koffein

Schon erstaunlich, was ein kurzer Espresso so schnell verändern kann, oder? Woran liegt das, dass das Lieblingsheißgetränk von so vielen, der Morgenretter überhaupt, so einschlägt? Warum wirkt Kaffee so? Kaffee enthält Koffein. Koffein ist so etwas wie die Mute-Taste, also der Stummschalter für Adenosin. Du erinnerst dich, wir sprachen in Session 2 über das Molekül Adenosin als eine der treibenden Kräfte für unseren (Tief-)Schlaf. Koffein ähnelt von der chemischen Struktur her Adenosin, es gibt sozusagen vor, Adenosin zu sein, und pirscht sich an die Adenosin-Rezeptoren heran. Da die Struktur ähnlich ist, bleibt es allerdings nicht beim Anpirschen, es blockiert die Rezeptoren auch und verhindert damit das Andocken des »echten« Adenosins. Wenn man so will, ist Koffein in diesem Zusammenhang also ein Fake-Adenosin mit einem entscheidenden Unterschied zum echten Adenosin: Es hat gar keine eigene spezifische und direkte Wirkung auf die Rezeptoren. Indirekt wirkt Koffein aber sehr wohl, wie wir alle wissen. Denn dadurch, dass das Adenosin geblockt wird, verringert sich seine Wirkung oder hebt sie gänzlich auf. Auf diese Weise wird das Nervensystem angeregt, genauso das Herz und der Stoffwechsel, Blutdruck und Körpertemperatur steigen. Das kennt sicher die eine oder der andere: Eine Konferenz nach der anderen, hier noch ein Call, da braucht es halt Kaffee. Plötzlich dann Magenschmerzen, Schwitzen, zittrige Hände und vielleicht sogar Herzrasen. All das geht auf die Stimulationspower von Koffein zurück, die Kaffee gemeinhin hat und die ihn für so viele so unverzichtbar macht. Scheinbar unverzichtbar.

Die Stimulationspower, die an der blockierenden und stimulierenden Wirkung von Koffein liegt, lässt uns an langen Businesstagen genauso durchhalten wie nach durchwachten

Babynächten. Sie hilft uns, Videocall-Marathons wie Last-Minute-Examensvorbereitungen zu überleben.

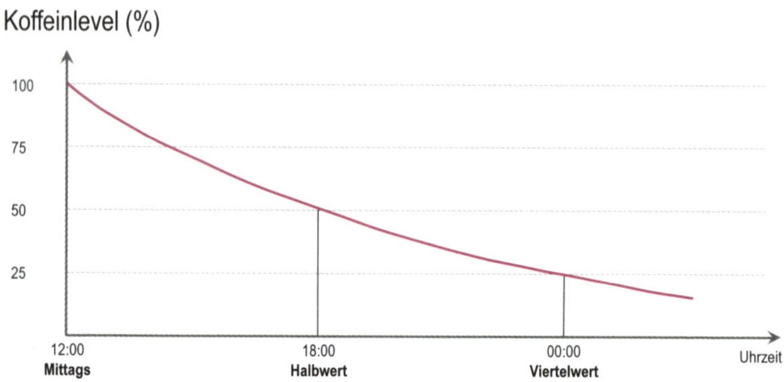

Abbildung 15: Koffeinlevel im Zeitverlauf

Der Preis für zu viel Koffein, vor allem der langfristige Preis, soll hier nicht explizit das Thema sein. Wir müssen auch nicht komplett auf Kaffee verzichten. Doch ich will noch ein paar Worte darüber verlieren, weshalb Kaffee sich so auf unseren Schlaf auswirkt. Auch das liegt – welch Überraschung – am Koffein. Das ist nämlich nicht nur in seiner Ähnlichkeit zu Adenosin ganz schön raffiniert. Es ist vor allem auch ein echt hartnäckiges Zeug. Selbst wenn wir uns schon längst schläfrig, müde und bettreif fühlen, ist es noch in unserem Körper. Nur weil wir einschlafen können, bedeutet also keineswegs, dass das Koffein nicht mehr wirkt. Studien zeigen, dass es die Halbwertzeit von Koffein wirklich in sich hat. Eine Zahl? Gerne! Man geht von einer Halbwertszeit von fünf bis sechs Stunden aus. Wenn ich also um 18 Uhr einen schnellen Espresso trinke und gegen Mitternacht ins Bett gehe, müsste doch alles passen? Nicht ganz. Denn Halbwertszeit bedeutet, dass der

Körper fünf bis sechs Stunden braucht, um die Hälfte des Koffeins abzubauen, die andere Hälfte ist noch da. Nach sechs Stunden haben wir 50 Prozent abgebaut, nach weiteren sechs Stunden 75 Prozent. Und so weiter ... Abbildung 15 zeigt es deutlich: Wenn man bis 12 Uhr mittags zum Beispiel vier Tassen Kaffee trinkt, ist es das Gleiche, als würde man um 18 Uhr abends zwei Tassen trinken oder um Mitternacht, um 0 Uhr, noch eine Tasse. Das kostet Tiefschlaf. Das gilt für die späte Tasse um 18 Uhr und natürlich für alle, die noch später folgen umso mehr. Vielleicht schläft man ein und auch durch. Trotzdem fehlen Tiefschlafminuten, und man erholt sich nachts viel schlechter, als man könnte. Die Folge davon? Ja, du ahnst es: Du brauchst mehr Kaffee – willkommen im Koffeinkreislauf.

Die Koffeineffekte einzuschätzen ist wichtig und der Grundstein für die Strategie, um trotzdem unseren wichtigen Tiefschlaf zu kriegen. Beim Koffein ist es ähnlich wie mit dem Alkohol, mit einer gravierenden Abweichung: Es existieren Studien und Versuche, die tatsächlich auch positive Effekte des Kaffees nahelegen. Noch läuft die wissenschaftliche Debatte, und die ist richtig spannend. Denn verschiedene Forscher, beispielsweise von der American Chemical Society, hegen die begründete Vermutung, dass die Kaffeebohne über Antioxidantien verfügt, die für den Menschen wertvoll sind. Antioxidantien sind Radikalfänger. Sie können den sogenannten »oxidativen Stress« verhindern, der im Körper ernsthafte Zellschäden anrichten kann. Antioxidantien finden sich in Obst und Gemüse und eben auch in der Kaffeebohne. Da viele Menschen zu wenig Obst und Gemüse essen, dafür aber Kaffee en masse trinken, ist das nicht selten für sie die fast ausschließliche Quelle der so wichtigen Radikalfänger. Diskutiert wird derzeit nun die entscheidende Frage: Ist der lebensverlängernde Effekt auf das Koffein zurückzuführen oder auf die Antioxidantien der Kaffeebohne? Versuche mit entkoffeiniertem Kaffee scheinen auf die Kaffeebohne an sich als entscheidender Zulieferer zu deuten. Eindeutige abschließende Ergebnisse gibt es aber noch nicht. Ich halte dich auf dem Laufenden!

Wie auch immer: Kaffee ist nicht nur Hobby, Genuss und Energieboost, ein kurzfristiger zumindest, sondern hat auch den Antioxidantienvorteil. Insofern ist Kaffeetrinken in Maßen absolut in Ordnung und im mehrfachen Sinne des Wortes ein Stück Lebensqualität. Für die meisten Menschen ist eine Menge bis 400 Milligramm pro Tag in Ordnung. Das entspricht, je nach Stärke, zwei bis vier Tassen, und das dürfte machbar sein. Entscheidend ist dazu das Timing. Acht bis neun Stunden vor dem Schlafgehen können wir entspannt die letzte Tasse des Tages genießen. Auch in manchen Teesorten, Energydrinks oder -gels (Achtung, Sportler!) ist oft Koffein enthalten. Auch in besonders dunkler Schokolade und Eissorten mit Schokostückchen. Die Menge ist oft deutlich geringer als 400 Milligramm, doch etwas zugespitzt ausgedrückt: Ein Schokotortenexzess kurz vor Mitternacht bringt uns maximal Kalorien und minimal Tiefschlaf. Kann man machen, sollte man aber wissen.

SPORT IST MORD …

… das nicht, aber er kann ein Tiefschlafkiller sein. Dass das erst einmal ziemlich abwegig klingt, ist mir klar. Ich war ja selbst Leistungssportler, und viele meiner Klienten stammen aus dem Bereich. Gerade deshalb weiß ich, dass die These erstaunt, dass sie aber auch stimmt und eine große Hürde auf dem Weg zum Tiefschlaf sein kann.

Natürlich ist Sport essenziell für unseren Körper und unser Wohlbefinden und auch ein Mittel gegen Junk Sleep, wenn man ein paar simple Prinzipien beachtet. Wie wir Sport am besten in Bezug auf Tiefschlaf einsetzen, das besprechen wir später. Hier beschäftigen wir uns mit dem Gegenteil: Sport als Roadblock. Klar, wir brauchen nicht nur einen müden Geist, sondern auch einen müden Körper. Besonders Menschen über 40, die regelmäßig Sport treiben und auch sonst aktiv sind, haben im Durchschnitt mehr Tiefschlaf verglichen mit Gleichaltrigen, die sich weniger regelmäßig bewegen. Aber: Gerade beim Sport kommt es auf das Timing an. Damit meine ich nicht nur, dass du früh genug den Tennisball triffst, zum Kopfball abspringst oder die Kletterposition wechselst. Nicht nur da muss das Timing passen, und du musst rechtzeitig und nicht zu spät dran sein, sondern auch bei der Frage, wann du läufst, spielst oder tanzt.

Beim Sport schüttet unser Körper verschiedene Botenstoffe aus, zum Beispiel Endorphin, das auch als »Glückshormon« bekannt ist, wie übrigens auch das schon angesprochene Serotonin. Die pushen uns, wenn wir zum Beispiel das Gefühl haben, dass wir wirklich nicht mehr können und dass uns im wahrsten Sinne des Wortes die Zunge zum Hals heraushängt. Endorphin kann uns dann noch einmal einen Extra-Boost injizieren, deshalb ist dieses körpereigene Hormon eine tolle Sache. Noch dazu, weil es auch über die unmittelbare sportliche Aktivität hinaus eine stimmungsaufhellende Wirkung hat, und zwar eine natürliche.

Mittelfristig scheint Endorphin auch eine positive Auswirkung auf unser Stressempfinden zu haben. Kurzfristig allerdings »stresst« Endorphin unseren Körper, weil es ihn aktiviert. Der Herzschlag bleibt hoch, außerdem steigt unsere Körperkerntemperatur, oft ganz unbemerkt, selbst wenn wir nicht mehr schwitzen. Die Erhöhung des Herzschlags und der Körperkerntemperatur – und deshalb sprechen wir bei den Roadblocks über Sport – erschweren allerdings das Einschlafen und damit auch eine schnelle, frühe Tiefschlafphase. Eine harte Einheit auf dem Laufband oder im Gym eine Stunde vor dem Schlafengehen hat daher direkte Auswirkungen, die erste Tiefschlafphase rückt in weitere Ferne.

Ist das ein Plädoyer für ein Leben als Couch-Potato? Netter Versuch. Sport ist wichtig für unseren Tiefschlaf, und das Timing entscheidet. Als Faustformel gilt: Wir sollten unsere Herzrate mindestens drei Stunden vor dem Schlafen nicht mehr über 125 Schläge pro Minute boosten. Harte Einheiten sollten wir daher am besten am Morgen fahren oder in der Mittagspause, wenn möglich. Da tun wir nicht nur etwas für unsere Kondition, sondern auch für unseren Lichthaushalt, doch dazu später mehr. Abends dagegen ist für fitte Personen sanftes Joggen ideal, für weniger fitte eher zügiges Walken und leichtes Stretchen. Was aber, wenn es morgens wie in Eimern geschüttet hat, wir mittags die Kinder von der Schule holen und Essen machen müssen, wenn wir also einen so megastressigen Tag hatten, dass uns einfach nach einem schnellen und kurzen Run ist? Dann mach das! Von diesem einen Mal geht die Welt nicht unter. Dann sollten wir nur darauf achten, genügend zu trinken und die Elektrolyte aufzufüllen, damit wir nicht dehydriert in den Schlaf sinken. Weglassen solltest du unbedingt koffeinhaltige Drinks, das hatten wir ja vorhin schon. Und noch ein Tipp: Mit einer heißen Dusche, ungefähr zwei Minuten lang, können wir unsere Körperkerntemperatur senken. Auch das ein gutes Gegenmittel, wenn wir doch einmal ein spätes intensives Training hatten. Ansonsten können wir den Abendspaziergang genießen und die letzten Sonnenstrahlen, Atemübungen einstreuen (dazu kommen wir gleich), einfach mit langsamer Bewegung.

Lass mich hier, weil es so gut passt, kurz noch etwas Grundsätzliches sagen: Beim Sport geht es oft um Taktgefühl und um Rhythmus, dazu gehört das richtige Timing. Das ist auch für unsere Gewohnheit rund um den Schlaf entscheidend: Es gibt viele Tipps und Tricks, Don'ts und Dos. Manche sind hilfreich, manche essenziell. Doch ein Standardprogramm für alle Menschen in allen Altersklassen in allen Lebenslagen, das existiert nicht. Viele Dinge können wir ausprobieren, sie für uns adaptieren, manche Sachen können wir aber auch weglassen. Das ist das Faszinierende, dass uns wissenschaftliche Facts und physiologische Basics helfen, um unseren individuellen Rhythmus, unseren Schlafrhythmus zu halten. Wir können herausfinden, was uns guttut und was nicht. Lass uns weiter gucken, was dein persönlicher Schlafrhythmus ist!

DINNER-TIME: EAT SMARTER, SLEEP DEEPER

Kleines Rätsel: Was, meinst du, darf in meinem Kühlschrank nie fehlen? Okay, ein Tipp: Es hat etwas mit Mandeln zu tun … Ich bin gespannt, die Auflösung erzähle ich gleich.

Vorher aber noch einmal kurz: Leichte Bewegung am Abend ist absolut keine Bedrohung für unseren Tiefschlaf, im Gegenteil. Gerade nach dem Essen, wenn wir uns doch noch aufraffen und nicht einfach nur satt und zufrieden auf die Couch plumpsen, fühlt man sich nach einem kurzen Walk im wahrsten Sinne des Wortes leichter. Nicht von ungefähr heißt es »Verdauungsspaziergang«. Essen ist für den Tiefschlaf wichtig. Ernährung insgesamt spielt eine große Rolle, wir kommen dazu später auch noch einmal, hier geht's nur um

Essen als Tiefschlafkiller. Denn ein ausgiebiges und schweres Dinner macht schläfrig und müde, und das ist ja eigentlich perfekt fürs Einschlafen. Vielleicht für das Einschlafen, aber sicher nicht für den Tiefschlaf, im Gegenteil. Der Zusammenhang ist simpel: Das Schlafhormon Melatonin sendet an unseren Verdauungstrakt Signale, dass er zur Ruhe kommen soll. Hat man allerdings kurz vor dem Schlafengehen sehr viel gegessen, muss der Verdauungstrakt damit klarkommen und wieder hochfahren. Das wiederum ist gar nicht so simpel, der Körper kann dann insbesondere mit Kohlenhydraten nicht mehr so gut umgehen. Melatonin macht zudem unsere Bauchspeicheldrüse schläfrig, die für die Produktion von Insulin zuständig ist, auch das funktioniert schlechter.

All das wirkt sich negativ auf den Tiefschlaf aus. Die sensationelle Pasta des Italieners um die Ecke darf deshalb natürlich auch einmal sein, man muss sich ja immer wieder mal etwas gönnen. Doch sie wirkt sich – das sollten wir zumindest wissen – nicht förderlich auf unseren Tiefschlaf aus, und noch weniger, wenn sie vom obligatorischen Espresso zum Abschluss begleitet wird, wir hatten es vorhin schon davon. Besser ist dagegen ein Essen, das viele Proteine enthält, Hülsenfrüchte zum Beispiel, die für die gesamte Nacht Energie liefern. So sinkt der Blutzuckerspiegel nicht vor oder während des Schlafens zu stark ab. Wenn schon Kohlenhydrate, dann sollten es langsame sein. Am leichtesten erkennst du die mit der *Carb-Fibre-Ratio* der *American Heart Association*. Die funktioniert so: *Carb* steht für Kohlenhydrate und *Fibre* für Ballaststoffe. Teilt man die Kohlenhydrate durch die Ballaststoffe und ergibt sich daraus ein Wert, der gleich oder weniger fünf beträgt, so handelt es sich um langsame Kohlenhydrate. Die finden sich in Bulgur oder braunem Reis, Linsen oder Bohnen und in den verschiedensten Arten von Nüssen. Und natürlich in Salat, abhängig vom Dressing. Solche Sachen sind super geeignet für das Abendessen. Gerichte dagegen mit Beilagen, die eine *Carb-Fibre-Ratio* von über zehn haben, zählen zu den schnellen Kohlenhydraten und sind Tiefschlafkiller. Im Coaching erreichen wir oft echte Quick Wins, wenn wir nur den Anteil an Eiweiß erhöhen. Oder: Gerade Nüsse sind, wenn du doch noch einmal kurz vor dem Schlafen Hunger verspürst, die perfekten Snacks. Oder, und das ist auch die Auflösung des kleinen Rätsels am Anfang, mein persönlicher Favorit: Mandeln, und zwar Mandelmus. Ein oder zwei Löffel vor dem Schlafengehen, das wirkt Wunder – probier's aus!

WIE MAN SICH BETTET, SO …

Kurze Erinnerung an eines der wichtigsten Brain Tattoos: Es macht nichts, wenn wir mal eine schlechte Nacht haben. Es geht um den Rhythmus und darum, dass wir insgesamt unsere Gewohnheiten überprüfen und gegebenenfalls anpassen.

Viele Gewohnheiten und Umstände lassen sich total einfach beeinflussen, und das hilft sofort auf dem Weg zum Tiefschlaf. Das beste Beispiel dafür ist das Schlafzimmer. Das Schlafzimmer? Klar, liegt ja nahe, wo holen wir uns denn unseren Tiefschlaf? (Kleiner Spoiler: Bitte nicht auf dem Sofa!) Mit meinen Klienten sprechen wir deshalb gleich am Anfang darüber, wie das Schlafzimmer eingerichtet ist, ich nenne das *Bedroom Audit*. Dabei kommt meistens heraus, dass die Schlafzimmer für unsere Augen bestens ausgerichtet sind, das Design aber nichts damit zu tun hat, wofür wir dort eigentlich sind: für das Schlafen. Und auch nicht dafür, um mindestens 90 Minuten Tiefschlaf jede Nacht zu kriegen. Aber keine Sorge: Ein Upgrade dauert oft nur wenige Minuten und kostet auch nicht viel. Einmal umstellen, und man schläft direkt und für Jahre besser. Ein clevereres Invest findet man kaum.

Drei große Tiefschlafkiller lauern im Schlafzimmer: Geräusche, Licht und Temperatur. Vor einiger Zeit wurde der Ausnahmebasketballer LeBron James – bekannt für seine unglaubliche Physis, und das bereits über Jahrzehnte – nach seinen Erfolgsgeheimnissen befragt. Er wollte natürlich nicht alle verraten, doch den Main Key enthüllte er: Schlaf. Genügend Schlaf und guter Schlaf. »Without giving everybody all of our secrets, No. 1 is be very, very comfortable in that room«, gab sein Trainer zu Protokoll und führte weiter aus: »Create an environment. For LeBron, it's always in his hotel room, making sure the temperature's set at a particular – probably 68 to 70 degrees is probably optimal.« Nun gut, nicht jeder hat die physischen Vorrausetzungen eines LeBron James, der von Mitspielern und Kollegen gerne auch anerkennend als Freak bezeichnet wird. Doch die Temperatur im Schlafzimmer ist nicht nur für Freaks oder Leistungssportler wichtig, sondern für jeden. Die Faustformel ist ziemlich einfach: Es darf nicht zu warm sein.

Das Temperaturempfinden ist sicherlich auch eine individuelle Geschichte, doch an dieser Stelle geht es um harte physiologische Facts. Der Richtwert beträgt 18 Grad Celsius – wenn LeBrons Trainer 68 bis 70 Grad nannte, dann sprach er natürlich von Grad Fahrenheit –, das ist die optimale Temperatur im Schlafzimmer. Neben der Zimmertemperatur spielen aber auch Faktoren wie Decke, Kleidung oder Matratzen eine Rolle. Schaummatratzen speichern Wärme, das ist in den ersten Stunden der Nacht von Vorteil. Etwas später aber strahlen sie die Wärme wieder zurück, sie wärmen also, und das müssen wir einkalkulieren. Generell gilt: Besser kühler und leichter als wärmer und schwer. Manchmal antworten Klientinnen dann, dass sie kalte Füße bekämen und so sicher nicht schlafen könnten. Dann lieber Socken anziehen und die Zimmertemperatur trotzdem bei den 18 Grad lassen, das ist effizienter. Um in den Tiefschlaf zu gelangen, muss unsere Körperkerntemperatur um 1 bis 1,5 Grad sinken, und das geschieht nur bei entsprechenden »Außenbedingungen«. Sollte dein Schlafzimmer keine Klimaanlage haben, bieten im Sommer vor allem untertags geschlossene Vorhänge oder Jalousien eine Chance dafür, dass die Temperatur für den Tiefschlaf möglichst ideal ist.

Klimaanlagen können übrigens sowohl Fluch wie auch Segen für unseren Tiefschlaf sein. Sie kühlen einerseits die Umgebung herunter; andererseits sind sie Geräuschquellen, die uns während der Nacht immer wieder aus dem Tiefschlaf herausreißen, selbst wenn wir es gar nicht wirklich bemerken und nicht richtig aufwachen. Gerade für Menschen, die viel unterwegs sind und reisen, ist das manchmal keine ganz einfache Abwägung. Denn Geräusche sind der zweite von den drei Tiefschlafkillern, die in unseren Schlafzimmern lauern. Dass wir auf selbst leiseste Töne im Schlaf besonders sensibel reagieren und unser Unterbewusstsein schnell aktiviert wird, hat etwas mit unserer Geschichte zu tun. Unsere Vorfahren, die Jäger und Sammler, waren darauf angewiesen, dass selbst bei den leisesten Geräuschen, die möglicherweise von sich anpirschenden Feinden stammten, der Alert-Modus eingeschaltet wurde. Heute sind diese Gefahren im Normalfall passé und diese Funktion unseres Unterbewusstseins nicht mehr so essenziell. Allerdings sorgt sie dafür, dass wir im Schlaf auch weiterhin kleine akustische Störungen oder Signale wahrnehmen, selbst wenn wir davon nicht wach werden. Ich kann beispielsweise anhand meiner Schlafdaten genau sehen, wann der Bus, der früh am Morgen vor dem Haus hält, ankommt, stoppt und wieder abfährt. Das zeigt, wie viel wir selbst im Schlaf wahrnehmen und welchen Einfluss Geräusche auf uns haben. Das ist eine unmittelbare Tiefschlafbedrohung, und nicht zufällig sagt man etwas altertümlich, man lege sich zur Ruhe. Wir brauchen absolute Ruhe und Stille, um in den Tiefschlaf zu gleiten, selbst kleinste Geräuschquellen wie in meinem Fall der Bus an der Haltestelle vor dem Haus können uns beeinflussen. Doch das können wir komplett ausblenden. Genauso wie tropfende Wasserhähne, quietschende Treppenhäuser, Autos auf dem Parkplatz, feiernde Nachbarn ... Die Liste ließe sich beliebig fortsetzen. Und wie können wir es ausblenden? Total simpel, mit Ohrenstöpseln. Sie sind wirklich ein absolutes Muss für mich und eine Maßnahme, die total easy ist und sofort Wirkung zeigt. Manchmal muss man sich an die Dinger erst gewöhnen, doch auch das ist unproblematisch. Einfach abends auf der Couch beim Lesen oder beim Fernsehen abwechselnd einen links und rechts im Ohr tragen, und ruck, zuck haben wir uns daran gewöhnt. Wer will, kann sich auch Stöpsel beim Akustiker anfertigen lassen, um die perfekte Größe und das richtige Material für sich herauszufinden. Ich persönlich empfehle solche aus Silikon. Das bedeutet am Anfang etwas Recherche und Gewöhnung; wir lösen damit aber Probleme, die wir anders nicht lösen können – ich glaube wenigstens nicht, dass man in meinem Fall die Bushaltestelle verlegen würde. Und wer Angst hat, er würde dann den Wecker nicht hören und verschlafen: Einfach untertags ausprobieren. Und sollte das wirklich der Fall sein, lohnt sich eine Weckuhr mit Vibration. Das ist ebenfalls keine teure, aber absolut sinnvolle Investition, wenn wir dafür buchstäblich unsere Ruhe haben. Kurze Anmerkung: Wenn du junge Mutter oder junger Vater bist, wirst du hier vielleicht kurz lachen: Was erzählt der Kerl da eigentlich? Du hast völlig recht. Mit kleinen Kindern, aber auch einem kranken Angehörigen lässt sich das mit der Ruhe so nicht regeln. Deshalb findest du in der Session über die unterschiedlichen Lebensphasen Tipps, die genau zu deiner Situation passen. Denn easy sind solche Phasen für deinen Tiefschlaf und dich sicher nicht. Respekt!

Die dritte Tiefschlafhürde ist die offensichtlichste: Licht. Steven W. Lockley, Schlafforscher an der Harvard Medical School, hat herausgefunden, dass bereits acht Lux, das sind ungefähr zweimal so viel wie eine Nachtlampe, den Tiefschlaf beeinflussen können. Das bedeutet nicht, dass wir dann nicht einschlafen können. Und trotzdem ist es den meisten Menschen im Schlafzimmer nicht dunkel genug. Und das beeinflusst unseren Tiefschlaf. Dafür gibt es einen Test, der relativ simpel ist: Halte deine Hand vor deine Augen, wenn das Licht aus ist. Siehst du sie noch, dann ist es nicht dunkel genug – so einfach. Dann such nach allem, was eine Lichtquelle ist: Fenster oder Jalousien, die Licht hereinlassen – abkleben! Den roten Punkt am Fernseher oder dem Wecker – abkleben! Die LED-Uhr oder die kleinen Neonpunkte auf der Weltkarte – abkleben! Und wenn du richtig all in gehen willst – helle Wände dunkel streichen!

Manche Sachen werden nicht möglich sein, klar. Deshalb einfach möglichst viele Lichtquellen für die Nacht ausschalten oder eliminieren und dazu eine Augenmaske kaufen. Achtung, keine Faschingsverkleidung! Was sich lohnt, ist eine echte Blackout Mask, die wirklich abdunkelt, die bequem ist und nicht kratzt, die aber auch so genau sitzt, dass wir sie nicht jeden Morgen wieder am Boden oder irgendwo im Kissen finden. Die Maske muss passen wie alles andere auch im Schlafzimmer. Nur dann ist sie sinnvoll. Dadurch klären sich auch Fragen nach dem Schlaf vor dem Fernseher, der durch die Geräusche und das Licht ein Risiko darstellt. Mit einer Tiefschlafbrille und einem Timer können wir das aber kontrollieren. – Dazu später mehr bei der Session über die Abendroutine.

Hier ist noch ein wichtiges Brain Tattoo:

Brain Tattoo # 7

Für den Tiefschlaf muss es passen, von den äußeren Bedingungen her und von den inneren.

Damit meine ich nicht nur die physisch inneren, also beispielsweise unsere Körperkerntemperatur. Auch die Frage, wie wir uns fühlen, spielt eine eminent wichtige Rolle. Viele Übungen, die du später kennenlernen wirst, versuchen, einen der gefährlichsten Tiefschlafkiller überhaupt auszuschalten, den Stress. Wie LeBron James' Trainer riet: »Create an environment.« Wir müssen uns gut fühlen und sicher. Für unsere Vorfahren war vor Jahrtausenden der leichte Schlaf überlebenswichtig, das ist jetzt andersherum.

Trotzdem spielt der Sicherheitsaspekt eine Rolle. Manchmal werde ich gefragt, ob nicht gerade Ohrstöpsel eine Einladung für Einbrecher wären. Betrachtet man die statistische Häufigkeit und Wahrscheinlichkeit, Opfer eines Einbruchs zu werden, noch dazu, wenn man selbst anwesend ist, so ist das wohl kein Argument gegen Ohrenstöpsel und unsere Chance auf echten Tiefschlaf. Ich empfehle dir dringend, solche Punkte ernst zu nehmen, weil Unsicherheit Stress bedeuten kann. Und deshalb sei hier noch einmal an ein anderes Brain

Tattoo erinnert: Licht, Geräusche und besonders Temperatur sind Beispiele dafür, dass die Frage nicht ist, was dich aufweckt, sondern was und ob es dich aus dem Tiefschlaf in eine leichtere Schlafphase hochzieht oder erst gar nicht absinken lässt. Das merken wir meistens gar nicht und nehmen es deshalb nicht ernst.

DER FEIND IN DEINEM BETT

Lass uns ein kurzes Gedankenspiel versuchen: Du hast jetzt schon einige Roadblocks gesehen – welche wirst du zuerst aus dem Weg räumen? Nimm dir, wenn du nicht schon einige erledigt hast, ein paar Minuten und schreib das mal auf. Du siehst so recht schnell, wo die für dich größten Pain Points und Quick Wins liegen.

Für Menschen, die viel reisen und in Hotels übernachten, lassen sich übrigens mit den Tipps von vorhin auch unterwegs tolle Quick Wins erreichen. Mal eben die Wände im Hotelzimmer umstreichen? Eher nicht. Doch allein Ohrenstöpsel und Schlafmaske helfen enorm. Wir können die Klimaanlage – am besten schon vor der Anreise – auf 18 Grad einstellen und sie weiterlaufen lassen, ohne dass uns das Geräusch beeinflusst. Die zu kurzen Jalousien? Kein Problem! Zimmernachbarn rechts und links, die den Fernseher volle Pulle laufen lassen, hörst du nicht mehr. Und wenn du dann noch ein Zimmer am Ende des Gangs buchst, möglichst weit weg von Aufzug und Treppenhaus und mit nur einem Nachbarn, noch besser. Ich habe sogar – okay, das geht jetzt schon ziemlich weit, ist aber super effektiv – immer schwarzes Tape im Reisegepäck, sodass ich auch noch Sachen abkleben kann: den Fernseher, die Uhr oder irgendwelche fancy

Armaturen, die inzwischen gerade in neueren Hotelzimmern oft angebracht sind. Überhaupt sind nicht selten modernere oder teurere Hotels für unseren Tiefschlaf am wenigsten geeignet, weil hier mehr Technik oder andere Designelemente verwendet werden. Einzige Ausnahme: Ich habe mich früher immer geärgert, wenn eine automatische Bodenbeleuchtung in Hotelzimmern installiert war. Heute ist das anders, weil ich etwas Neues darüber herausgefunden habe – wie du in Session 6 lesen wirst. Sei gespannt, das ist unglaublich wirkungsvoll, und ich hätte es vorher nie vermutet.

Reisen wir allein, erübrigt sich dagegen das, worüber wir in dieser Session sprechen. Nämlich über den – so hat es 2013 der *Great British Bedtime Report* bezeichnet – dritthäufigsten Tiefschlafkiller überhaupt: den eigenen Partner. Das ist ja die Hölle mit den Tiefschlafkillern! Erst kommen Stress und Grübeln, dann aber schon die Freundin oder der Freund! Unromantisch? Leider ja. Aber vielleicht weißt du nur zu genau, wovon ich spreche. Weil du entweder selbst das Gefühl kennst, wie dein Partner oder deine Partnerin sich herumwälzt, im Schlaf spricht, nicht einschlafen kann und dauernd auf die Toilette muss, im Traum sogar schreit – oder einfach nur durchschnarcht. Oder du bist derjenige, der besonders laut atmet, die Bettdecke wegzieht, mit den Zähnen knirscht oder unbewusst die Hand im Gesicht des anderen landen lässt. Egal, ob »Täter« oder »Opfer«, es gibt Lösungen. Denn gemeinsam einschlafen und aufwachen ist für viele einfach etwas Wunderbares und Schönes. Nur wenn über Jahre hinweg unser Schlaf darunter leidet und uns keine Energie mehr bleibt, um den Tag mit voller Power und Freude gemeinsam anzugehen, steht das möglicherweise in keinem gesunden Verhältnis.

»Täter« oder »Täterin« – natürlich. Jedoch: Schnarchen ist eine der häufigsten Ursachen für gestörten Tiefschlaf, und hier handelt es sich in der Tat meistens um »Täter«. Jede vierte Frau leidet laut der Studie *Schlaf gut, Deutschland* der Techniker Krankenkasse unter Schnarchen: »Ein Siebtel der Menschen in Deutschland ist genervt, weil nachts der Partner schnarcht. Männer schnarchen offenbar mehr, denn fast jede vierte Frau fühlt sich gestört, aber nur acht Prozent der Männer.« Interessant mit Blick auf die vorherige Session: Die Studie sieht das »Partnerdilemma« etwas weniger dramatisch als die britischen Kollegen, hier steht an erster Stelle tatsächlich die Raumtemperatur, mehr als 40 Prozent der Befragten litten daran. Beim Schnarchen waren es indes 15 Prozent und dabei meistens eben die Frauen, neun Prozent gaben an, unter dem eigenen Schnarchen zu leiden – in dem Fall müsste man den alten Spruch umdrehen und sagen: Geteiltes Leid ist doppeltes Leid.

Egal, ob aus Rücksicht zu sich selbst oder dem anderen, gegen Schnarchen kann man etwas tun. Schnarchen hat physische Ursachen, beispielsweise Fettleibigkeit. Auch im Alter, wenn die Rachenmuskulatur schwächer wird, kann dieses unliebsame Geräusch öfter auftreten. Unliebsam ist sogar noch untertrieben, denn bei starker Mundatmung verringert sich die Menge an Sauerstoff, die wir unserem Gehirn zuführen. Das stört nicht nur uns und andere, sondern auch unser Gehirn, und kann uns nachhaltig beeinflussen. Befinden wir uns permanent in einem sauerstoffarmen Zustand, im Fachjargon hypoxisch genannt, kann sich die Gefahr von Demenz und anderen Problemen im Zusammenhang mit unserem Gehirn erhöhen. Welch dramatische Auswirkungen das zum Teil hat, hat der Chronobiologe Satchin Panda in seinem lesenswerten Buch *The Circadian Code* (auf Deutsch: *Der Zirkadian-Code*) nachgewiesen, mit teils erschreckenden Fakten und Details. Er wies auch nach, dass die Nase ein Grund für Schnarchen ist, aber nicht der einzige. Trotzdem können kleine Hilfsmittel für die Nase Wunder wirken: Saline Nasenspray, das nicht nur die Nase frei macht, sondern auch keinerlei Risiken birgt, abhängig zu machen. Abschwellende Nasensprays sollten normalerweise nicht länger als ungefähr sieben Tage verwendet werden, andernfalls gewöhnt sich die Nasenschleimhaut an die Wirkstoffe, und es besteht das Risiko der Abhängigkeit. Auch Nasenpflaster wirken, übrigens nicht nur bei Schnarchern, sondern ganz grundsätzlich. Die Nase wird offener, wir erhalten mehr Sauerstoff, sei es beim Sport, beim Spaziergang oder auch einfach nur ein Stündchen vor dem Schlafengehen. Zwei andere Hilfsmittel kann ich ebenfalls empfehlen, da sie relativ simpel sind und trotzdem effektiv: Nasenflügelstütze und Mundpflaster. Viele meiner Klienten, die ein Mundpflaster verwenden, hören von einem Tag, pardon, von einer Nacht auf die andere auf zu schnarchen. Allerdings, und das bitte auf keinen Fall einfach abtun: Schnarchen ist das eine und oft auch in Griff zu kriegen. Ganz anders sieht die Sache aus, wenn du, deine Partnerin oder dein Kumpel an Schlafapnoe, also wiederkehrende Atemaussetzer während der Nacht, leidet. Bei vielen Menschen, die an Apnoe leiden, wird das leider nicht diagnostiziert, was böse ausgehen kann. Es kostet Tiefschlafminuten, vor allem aber führt Apnoe zu ernsten Schädigungen des Gehirns. Deshalb, bitte, bitte: Wenn du es selbst bei dir oder jemand anderem bemerkst oder dich jemand darauf aufmerksam macht, konsultiere unbedingt einen Arzt. Mundpflaster und Nasensprays sind tolle Mittel gegen Schnarchen, doch in solchen Fällen braucht es ärztlichen Rat und medizinische Unterstützung. Ich habe immer wieder erlebt, wie gerade Männer dieses Thema herunterspielen und auf die leichte Schulter nehmen – und das ist schlichtweg leichtsinnig und ein gefährliches Spiel mit der Gesundheit.

Schnarchen ist eine der Hauptschlafstörquellen (was für ein Wort!) im Bett, andere habe ich bereits angeführt. Lösungen lassen sich finden, für das Schnarchen, aber auch die weiteren Unruhefaktoren. Ich teile sie gerne in zwei Stufen auf:

Stufe 1

Wir hatten es vorhin von der Wichtigkeit der Matratze in Bezug auf die Temperatur. Worauf wir liegen, ist freilich nicht nur diesbezüglich wichtig, sondern in vielerlei Hinsicht mehr. Bequem sollte es sein, der Rücken darf nicht schmerzen; ein oft unterschätzter Aspekt sind außerdem der Partner und die Bewegungen im Schlaf. Hört sich merkwürdig an? Wer in einem Wasserbett schläft, weiß vermutlich, wovon ich rede. Wasserbetten sind in diesem Punkt echte Schlafkiller, weil natürlich jede Bewegung des anderen mitgefühlt wird. Hat unsere Freundin oder unser Freund eine schlechte Nacht, wälzt sich ständig herum, steht mehrmals in der Nacht auf, sucht wieder seine Schlafposition, dann geben sie oder er alles direkt an uns weiter, und wir werden wieder und wieder, selbst wenn wir es nicht merken, aus dem Tiefschlaf in den Leichtschlaf gerissen oder besser gestoßen. Ein Wasserbett ist insofern Gift für unseren Tiefschlaf. Ich empfehle zudem zwei Bettdecken und/oder getrennte Matratzen. Dazu ein größeres Bett. Das kostet etwas, ja, doch in Bezug auf Temperatur oder auch Bewegungen ist das Gold wert. Ohrenstöpsel, Wecker mit Vibration am Handgelenk und Augenmaske ebenfalls, ganz besonders, wenn beide nicht zur selben Zeit ins Bett gehen oder aufstehen. Gerade dann lohnen sich diese Utensilien.

Stufe 2

Dafür haben die Engländer oder Amerikaner einen etwas gewöhnungsbedürftigen Ausdruck, sie sprechen von *sleep divorce.* Im Deutschen klingt es etwas weniger dramatisch, dahinter steckt nämlich nichts anderes als getrennte Betten oder Schlafzimmer. Das kann vor wichtigen Ereignissen oder in besonders stressigen Wochen sein, manchmal, wenn die jeweiligen Schlafgewohnheiten doch zu unterschiedlich sind, auch auf Dauer. Meine Klientinnen und Klienten scheuen diesen Schritt zuweilen, für sie bedeutet diese Lösung einen Makel in der Beziehung. Ich erkläre dann, dass ein Viertel der Deutschen in getrennten Zimmern schläft, und noch einmal jeder Dritte von denen, die am Anfang gemeinsam ins Bett gehen, wechselt im Laufe der Nacht doch in ein anderes Zimmer. Insofern: Getrennte Betten oder Zimmer sind absolut nichts Ungewöhnliches und schon gar nicht automatisch ein Indiz dafür, dass es in der Beziehung nicht läuft. Mit mehr Energie und weniger Stress können wir unsere gemeinsame Zeit im Gegenteil sogar noch besser genießen, wir können mehr Zeit miteinander verbringen, wach und nicht im Schlaf. Übermüdung führt viel eher und schneller zu Streit – und das wird der Beziehung eventuell mehr schaden. Nicht zufällig kennt man im Englischen das Sprichwort: »A sleep divorce might help you from having a real one.« Deshalb kann es sich durchaus lohnen, die Schlafzeit, in der wir ohnehin nichts voneinander haben, getrennt zu verbringen. Und: Die Zeit vor dem Einschlafen oder direkt nach dem Aufwachen können wir ja trotzdem zusammen genießen, wir müssen nur unser ganz eigenes und individuelles Einschlaf-Aufwach-Ritual finden. Auch das verbindet!

Keine Frage, ein gleicher und gemeinsamer Rhythmus vereinfacht den gemeinsamen Weg zum Tiefschlaf. Es ist wie beim Tanzen: Steigen wir uns ständig auf die Zehen oder passen von unserem Tempo her nicht zusammen, macht das keinen Spaß, und wir kommen nicht in den Flow. So ist es beim Schlafen auch. Nur bedeutet das nicht, dass wir auf eine Chronotypus-Dating-App warten oder gleich beim ersten Daten nach den Schlafzyklen fragen müssen. Viel wichtiger ist es, den Mut zu finden und offen über unsere (Schlaf-)Bedürfnisse zu sprechen. Auf diese Weise ist es sogar möglich, gemeinsam Roadblocks auszuräumen und sich zusammen auf den Weg zu mehr Tiefschlaf und mehr Energie zu machen. Macht das zu eurem Projekt, es wird sich mit mehr Aktivität, mehr Freude, mehr Me- und Us-Time auszahlen. Mehr Energie, um unsere Zeit als Paar zu leben, ein echtes Stück neuer Lebensqualität.

Exkurs

Ich bin, das muss ich dir an dieser Stelle gestehen, ein absoluter Hundefreak. Vor allem Labradore liebe ich über alles, natürlich habe ich einen. Und am liebsten, auch das muss ich zugeben, würde ich mit ihm manchmal sogar noch im Bett kuscheln. Einmal abgesehen davon, dass meine Frau davon sicherlich nicht begeistert wäre: Ob Hund oder Katze oder sonst ein Haustier, aus Schlafexpertensicht müssen die draußen bleiben. Egal, ob Geräusche, Bewegungen, Temperatur oder auch andere Faktoren, die wir angesprochen haben, unsere geliebten Vierbeiner sind Tiefschlafkiller. Und ja, selbst im Winter, wenn es kalt ist: kuscheln, streicheln, spazieren gehen, für all das ist tagsüber Zeit – und bei mehr Tiefschlaf haben wir auch genügend Elan und Kraft dafür. Gerade ein abendlicher Spaziergang kann unsere Schlafqualität sogar noch erhöhen, nur danach gehen Herrchen oder Frauchen und Hundchen getrennte Wege zum Tiefschlaf. Sorry …

DIE WAHRHEIT ÜBER SEX …

Mehr Tiefschlaf kann nicht nur mehr Drive in unser Berufsleben bringen, sondern auch in unser Familien- und sogar unser Liebesleben. Verschiedene Studien, beispielsweise von der Universität Wien, kamen zu dem Schluss, dass getrennte Betten oder Zimmer mehr Energie für beide Partner bedeuten und damit auch mehr oder besseren Sex, jedenfalls war die Zufriedenheit der Befragten deutlich höher. Die Queensland University hat dieses Experiment gedanklich fortgeführt und 2019 untersucht, wie sich andersherum Sex auf die Schlafqualität auswirkt. Das Ergebnis ist ein deutliches Plädoyer für ein intaktes Liebesleben: 60 Prozent der befragten Frauen und 70 Prozent der Männer schliefen nach dem Sex, so er zum Orgasmus führte, deutlich besser. Weniger hoch ist das Ergebnis bei einem Orgasmus nach Selbstbefriedigung, positiver wirkt sich Sex mit dem Partner oder der Partnerin aus.

Grund für dieses Ergebnis sind neben Faktoren wie Zufriedenheit oder innerer Balance unsere Hormone. Bei einem Orgasmus wird ein ganzer Cocktail von diesen Wirkstoffen ausgeschüttet, ein Orgasmus ist die reinste Hormonbombe: Oxytocin, Serotonin, Vasopressin … Wobei die Namen der Hormone gar nicht so wichtig sind, sondern vielmehr deren Wirkung auf unseren Tiefschlaf: Sie helfen uns, in den Parasympathikus zu schalten. Außerdem wird das Stresshormon Cortisol, der Tiefschlafkiller schlechthin, abgebaut, ein enormer Vorteil. Beides sorgt dafür, dass wir uns entspannter fühlen und so schneller in den Tiefschlaf fallen.

Sex ist ein Tiefschlaf-Booster, das ist doch eine klasse Nachricht. Mit einer winzigen Einschränkung: Auch hier geht es um das richtige Timing. Im Prinzip ist Sex wie Sport, und deshalb gilt dieselbe Maxime: Am Morgen oder tagsüber aktivere und körperlich fordernde Praktiken, intensiver oder auch länger. Am Abend dagegen eher langsamer und ruhiger, damit der Herzschlag nicht zu sehr ansteigt. Anstatt eines Sundowner-Cocktails mit Alkohol lieber Sundowner-Sex mit Orgasmus. Wirkt für unseren Schlaf förderlich, wenn wir es nicht übertreiben. Andererseits, mal ganz ehrlich: Wenn der Moment intensiv ist, Schluss mit Nachdenken, Kopf ausschalten, fallen lassen und den Augenblick genießen; Tiefschlaf ist wirklich nicht alles. Eine wilde, aufregende Nacht, das solltest du wissen, kostet dich zwar ein paar Tiefschlafminuten. Doch manchmal ist das auch einfach egal.

NE, ODER: ICH MUSS SCHON WIEDER …

Spoileralarm: In einer der nächsten Sessions erfährst du, weshalb du nicht der Einzige bist, der öfter einmal zu einer ganz bestimmten Zeit in der Nacht wach wird, und warum du dir deswegen keine Sorgen machen brauchst. Sorgen musst du dir nicht machen, wenn du öfter einmal aufwachst – etwas ändern kannst du allerdings schon. Und zwar recht einfach.

Sieht aus wie Schlafwandeln, ist es aber nicht: der nächtliche Gang zur Toilette. Man schreckt hoch, wundert sich, wie spät ist es. Warum ist man eigentlich aufgewacht? Ah, oh, richtig … Die Blase! Muss ich wirklich so sehr, dass ich wirklich muss? Ach, das geht schon. Geht's? Komm, gleich bin ich sowieso wieder eingeschlafen … Mist, geht nicht, ich muss. Schlaftrunken vorwärtstapsen, Licht an. Finde ich den Weg auch ohne? Autsch, nein, finde ich nicht, Licht an. Ist das grell … Kommt dir das bekannt vor? Dieser imaginäre Pippitanz im Bett? Wie nervig. Und am Ende gewinnt – die Blase. Währenddessen haben wir wertvolle Schlafminuten verloren und sind möglicherweise durch das Licht wieder wach geworden.

Keine Sorge, das ist nicht dramatisch. Tiefschlaf kostet es uns aber trotzdem. Und: Es ist, medizinische Gründe einmal ausgeschlossen, total vermeidbar. Die meisten Menschen gehen einfach mit zu voller Blase ins Bett. Das lässt sie aufwachen. Und selbst wenn nicht, dann kann es sein, dass der Körper damit beschäftigt ist, die volle Blase zu kontrollieren, und so aktiver und gestresster ist, als er sein dürfte, um länger im Tiefschlaf zu verweilen. Die Lösung? Zwei bis drei Stunden vor dem Schlafengehen nichts mehr trinken. Alkohol sowieso nicht, du hast ja schon den ersten Abschnitt gelesen ... Aber auch kein Wasser, denn das verhindert zwar den Tiefschlaf nicht an sich, füllt aber eben die Blase und hat so indirekte Auswirkungen. Zugegeben, das wird nicht immer möglich sein. Ich zum Beispiel habe oft auch noch spät Vorträge, und da muss ich etwas trinken, geht nicht anders. Deshalb ist diese Faustformel vor allem eine Orientierung, um das Bewusstsein zu schärfen, dass wir es vor dem Schlafen nicht mit dem Trinken übertreiben sollten. Das klingt etwas krass, ich weiß. Etwas weniger, wenn man sich bewusst macht, dass viele kurz vor dem Schlafengehen deshalb zu viel trinken, weil sie tagsüber zu wenig trinken. Das kann man ändern, indem man beispielsweise eine Literflasche auf den Schreibtisch oder an einen anderen zentralen Ort stellt und sich fest vornimmt, sie zweimal zu leeren. Abends wirst du merken, dass du weniger Durst hast, der erste Schritt weg von einer vollen Blase – und zu weniger nächtlichen Schritten Richtung Toilette.

SESSION HIGHLIGHTS

1. Jedes System - auch unser Tiefschlaf - ist nur so stark wie das schwächste Glied.
2. Alkohol hilft uns schneller einzuschlafen – bringt jedoch unsere gesamte Schlafarchitektur in Unordnung..
3. Bitte tagsüber nicht vergessen: Koffein hat eine Halbwertszeit von fünf bis sechs Stunden. Der letzte Espresso sollte nicht zu spät getrunken werden.
4. Sport ist wichtig, aber nicht zu spät. Drei Stunden vor dem Schlafen den Puls nicht mehr über 125 BPM boosten.
5. Schlafkiller Schnarchen – dagegen helfen Nasenflügelstütze und Mundpflaster.

Wenn wir unserem Körper die richtigen Signale geben, dann macht er auch die richtigen Dinge …

Session 5

DU BESTIMMST SELBST ÜBER DEINEN SCHLAF: UNSERE INNERE KÖRPERUHR

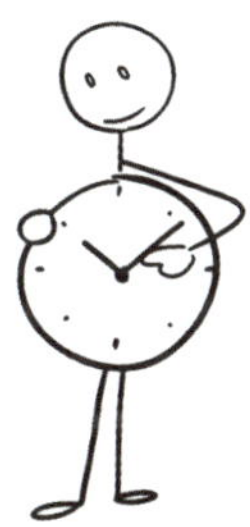

Bist du noch etwas geflasht von der vorherigen Session? Das geht mir auch immer wieder so, wenn ich sehe, welche Roadblocks es gibt und wie einfach wir sie aus dem Weg räumen können. Allein damit machst du schon riesige Schritte hin zu mehr Tiefschlaf und Energie. Herzlichen

Glückwunsch dazu. Lass uns jetzt weitermachen und auf ein zentrales Thema eingehen, das in den vorherigen Sessions oft angeklungen ist. Ich will dafür ein Zitat von Satchin Panda mit dir teilen, der sagt: »Wir sind alle Schichtarbeiter.«

Ganz ehrlich, bei den meisten, die ich mit diesem Zitat konfrontiere, dauert es erst einmal ein wenig. Und das ist sogar in ihren Gesichtern abzulesen: Schichtarbeiter, was hat das mit mir zu tun?, denken sie. Umso größer der Aha-Effekt, wenn ich den Kontext liefere und das Rätsel auflöse. Satchin Panda feiert im Zusammenhang mit dem Zitat die *working moms* (oder *working dads*!), für diese Schichtarbeiter ist es am schwersten, Tiefschlaf zu bekommen. Woran das genau liegt, sehen wir später. Gucken wir zuerst nur auf den Tagesablauf: Morgens früh aufwachen, um die Kids für den Kindergarten oder die Schule zu wecken und das Frühstück vorzubereiten. Kinder zur Schule bringen, danach direkt selbst zur Arbeit. Die Kinder von der Schule holen, Mittagessen kochen, Hausaufgaben machen. Dazwischen vielleicht Einkaufen oder Telefonate erledigen, dann Abendessen vorbereiten. Ach ja, Sport wäre auch nicht schlecht, abends dann oft noch einmal im Homeoffice arbeiten. Und das: Tag für Tag, Woche für Woche, Monat für Monat. Nur am Wochenende vielleicht nicht.

Mit den Techniken und Methoden aus der Abschalt-Session lässt sich so ein Alltag schon deutlich besser bewältigen. Wir können aber noch einen draufsetzen. Und zwar ganz einfach: Hör bitte damit auf, jedes Wochenende nach New York zu fliegen.

Der spinnt, denkst du jetzt vielleicht. Oder: Der ist ja ziemlich abgehoben, was hat das mit mir zu tun? Völlig okay, in meinen Vorträgen kommt diese Reaktion auch immer. Gerade habe ich noch über *working moms* oder *working dads* gesprochen, und jetzt geht's plötzlich um einen Weekend-Trip nach

New York, und das auch noch jede Woche. Das ist aber ganz und gar nicht abgehoben und hat eine ganze Menge mit dir zu tun, mit den meisten von uns. Warum das so ist? Ich werde es ein wenig umformulieren: Hör bitte auf, am Wochenende länger zu schlafen als unter der Woche. Das ist nämlich genau das Gleiche wie ein Flug nach New York. Ausschlafen am Wochenende katapultiert uns in eine andere Zeitzone und bringt damit unseren Schlafrhythmus ziemlich durcheinander. Woran das liegt? An unserer inneren Körperuhr.

Lass mich das mal ein bisschen genauer erklären: Wenn du unter der Woche zum Beispiel um sechs oder um sieben Uhr aufstehst (egal, wann genau, das Prinzip gilt für jede Zeit) und am Wochenende um acht, neun, zehn oder elf noch im Bett liegst und schläfst, dann hat das die gleiche Wirkung auf unsere Körperuhr, als wärst du auf einem Transatlantikflug Richtung New York. Du musst also gar nicht in ein Flugzeug steigen, um den Jetlag zu erleben. Den kriegst du gratis. Wenn du jetzt sagst: »Okay, Logik verstanden, Chris, aber ich schlafe ja nicht immer sechs Stunden länger, sondern vielleicht nur vier« – dann wäre es immer noch ein Flug nach Rio de Janeiro oder bei zwei Stunden ein Flug nach Island. Das heißt: Egal, wie groß der zeitliche Unterschied ist, du leidest immer an Jetlag, und das hat massive Auswirkungen auf deinen Schlafrhythmus. Diese Auswirkungen haben sogar einen eigenen Namen: *Social Jetlag*.

Social Jetlag kreiert die gleichen Symptome, die wir von einem Reise-Jetlag kennen, dieser hausgemachte Jetlag wird aber durch soziale Aktivitäten ausgelöst, wie zum Beispiel Ausschlafen am Wochenende. Und die Konsequenzen können echt heftig sein. Wenn du zum Beispiel Probleme beim Einschlafen hast, könnte Social Jetlag ein Grund dafür sein. Wenn du nachts öfter aufwachst, ist Social Jetlag ein möglicher Grund. Und selbst wenn du schnell einschläfst und nachts selten oder gar nicht aufwachst, kannst du dir ziemlich sicher sein, dass dein Weekend-Trip nach New York, Rio oder Island dir signifikant Tiefschlaf raubt. Und zwar nicht nur am Wochenende, sondern an allen Tagen der Woche.

Das hört sich erst mal hart an, ich weiß. Wir glauben, dass Ausschlafen eine Belohnung ist, weil wir unter der Woche oft zu wenig schlafen und unseren Schlaf nachholen müssen. Aber es ist keine Belohnung. Im Gegenteil. Es ist eine Bestrafung.

Du denkst noch immer: Was will der eigentlich, das ist doch Quatsch? Dann lass uns einfach mal einen Blick in die Statistiken werfen. Auf ein globales Experiment, das wir seit Jahrzehnten zweimal pro Jahr mit 1,6 Milliarden Menschen durchführen. Vielleicht weißt du schon, welches Experiment ich meine? Genau, die Zeitumstellung. Wir beobachten seit Jahrzehnten sehr konsistent, dass im Frühjahr an dem Montag nach der Zeitumstellung, wenn wir eine Stunde verlieren, die Anzahl von Herzinfarkten um 24 Prozent steigt. Und sie sinkt um mehr als 20 Prozent im Herbst, wenn wir eine Stunde gewinnen. Wissenschaftler aus Colorado und Michigan konnten das 2014 in einer Studie wissenschaftlich belegen. 2017 veröffentlichten amerikanische Wissenschaftler in der *Psychological Science* eine Untersuchung, dass die Gerichtsurteile an Montagen nach der Zeitumstellung im Schnitt strenger ausfallen würden, und kamen zu dem Schluss: »Indem wir die die natürliche Quasi-Beeinflussung des Schlafentzugs während der Umstellung auf Sommerzeit im Frühjahr nutzten, konnten wir die archivierten Angaben zu Strafen analysieren, die von US-Bundesgerichten verhängt wurden. Die Ergebnisse unterstützten unsere Hypothese: Richter verhängten längere Strafen, wenn sie unter Schlafentzug litten.«

Die Konsequenzen der Zeitumstellung sind enorm. Und dabei handelt es sich nur um eine einzige Stunde. Überleg mal, was es also bedeutet, jedes Wochenende deinen Körper in den Jetlag zu treiben, und zwar gleich zweimal. Denn du »fliegst« am Samstag ja nicht nur nach New York, sondern am Montag schon wieder zurück nach Hause. Da hast du dich gerade etwas an den »neuen« Rhythmus gewöhnt und – bäm! – musst schon wieder in den alten zurück. Das machen viele von uns schon das gesamte Leben lang. Leider bedeutet das nicht, dass wir uns daran gewöhnen. Wir gewöhnen uns nie an Social Jetlag. Auch nach Jahrzehnten noch bleibt das ein Schock und eine Belastung für uns. Social Jetlag ist deshalb ein absolutes Massenphänomen. Laut Satchin Panda leiden 87 Prozent aller Erwachsenen daran. Damit ist Social Jetlag einer der größten Feinde der Tiefschlafverdichtung. Geht es um Schlafen und Tiefschlaf, ist Konsistenz das Wichtigste überhaupt.

Brain Tattoo # 8

Social Jetlag ist der größte Feind der Tiefschlafverdichtung.

Deshalb meine Bitte an dich: Steh jeden Tag zur gleichen Zeit auf, egal, ob am Wochenende, im Urlaub, sogar nach Silvester (kleiner Scherz, da kannst du gerne eine Ausnahme machen). Und auch nach einer megastressigen Arbeitswoche, nach mehreren frühen Flügen, nach einer langen Reise, nach einem Hausaufgabenmarathon mit den Kindern, nach nächtlichen Schlusssprints für die Steuern – selbst dann: Bitte um die gleiche Zeit aufstehen. Klingt hart? Verstehe ich.

Aber bleib bitte dran. Denn wir sehen gleich gemeinsam, wie wir das sehr einfach und elegant in deinem Leben umsetzen können und wie sehr es sich lohnt. Weil wir nur so zu echter Tiefschlafverdichtung kommen.

Die gerade beschriebenen Herausforderungen wie frühes Aufstehen, Nachtschichten, Reisestress ähneln denen von Leistungsportlern. Tennismatches enden manchmal erst nach Mitternacht. NBA-Basketballer reisen alle zwei Tage quer durch die USA und durch viele Zeitzonen. Triathletinnen müssen extrem früh aus dem Bett, das Rennen dauert ja Stunden. Damit ihre innere Körperuhr und der Schlafrhythmus nicht gestört werden, wenden all diese Sportler Tricks an, die nicht nur im Leistungssportbereich funktionieren. Sondern auch bei dir. Probier es aus: Du stellst einfach am nächsten Samstag den Wecker auf exakt die gleiche Zeit wie unter der Woche. Egal, ob das sechs, sieben oder auch neun Uhr ist. Entscheidend ist nur, dass der Wecker um die gleiche Zeit klingelt – und natürlich, dass du dann auch aufstehst. Lass dich nicht abschrecken, wenn du dich platt und müde fühlst, der Clou kommt gleich. Du stehst also auf und machst bitte vier ganz einfache Dinge:

1. Du gehst auf die Toilette und leerst deine Blase.
2. Danach trinkst du ein Glas kaltes Wasser.
3. Du gehst zum Kühlschrank und isst eine Kleinigkeit. Bitte mach kein Frühstück, sondern nur ein Snack, der dein Verdauungssystem in Schwung bringt.
4. Du ziehst die Jalousien hoch oder gehst auf den Balkon oder die Terrasse und lässt etwas Sonnenlicht in deine Augen. Im Winter reicht zur Not auch dein Handy oder eine Lampe.

Das war's schon. Nur diese vier einfachen Dinge. Mit etwas Übung dauert das nicht länger als eine oder zwei Minuten. Und wenn du das erledigt hast, kannst du ganz entspannt wieder ins Bett gehen und so lange schlafen, wie du willst. Ganz im Ernst. Ich gönn dir dein Ausschlafen. Aber mir liegt auch dein Tiefschlaf am Herzen. Und mit diesem Trick kannst du gleich zwei Fliegen mit einer Klappe schlagen.

Diese Methode wird in der Tat von vielen Leistungssportlern benutzt. Du fragst dich jetzt vielleicht, warum du das tun solltest, also lass es mich kurz erklären. Dahinter steckt eine faszinierende Eigenschaft unserer inneren Körperuhr. Alles, was wir vor diesen vier Schritten (Toilette, Glas Wasser, Snack, Licht) machen, wird von unserem Körper als nächtlicher Schlaf interpretiert. Diese vier Schritte signalisieren unserem Körper nun: »Wir sind noch in derselben Zeitzone. Du brauchst dich nicht umzustellen, relax.« Legen wir uns danach noch einmal hin, so ist das für unsere innere Körperuhr so etwas wie ein Catch-up-Nap, also ein Mittagsschlaf, der unseren Schlafrhythmus nicht negativ beeinflusst.

Das ist genial, oder? Wir können ausschlafen, ohne unsere innere Körperuhr auf den Kopf zu stellen. Im Gegenteil: Anstatt sie durcheinanderzubringen, stärken wir sie noch. Wir verbrauchen nicht mehr Energie, um uns anzupassen, sondern gewinnen Energie durch mehr Tiefschlaf. Denn unser Schlafrhythmus stabilisiert sich, und wir vermeiden Social Jetlag. Jackpot! Es hört sich aufs Erste vielleicht hart an. Aber alles, was du tun musst, ist, dich an die gleiche Aufstehzeit zu halten und, falls du noch müde bist, diese vier Schritte zu tun und dich danach wieder hinzulegen. Ich glaube, es ist zumutbar, wenn der Preis dafür ein guter Schlafrhythmus, mehr Tiefschlaf und mehr Energie im Leben sind. Mit regelmäßigem Social Jetlag können wir unser Ziel kaum erreichen.

Das wäre echt schade, nachdem wir schon so weit gekommen sind. Deshalb lass uns dranbleiben!

Die Stabilisierung des Schlafrhythmus wird übrigens irgendwann zur Folge haben, dass du dich beim Aufwachen gar nicht mehr müde fühlst. Wenn du dein geliebtes Ausschlafen als Wochenendritual behalten möchtest oder ihr als Paar noch Zeit im Bett zusammen verbringen möchtet, alles fein mit dieser Strategie. Aber dein Körper wird nach einiger Zeit bereit sein, um voller Energie in den Tag zu starten.

Manchmal kommen Klienten zu mir und sagen: »Chris, ich hab echt ein Problem, ich kann am Wochenende nicht ausschlafen. Ich werde immer um die gleiche Zeit wach. Was stimmt denn nicht mit mir?« Wenn du das gleiche Problem hast – sei happy, das ist kein Problem, sondern eine super Nachricht. Das bedeutet, dass deine innere Körperuhr sehr gut eingestellt ist. Meinen Klienten hilft das total, weil sie sich echte Sorgen machen und plötzlich verstehen, dass nichts falsch läuft, sondern viel richtig. Wenn es dir auch so geht und du die Methoden aus den vorherigen Sessions schon anwendest, dann bist du auf einem sehr guten Weg zu mehr Tiefschlaf.

Aber auch wenn wir ohne Wecker nicht zur gleichen Uhrzeit aufwachen, mit den vier Schritten kommen wir unserem Ziel ebenfalls ein ziemliches Stück näher. Was übrigens zusätzlich das Aufstehen erleichtert: Belohn dich dafür! Mach etwas Cooles, das dir richtig gut gefällt. Nicht direkt nach dem Aufstehen die nervigen Sachen, denn du wirst das im Unterbewusstsein verknüpfen. Nein, etwas, was dir richtig Freude bereitet. Ich radle zum Beispiel am Wochenende ganz entspannt zu meinem Lieblingsbäcker, hole mir ein leckeres Schokocroissant, mache einen kurzen Stopp auf einer Brücke, blicke auf den Nymphenburger Kanal und genieße den

Augenblick. Das ist meine Belohnung, für die ich sehr gerne auch am Wochenende früh aufstehe.

Bisher ging es in dieser Session um das Ausschlafen. Was aber, wenn wir einmal vor unserer üblichen Körperuhr-Zeit aufstehen sollen, weil wir unbedingt noch etwas erledigen oder zum Zug oder Flugzeug müssen? Da verkneift man sich das Ausschlafen am Wochenende, und eine Geschäftsreise macht dann alles kaputt, toll! Aber nein, keine Sorge. Wir drehen die Methode von vorhin einfach um. Klingelt der Wecker normalerweise um sechs Uhr, diesmal aber schon um fünf Uhr, versuch erst gar nicht, die allerletzte Minute rauszuquetschen, um dich dann zu stressen, sondern starte ganz ruhig in den Tag. Also so wenig wie möglich bewegen, um deine Herzrate nicht unnötig hochzufahren. Versuch, so wenig wie möglich Licht in deine Augen zu lassen. Und ich empfehle, nichts oder deutlich weniger als normal zu essen. Obwohl du also deinen Körper physisch an einen anderen Ort bewegen musst, gib ihm nicht früher als sonst das Signal, dass der Tag beginnt. So kannst du den negativen Effekt eines früher startenden Tages auf deine innere Körperuhr bestmöglich abschwächen.

PRIO 1: SOCIAL JETLAG UND UNSERE ANKER-AUFSTEH-ZEIT

Okay, wir haben nun die Theorie gehört und eine Methode kennengelernt, mit der wir unseren Schlafrhythmus stabilisieren, Social Jetlag vermeiden, auf das Ausschlafen trotzdem nicht verzichten müssen und irgendwann ohne Wecker immer zur gleichen Zeit wach werden. High Five! Jetzt setzen wir all das auch in die Tat um. Lass uns nun also gemeinsam überlegen, was deine persönliche Zeit ist, zu der du ab jetzt aufstehst. Eine konsistente Aufstehzeit ist ein entscheidender Hebel, um deinen Tiefschlaf und dein Energielevel schnell und dauerhaft zu boosten. Dafür brauchst du deine AAZ, deine Anker-Aufsteh-Zeit (im Englischen Anchor Getup Time). Wir nennen sie so, weil sie ab jetzt der Anker für deine innere Körperuhr ist. Von hier aus gestalten wir unsere 24 Stunden am Tag, egal, was passiert und kommt. Wenn du dich daran hältst, hast du einen Fixpunkt für deinen Tiefschlaf. Unsere AAZ finden wir ganz einfach:

1. Geh mal in Gedanken die letzten acht bis zwölf Wochen durch.
2. Was ist typischerweise die früheste Zeit, zu der du aufstehen musst?
3. Schreib sie bitte in den Kasten.

MEINE NEUE ANKER-AUFSTEH-ZEIT (AAZ)

__________ UHR

Glückwunsch: Du hast jetzt deine neue ganz persönliche Anker-Aufsteh-Zeit.

BIN NOCH NICHT MÜDE ... WANN INS BETT GEHEN?

Du hast jetzt deine persönliche AAZ. Nehmen wir einmal an, sie wäre um 6 Uhr. Davon ausgehend können wir jetzt errechnen, wann es gut wäre, zu schlafen. Dafür erinnern wir uns daran, dass ein Schlafzyklus 90 Minuten dauert. Wir definieren nun, wie viele Zyklen wir schlafen wollen, sagen wir einmal fünf.

5 x 90 Minuten sind 450 Minuten, das entspricht 7,5 Stunden.

Jetzt rechnen wir von unserer AAZ um 6 Uhr diese 7,5 Stunden zurück und landen bei 22:30 Uhr. Damit haben wir den Start unserer Schlafzeit. Aber Achtung, das ist die Schlafzeit, nicht die Zeit, zu der wir ins Bett gehen. Das bitte mitbedenken: Wenn du weißt, dass du normalerweise 15 Minuten brauchst, um einzuschlafen, dann versuche, um 22:15 Uhr im Bett zu sein und das Licht auszumachen. Brauchst du nur fünf Minuten, ist es 22:25 Uhr, sind es dagegen 25 Minuten, dann wäre die *Bett-Geh-Zeit (BGZ)* 22:05 Uhr. Die Formel lautet also: AAZ – Anzahl der Schlafzyklen in Stunden – Einschlafzeit = BGZ.

Brain Tattoo # 9

AAZ – Anzahl der Schlafzyklen – Einschlafdauer = BGZ

Damit haben wir einen klaren Anhaltspunkt, wann wir ins Bett gehen, schlafen und aufstehen und dabei immer den optimalen Rhythmus halten. Das heißt, wir haben unseren Schlaf und seine Effizienz in der Hand und können das steuern. Denn wenn die Nacht einmal kürzer ist, weil wir später ins Bett kommen, bleibt die Formel gleich, nur die Faktoren werden angepasst:

AAZ – Schlafstunden – Einschlafdauer = *BGZ* gilt also immer noch,

nur rechnen wir diesmal zum Beispiel mit nur vier Zyklen. Vier Zyklen bedeuten 360 Minuten, das sind 6 Stunden. Und so lautet die ausgefüllte Formel so:

6 Uhr – 6 Stunden – 15 Minuten = 23:45 Uhr.

Das funktioniert natürlich auch in die andere Richtung:

6 Uhr – 9 Stunden (weil 6 Zyklen) – 15 Minuten = 20:45 Uhr.

Schlafdauer	Schlafzeit	Einschlafdauer	Bettgehzeit
6 Zyklen (9,0 Std.)	21:00	15 Min.	20:45
5 Zyklen (7,5 Std.)	22:30	15 Min.	22:15
4 Zyklen (6,0 Std.)	0:00	15 Min.	23:45
3 Zyklen (4,5 Std.)	1:30	15 Min.	1:15
2 Zyklen (3,0 Std.)	3:00	15 Min.	2:45
1 Zyklus (1,5 Std.)	4:30	15 Min.	4:15

Abbildung 16: Bettgehzeiten für Anker-Aufsteh-Zeit 6:00 Uhr

Dieses Prinzip lässt uns flexibel und agil auf Veränderungen im Tagesablauf reagieren, ohne dass wir uns aus unserem Schlafrhythmus bringen lassen. Mit dieser Formel kombinieren wir Schlafkonsistenz, einen wesentlichen Faktor für mehr Tiefschlaf, und Flexibilität, einen wesentlichen Faktor für ein gutes Leben. Deshalb ist dieses Konzept ein wesentlicher Bestandteil der Tiefschlaf-Formel.

Das schlafzyklische Denken, kombiniert mit dieser Formel, können wir wunderbar auf unsere Abendplanung anwenden, auch spontan. Wir hatten uns zum Beispiel vorgenommen, uns am Dienstag sechs Schlafzyklen zu gönnen. Doch schon im Laufe des Tages merken wir, dass wir hinter unserem Zeitplan zurückliegen. Längere Meetings, ein Emergency-Call einer guten Freundin, der Überraschungsbesuch der Mutter: 20:45 Uhr schaffen wir nicht ganz, es ist 21:15 Uhr. Mist, du könntest dich jetzt ärgern und gefrustet ins Bett fallen, weil es nichts wurde mit den Schlafzyklen. Aber warte! Kein Grund, verärgert und gestresst ins Bett zu gehen. Du hast nämlich gerade wertvolle Lebenszeit dazugewonnen. Der nächste Zyklus beginnt ja erst um 22:15 Uhr. Das ist in einer Stunde. Nutz doch die Stunde zum Beispiel für dein Power-Down-Protokoll – was das ist, sehen wir später in Session 6. Oder auch für das neue Buch, das schon so lange auf dich wartet. Oder für noch eine Netflix-Session. Jetzt ins Bett zu gehen, noch dazu gestresst, nützt dir gar nichts. Im Gegenteil, du bringst nur deinen Rhythmus durcheinander und beeinflusst deine innere Körperuhr negativ. Es geht uns ab sofort nicht mehr darum, die reine Zeit im Bett zu maximieren. Ab heute fokussieren wir auf Konsistenz, Rhythmus und unsere Zeit im Tiefschlaf. Und das kannst du auch ab 22:15 Uhr perfekt angehen. Deshalb genieß deine Zeit und freu dich auf fünf erholsame komplette Zyklen Tiefschlaf und den Mittwochmorgen voller Energie.

Dieses Konzept ist spektakulär, weil es die Quadratur des Kreises schafft: Es kombiniert Konsistenz über die AAZ und Flexibilität über die Schlafzyklen. Egal, ob das Buch spannend, der Anruf dringend oder auch einmal das Gegenteil, nämlich gar nichts, ist: Wir entscheiden über unseren Schlaf und stabilisieren unseren Rhythmus.

Brain Tattoo # 10

Die Kombination aus Konsistenz und Flexibilität ebnet uns den Weg zu genug Tiefschlaf.

Um wie immer mit offenen Karten zu spielen, muss ich eines noch anführen: Schlafpuristen fordern immer eine konsistente AAZ und eine konsistente BGZ. Ich rate zu mehr Realismus. Die meisten Menschen können das im Alltag nicht verankern, und sie wollen es auch nicht. Kommt hinzu, dass wir das Aufstehen oft kontrollieren können, das Einschlafen aber nicht. Wer den Hundertprozenter will und hinkriegt, der kann das gerne tun. Aber auch der Achtzigprozenter, die Kombination aus Konsistenz und Flexibilität, ebnet uns den Weg zu genug Tiefschlaf. Hauptsache, wir bleiben im Rhythmus. Und am allerwichtigsten dafür ist Aufstehen immer zur gleichen Zeit.

Vielleicht warst du am Anfang etwas gefrustet, als du vom Social Jetlag hörtest und die Schattenseite des wohligen Ausschlafens am Wochenende kennenlernen musstest. Aber möglicherweise hast du das auch schon gar nicht mehr auf dem Schirm, denn mit dem genialen Prinzip der AAZ haben wir ein entscheidendes Geheimnis der Tiefschlaf-Formel entdeckt, das jeden sofort weiterbringt und das noch dazu extrem einfach anzuwenden ist. Das entschädigt doch für den kurzen »Mein Ausschlafen wird mir geraubt«-Schock, oder?

Mit diesem Wissen und dieser Motivation können wir uns an ein Thema machen, das für viele Menschen ein sehr großer Pain Point ist. Wir Menschen sind von Natur aus eine tagaktive Spezies und von der Evolution dafür gemacht, bei Helligkeit wach zu sein und bei Dunkelheit zu schlafen. Wenn wir nach diesem Rhythmus leben, wenn wir gelernt haben, mit Stress umzugehen – hey, war dein 4-8-4-Protokoll gut heute? – und die Roadblocks aus dem Weg zu räumen, dann dürfte unser Tiefschlaf top sein. Weicht unser Rhythmus dagegen von unserer natürlichen Disposition weit ab, dann hat das mentale und körperliche Auswirkungen, die gravierend sein können. Vor dieser Challenge stehen viele Menschen: Krankenschwestern, Servicekräfte, Gastronomen, Polizisten, Feuerwehrleute, Ärzte, Piloten, LKW-Fahrer, Müllentsorger, Reinigungspersonal, Pflegekräfte, Security, Logistiker. Sie alle sind wichtige Säulen unserer Gesellschaft, und wir sind ihnen sehr dankbar dafür. Ohne sie würde unser tägliches Leben nicht funktionieren. Ein doppeltes Danke, denn sie riskieren ihren Tiefschlaf und damit Lebensqualität und sogar ihre Gesundheit. Du glaubst, das betrifft dich und mich nicht? Na, und ob! Schichtarbeit ist in immer mehr Branchen an der Tagesordnung. Beim nächtlichen Programmieren von Computern, bei Telefonkonferenzen mit Teams in anderen Zeitzonen oder bei frühen Dienstreisen. Schichtarbeit ist ein großes Problem unserer gesamten Gesellschaft. Und eine Gesellschaft, in der weite Teile entkoppelt vom natürlichen Rhythmus leben, ist eine gestresstere, gereiztere und vor allem kränkere Gesellschaft.

Da auch Urlaube in andere Zeitzonen und in jedem Fall die nächste Zeitumstellung unsere innere Körperuhr beeinflussen, stehen wir alle immer wieder vor einer relevanten Frage: Müssen wir das einfach so hinnehmen und mit den Folgen leben, oder können wir unsere Uhr umstellen und trotzdem im Rhythmus bleiben? Die Antwort: Ja, das können wir. Das, was wir in dieser Session behandeln, hilft jedem von uns, egal, in welcher Form von »Schichtarbeit« wir unterwegs sind. Wobei es mir nicht darum geht, für alle möglichen Reiseziele und Schichtpläne spezifische Anweisungen herunterzubeten. Ich will dir vielmehr dabei helfen, das System dahinter zu verstehen, damit du dir für deine persönlichen Situationen die jeweils passenden Protokolle erarbeiten kannst. Das System zu verstehen, ist immer wertvoller, als spezifische Anweisungen zu bekommen. So kannst du selbst Lösungen für jede Situation finden und bist nicht abhängig von starren Richtlinien. Lass uns loslegen!

FASZINATION KÖRPER: DAS TEMPERATURMINIMUM

Ich will dir hier mal etwas zeigen, das dein Leben verändern kann. Schau dir bitte diese Abbildung an.

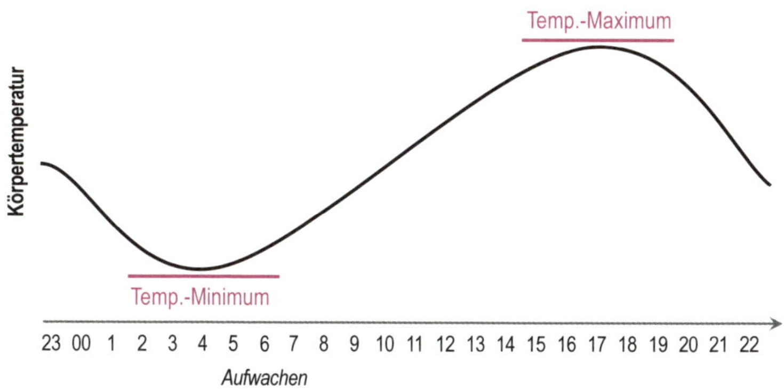

Abbildung 17: Unsere Körpertemperatur über 24 Stunden

Was das in der Abbildung ist? Das ist das System, das unser (Schlaf-)Leben bestimmt. Wenn wir es im Griff haben, dann entscheiden wir selbst über unser Energielevel. Die Abkürzung für das System lautet *TMin* und steht für *Temperaturminimum*. Das Konzept dahinter erscheint zunächst einmal simpel, ist es auch, aber gleichzeitig unglaublich kraftvoll und kann unser Leben verändern. Um unser TMin zu errechnen, brauchen wir kein Thermometer, das geht wie von selbst: Die Grafik oben stellt den Temperaturverlauf unseres Körper über 24 Stunden dar. Das TMin liegt immer 90 bis 120 Minuten vor unserer Aufwachzeit, das ist physiologisch so verankert. Stehst du wie im Beispiel oben um 6 Uhr auf, dann ist dein Temperaturminimum zwischen 4 und 4:30 Uhr erreicht. Sind wir noch nicht im Rhythmus und struggeln etwas mit unserer AAZ, nehmen wir zur Orientierung einfach den Durchschnitt der letzten 3 bis 5 Tage.

Brain Tattoo # 11

Referenzpunkt für die Verschiebung unserer inneren Körperuhr ist unser Minimum der Körpertemperatur. Es ist 90 bis 120 Minuten vor dem Aufwachen erreicht.

Warum sind das Temperaturminimum und die Körpertemperatur überhaupt so wichtig? Weil die Temperatur das Signal ist, das unseren gesamten Körper auf die gleiche Uhrzeit und den gleichen Rhythmus taktet. Genauer, alle unsere Zellen, egal, ob Gehirn-, Knochen- oder Darmzellen. Die Temperatur ist der Dirigent, der den Takt vorgibt für das gesamte Orchester, zu dem eben alle Zellen unseres Körpers gehören.

Diesen Dirigenten können wir nun nutzen, um unsere innere Körperuhr zu beeinflussen. Wir nutzen ein faszinierendes physiologisches Prinzip, das bei allen Menschen gleich ist: In dem Zeitraum von 4 bis 6 Stunden *nach* dem TMin ist die innere Körperuhr sehr sensitiv für Veränderungen. Dann können wir sie besonders leicht umstellen. Dieses Zeitfenster nennen wir das *Entrainment Window*. Aber es ist nicht das Fenster für jede Umstellung, sondern nur für die nach vorne.

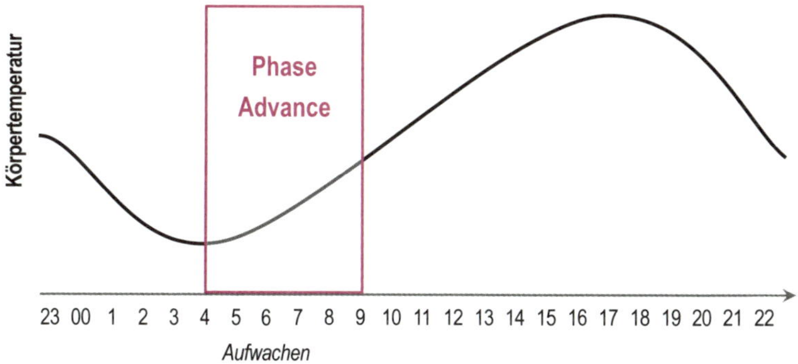

Abbildung 18: Zeitfenster für das Nach-vorne-Stellen der inneren Körperuhr

Ich gebe dir ein Beispiel: Konsumierst du normalerweise um 6:30 Uhr das erste Mal helles Licht, diesmal aber schon um 5:30 Uhr, wird deine innere Körperuhr dadurch eine Stunde nach vorne verschoben. Das führt dazu, dass du am nächsten Tag lieber eine Stunde früher aufstehen und ins Bett gehen willst. Dieses Vorstellen bezeichnen wir als *Phase Advance*.

Das Gegenstück dazu ist die *Phase Delay*, sie findet analog 4 bis 6 Stunden *vor* dem TMin statt und verschiebt die innere Körperuhr nach hinten. Auch dafür ein Beispiel: Grelles Licht um 23 Uhr hat zur Folge, dass du am nächsten Tag automatisch später aufstehen und später ins Bett gehen möchtest. Das Prinzip dahinter können wir uns also ganz easy merken: *Nach* dem TMin verschiebt die Körperuhr nach *vorne*, *vor* dem TMin verschiebt sie nach *hinten* (Eselsbrücke: »nach – vorne und vor – hinten«). Die Verschiebung nach vorne lässt uns logischerweise alles früher machen (aufstehen und ins Bett gehen), die nach hinten alles später.

Beachten wir dieses Prinzip und kennen wir unser Temperaturminimum, dann können wir unsere innere Körperuhr mit der Hilfe von Licht strategisch nach vorne und nach hinten verschieben. Und da jeder sein TMin kennt, nämlich 90 bis 120 Minuten vor dem ersten Lichtkonsum, haben wir alle Instrumente in der Hand, um mit Schichtarbeit, Reisen und Zeitumstellung umzugehen. Ohne künstliche Aufputscher oder aufwendige Methoden. Einfach nur mit den physiologischen Gegebenheiten und Licht.

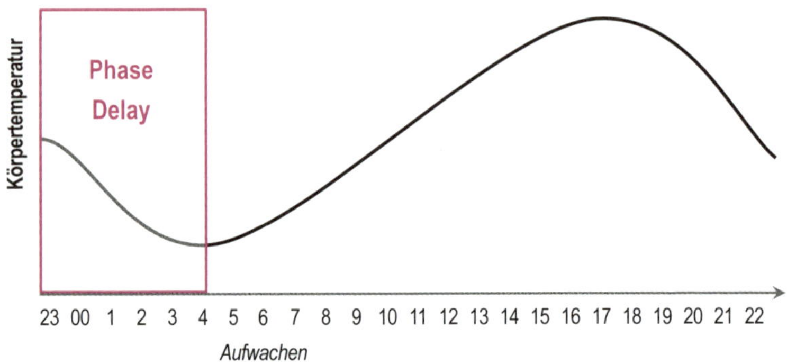

Abbildung 19: Zeitfenster für das Nach-hinten-Stellen der inneren Körperuhr

Nach dem *Entrainment Window*, unserer zeitlich sensitiven Phase, folgt ein drittes wichtiges Zeitfenster. Diese Phase hat im Englischen einen ziemlich reißerischen Namen, *Circadian Dead Zone*. In dieser zirkadianen Todeszone kannst du so viel Licht konsumieren, wie du willst, es hat keinen Einfluss auf deine innere Körperuhr. In dieser Phase ist unsere Uhr nicht sensitiv, das heißt, wir können sie nicht umstellen. Landest du in dieser Todeszone beispielsweise in Singapur, steigst aus dem Flieger, freust dich über Licht und denkst, dass du dich dadurch an die neue Zeitzone anpasst, dann vergiss es. Es hat so gut wie keinen Einfluss auf deine innere Körperuhr. Das gilt auch für den Mittagsspaziergang. Der kann guttun, er kann entspannen, du sammelst vielleicht etwas Vitamin D, und das Licht hebt deine Stimmung – alles wertvoll. Nur auf die innere Körperuhr hat auch das keine Auswirkungen. Der Morgenspaziergang dagegen bestärkt deinen Rhythmus, weil zu dieser Zeit das Licht deine innere Körperuhr und die zirkadiane Rhythmik stabilisiert. Wie so oft im Leben ist auch hier das Timing entscheidend!

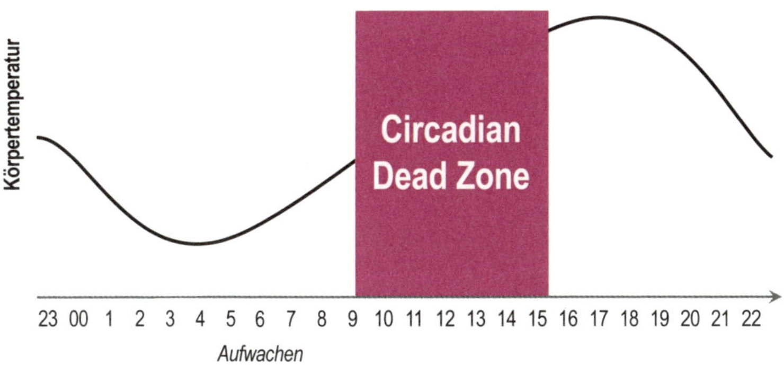

Abbildung 20: Circadian Dead Zone für die Aufstehzeit 6 Uhr

Die Auswirkungen auf unsere innere Körperuhr und den Zusammenhang mit unserem TMin haben wir in dieser Session verinnerlicht. Neben dem Licht sind Bewegung, Temperatur und Essen weitere zirkadiane Faktoren. Wie wir sie genau nutzen, erfährst du in der übernächsten Session. Vorher aber noch einmal ein großes Danke von mir: Wir haben nun alle Grundlagen besprochen, die wir brauchen. Erste Quick Wins konnten wir feiern, als wir die Roadblocks beseitigt und unseren Stress-Abschalt-Button gefunden haben. Bestimmt hilft dir das jetzt schon. In den nächsten Sessions feilen wir gemeinsam an den Details. Lass uns überlegen, wie du schneller einschläfst, alle Basics dafür hast du schon gelernt. Und dann ganz wichtig: Wie sieht eigentlich der perfekte Morgen aus und wie gestalten wir unseren Tag, auch wenn er noch so stressig ist, bestmöglich für einen gesunden Tiefschlaf in der Nacht? Und wir werden uns die einzelnen Lebensphasen anschauen, um gemeinsam dein persönlich perfektes Setting herauszufinden – ich freue mich darauf!

Ah, lass mich eben noch etwas spoilern: Später schauen wir uns ausführlich die besten Strategien für Jetlag und Schichtdienst an. Kleiner Tipp: Es hat etwas mit den Abkürzungen AAZ und TMin zu tun ... Bis später!

SESSION HIGHLIGHTS

1. Social Jetlag ruft ähnliche Symptome wie ein Reise-Jetlag hervor und gefährdet unseren Tiefschlaf.
2. Ausschlafen am Wochenende kann wie ein Flug nach New York wirken. Deine innere Körperuhr gerät dadurch immer wieder aufs Neue aus dem Takt.
3. Mit dem Performer-Hack kannst du am Wochenende ausschlafen, ohne deine Körperuhr zu verstellen.
4. Mithilfe deiner Anker-Aufsteh-Zeit und deiner Bett-Geh-Zeit kannst du flexibel und agil auf Veränderungen im Tagesablauf reagieren.
5. Die Körpertemperatur ist der große Dirigent. Mit ihrer Hilfe kannst du deine Körperuhr umstellen.

Zoom-In 2

ES GIBT FÜR ALLES EINE LÖSUNG: SCHICHTDIENST, JETLAG UND ANDERE SPECIAL CASES

Satchin Panda sagt, dass wir in gewisser Weise alle Schichtarbeiter sind. Warum das grundsätzlich stimmt, haben wir in der Session eben gesehen. Hier geht es aber um den Schichtdienst, wie wir ihn aus dem Krankenhaus, der Gastronomie oder aus Fabriken kennen. Wenn wir bei Wechselschichten drei Tage Frühschicht haben und danach direkt drei Tage Nachtschicht, dann ist das sehr schädlich für unsere Gesundheit. Der Grund: Diese brachialen Wechsel bringen unsere Cortisolausschüttung komplett aus dem Gleichgewicht und damit auch das Dopaminsystem. Wir können das vermeiden, wenn wir die Konsistenz so hoch wie möglich halten und, wenn irgendwie möglich, mindestens 14 Tage auf der gleichen Schicht arbeiten – bei Wochenendarbeit auch am Samstag und Sonntag.

Das wäre unter diesen Umständen optimal. Aber ich weiß, nicht alle haben eine solche Möglichkeit und können sich nicht die Freiheit nehmen. Deshalb wollen wir zusammen eine Möglichkeit kennenlernen, die uns hilft, die negativen Effekte abzufedern. Entscheidend ist auch hier das Prinzip »Temperaturminimum«, das wir vorher besprochen haben.

Brain Tattoo # 12

Wir gönnen uns so viel Licht wie möglich, wenn wir wach sind und sein wollen. Und wir holen uns so wenig Licht wie möglich, wenn wir müde werden und schlafen möchten.

Lass uns das Prinzip im Schichtdienst kurz an einem konkreten Beispiel einmal durchgehen: Die Schicht dauert von 18 Uhr bis 3 Uhr. Unten in der Skizze siehst du den Temperaturverlauf. Die Zeiten wären dann so:

- Einschlafzeit: 5:30 Uhr
- Aufstehzeit: 13:00 Uhr
- Temperaturminimum: 11:00 Uhr
- Phase Advance: 11:00–16:00 Uhr
- Phase Delay: 6:00–11:00 Uhr

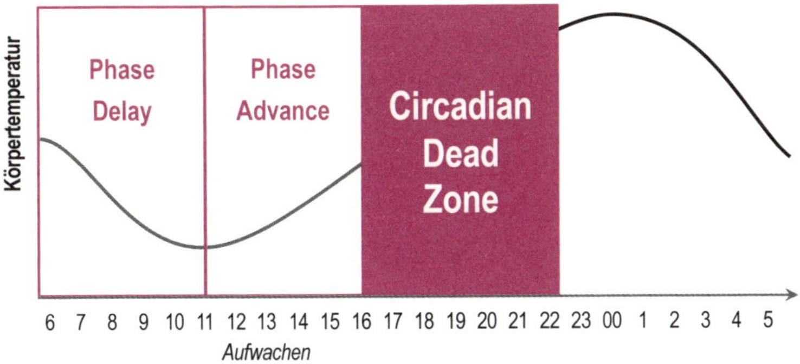

Abbildung 21: Körpertemperatur bei Schichtdienst

Was ist entscheidend? Denk an das Brain Tattoo. Genau! Entscheidend ist, während dieser Schicht so viel und so helles Licht wie möglich zu konsumieren. Damit signalisieren wir unserem Körper: Wach sein! Wenn die Schicht aber um 3 Uhr zu Ende ist, sollte kein helles Licht mehr in die Augen kommen. Lässt sich das nicht vermeiden, dann setzen wir eine Blaulichtfilterbrille auf, um uns beim Fernsehschauen, Zähneputzen, Abschminken oder Auf-Toilette-Gehen zu schützen. Ab 3 Uhr sollten wir alles so vorbereiten, dass der Melatoninspiegel steigt, also 2,5 Stunden vor dem Schlafen. Wenn wir auch die anderen Tiefschlafkiller vermeiden (kein intensiver Sport mehr, kein schweres Essen und am besten direkt am Ende der Schicht, selbst wenn du noch keinen so großen Hunger hast), schaffen wir es, nach dem Ins-Bett-Gehen um 5:30Uhr die schädlichen Folgen für unseren Tiefschlaf zu minimieren.

Wir schlafen wieder in 90-Minuten-Zyklen, zum Beispiel fünf Zyklen, also 7,5 Stunden, bis 13 Uhr. Das TMin ist dann um 11 Uhr. Entscheidend ist jetzt, dass wir unser *Entrainment Window* nutzen, also viel Licht konsumieren, um die Cortisolausschüttung zu triggern und dem Körper so zu zeigen, dass der

Tag beginnt. Vielleicht fragst du dich jetzt: Chris hat doch vorher gesagt, dass um die Mittagszeit die *Circadian Deadzone* sei, also genau das Gegenteil? Stimmt, habe ich gesagt. Aber das bezieht sich immer auf das Temperaturminimum, nicht auf eine bestimmte Tageszeit. Wenn wir morgens »normal« aufstehen, dann liegt die Todeszone vier bis sechs Stunden nach dem TMin tatsächlich rund um die Mittagszeit. Stehen wir aber um 13 Uhr auf, ist sie entsprechend verschoben am Nachmittag. Heißt: Ab ca. 17 bis 18 Uhr sind wir in der *Circadian Deadzone*, dort können wir unsere innere Körperuhr nicht mehr stark beeinflussen.

Wenn wir das wissen, können wir mit den Tools, die wir vorher besprochen haben, auch Schichtdienst handeln. Wir können unsere innere Körperuhr so steuern, dass der Wechsel nicht so brachial für uns ausfällt.

ENDLICH ENTSPANNT REISEN: ANTI-JETLAG-STRATEGIE

Du fühlst dich platt, der Kopf schmerzt, die Augen tränen, was hat der Typ da vorne noch einmal gesagt?! Das kommt dir bekannt vor? Genau, so fühlt sich Jetlag an. Das ist im Urlaub schon nervig, in einem wichtigen Meeting ist es aber ein echtes Problem. Denn ohne Energie, mit Kopfschmerzen, roten Augen und massiven Konzentrationsschwierigkeiten wird es schwer zu performen. Bei vielen kommen noch Verdauungsprobleme dazu, wir können schlecht einschlafen (bei Reisen in den Osten), werden zu früh wach (bei Reisen in den Westen) und wachen überhaupt ständig nachts auf. Kurzum: Jetlag ist echt ne Qual. Deshalb höchste Zeit, dass wir ihn loswerden.

Wenn wir über Jetlag sprechen, vermischen wir meistens zwei Dinge: *Reisemüdigkeit (travel fatigue)* und *Zeitzonen-Jetlag*. Uns geht es in dieser Session um Zeitzonen-Jetlag. Der kann zwar nicht vollständig vermieden werden, aber wir lernen Strategien kennen, die negativen Folgen zu minimieren und sie schnell loszuwerden, um fit zu sein, egal, ob für die Businesspräsentation oder den Holiday-Roadtrip. Let's go!

Zum Start: Was passiert überhaupt beim Jetlag? Jetlag bedeutet, dass unsere innere Körperuhr nicht mit dem lokalen Hell-Dunkel- oder Tag-Nacht-Rhythmus übereinstimmt. Wenn unsere innere Körperuhr zum Beispiel auf die europäische Zeit eingestellt ist und du um 17 Uhr in New York ankommst, dann erlebt dein Körper eine krasse Diskrepanz. In NY ist es ja noch hell, doch deine innere Körperuhr erwartet Dunkelheit – schließlich ist es zu Hause 23 Uhr.

Das klingt so easy. Aber nach dem, was wir schon über unsere innere Körperuhr und die Feinabstimmung unseres Schlafsystems gelernt haben, wissen wir, dass das ein krasser Cut ist. Manche reagieren darauf stärker, manche schwächer – aber reagieren, das tun wir alle. Vor allem im Alter wird der Effekt stärker, weil unsere Melatoninausschüttung schwächer wird. Und: Bei Reisen in den Osten wirkt sich der Jetlag heftiger aus als bei Reisen in den Westen.

Der Grund liegt in unserem autonomen Nervensystem: Wir haben unser Gaspedal und unsere Bremse schon kennengelernt, Sympathikus und Parasympathikus. Sie sind die entscheidenden Akteure in unserem autonomen Nervensystem. Das wiederum ist leichter hochzufahren als runter. Es ist also einfacher, uns wach zu halten, als sofort einzuschlafen – evolutionsbiologisch ist das ja auch sinnvoll. Diese Asymmetrie ist dafür verantwortlich, dass es uns leichter fällt, länger wach zu bleiben, was wir bei einer Reise in Richtung Westen tun müssen. Müssen wir dagegen früher einschlafen, wie bei einer Reise in den Osten, fällt uns das viel schwerer. Deshalb brauchen wir Anti-Jetlag-Strategien.

REISEN IN RICHTUNG OSTEN

Schauen wir uns dafür die beiden Reisemöglichkeiten an. Wir starten mal mit einem Trip Richtung Osten, zum Beispiel von Berlin nach Tokio. Das sind +7 Stunden Zeitunterschied. Wir nutzen wieder unser Wissen über den zirkadianen Rhythmus und gehen über ins Phase-Advance-Protokoll. Das heißt, wir beginnen, wenn möglich, zwei bis drei Tage vor Abflug früher Licht zu konsumieren, uns früher zu bewegen und früher zu essen. Damit verschieben wir unsere innere Körperuhr nach vorne und schaffen so die Möglichkeit, dass wir bei unserer Landung in Tokio das Tageslicht in der richtigen Phase konsumieren und eben nicht in der zirkadianen Todesphase oder sogar im Phase-Delay-Window – das wäre der Worst Case.

Diese Vorbereitungen auf den Flug sind extrem effektiv. Sind wir an Bord, versuchen wir schon in der ersten Hälfte des Fluges zu schlafen und nicht etwa in der zweiten, damit später der Schlafdruck (Stichwort: Adenosin) hoch genug ist. Bei der Landung dann unbedingt eine Sonnenbrille bis zu unserem TMin zu Hause tragen (wenn unsere Anker-Aufsteh-Zeit 6 Uhr ist, wäre das 4 Uhr morgens MEZ oder 11 Uhr Tokio-Zeit), gerne auch schon im Flugzeug. Nach der Landung sofort nach lokaler Uhrzeit essen, auch wenn wir noch keinen Hunger haben. Wenn es der Zeitplan nicht zulässt, dann lieber die Mahlzeit ausfallen lassen; auf keinen Fall nach dem home schedule essen, das verstärkt den Jetlag nur. Mit diesem Protokoll können wir unsere innere Körperuhr um eine bis drei Stunden pro Tag verschieben.

REISEN IN RICHTUNG WESTEN

Die sind für uns leichter zu handeln. Trotzdem hilft es, möglichst schnell nach der Landung Licht zu konsumieren, in kleinen Micro-Breaks Übungen oder auch nur Treppensteigen einzubauen und auch wieder strategisch geschickt zu essen oder Koffein zu uns zu nehmen. Auf diese Weise bleiben wir länger wach – und wir sollten unbedingt den Mittagsschlaf am Nachmittag vermeiden, der reduziert nur den Schlafdruck, den wir unbedingt brauchen, um später einzuschlafen.

Mit diesen Basic-Strategien puffern wir den Jetlag-Effekt konsequent ab. Wenn du noch viel tiefer in das Thema Jetlag Recovery einsteigen möchtest, findest du unter *www.tiefschlaf-formel.de/bonus* etliche weitere Strategien und Protokolle dazu, die ganz einfach umzusetzen sind.

Zum Abschluss eine Frage, die mir oft gestellt wird: Was soll ich bei Kurztrips machen? Meine Empfehlung ist klar: Auf heimischer Zeit bleiben. Bei Kurztrips bis zu 72 Stunden stellen wir unsere innere Körperuhr nicht um, nur bei Reisen, die länger dauern. Wie wir das machen? Simuliere so gut wie möglich die Bedingungen, die du zuhause hast, und bleibe bei deinen Habits – von Anker-Aufsteh-Zeit über feste Essens- und Sportzeiten bis zu Zähneputzen mit Tiefschlafbrille. Damit stabilisierst du dein gesamtes Schlafsystem, was vor allem für diejenigen von uns entscheidend ist, die regelmäßig Zeitzonen durchfliegen. Das mag vielleicht bei dem einen oder anderen Kollegen oder der Reisebegleitung für spöttische Kommentare sorgen. Doch egal, ob Präsentation oder Reisefotos: Wir sehen mit wachen, funkelnden Augen immer besser aus als mit müden, roten.

Brain Tattoo 13:

Wir müssen nicht ins Flugzeug steigen, um Jetlag zu kriegen. Es reicht schon, wenn wir nicht konsequent und kontinuierlich im Rhythmus bleiben.

Einschlafen ist nicht wie einen Schalter drücken – sondern eher wie ein Flugzeug zur Landung bringen …

Session 6

FERTIGMACHEN ZUR LANDUNG: SCHNELLER IN DEN TIEFSCHLAF

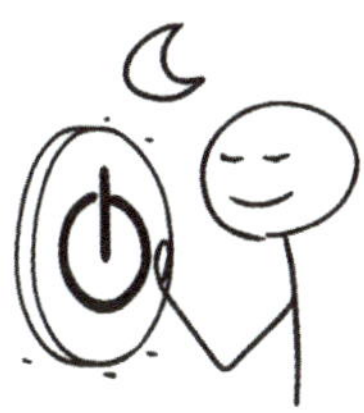

Schnell einschlafen

Ich wette, das hast du schon mal erlebt: Du liegst 15 Minuten wach, während dein Partner, deine Partnerin innerhalb einer Minute einschläft. Bist du neidisch? Brauchst du nicht zu sein. Im Gegenteil, bei dir ist alles in Ordnung, aber du solltest unbedingt diese Session und das Buch deiner Partnerin oder deinem Partner empfehlen, denn er oder sie braucht es. Warum? Das sehen wir gleich. Denn wir sprechen jetzt über das Megathema überhaupt, über das Einschlafen. Und darüber, wie wir schneller in den Tiefschlaf kommen.

Ich führe keine Statistik, doch das ist eine der häufigsten Klientenfragen: »Chris, ich liege nachts ewig lang wach. Habe ich ein Einschlafproblem? Und was kann ich machen?« Die Frage kann jeder gut verstehen, denn wir alle hatten schon einmal eine schlaflose Nacht. Sich ewig herumwälzen, ständig aufstehen, die Gedanken rasen wie verrückt, der Wecker tickt, sein Alarm rückt unerbittlich näher, und mit jeder Minute steigt das Stresslevel. Ich will endlich schlafen, ich muss doch morgens früh raus. Schlaflose Nächte sind ätzend! Wir kennen aber nicht nur diese krassen Fälle, die leider weitverbreitet sind. Viele Klienten erzählen von ihrem »Einschlafproblem«, und auf meine Frage »Wie lange brauchst du denn?« antworten sie: »Ja, schon 15 bis 20 Minuten.« Geht es dir auch so? Dann lass mich das mal kurz klarstellen: Du kannst dich entspannen, du hast kein Einschlafproblem. 15 bis 20 Minuten sind völlig normal. Einschlafen funktioniert nicht wie Licht ausschalten. Einschlafen ist wie … Warte, dazu kommen wir gleich.

Vorher ein kurzer Insidereport für dich aus meiner Erfahrung als Schlafcoach: Viele Klienten reagieren auf diese Nachricht sehr erleichtert, weil sie dieses Thema so sehr gestresst hat. Das liegt oft daran, dass unglaublich viele Mythen dazu verbreitet sind. Der vielleicht größte Mythos: Je schneller du einschläfst, desto besser. Klienten, bei denen das so ist und die sich trotzdem ständig schlapp fühlen, sagen oft zu mir: »Chris, wir müssen etwas ändern. Aber wenigstens liegt es nicht am Einschlafen, da habe ich gar kein Problem. Ich lege mich hin und bin weg.« Oh doch: Genau dort müssen wir beginnen! Wer im Normalfall weniger als fünf Minuten braucht, wer überall und immer einschlafen kann, der ist ziemlich sicher dauer-übermüdet. Das kann daran liegen, dass er grundsätzlich zu wenig schläft. Oder, und das erlebe ich viel häufiger, dass er zu wenig Tiefschlaf bekommt. Reminder: Adenosin bestimmt den Schlafdruck in unserem Gehirn. Es verhält sich in unserem Körper wie die Körner einer Sanduhr, die im Wachsein herunterrieseln und das untere Glas füllen. Beim Schlafen wird die Uhr herumgedreht, das Glas kann sich wieder leeren – der Schlafdruck lässt nach. Haben wir in der Nacht zu wenig Erholung, bauen wir zu wenig Adenosin ab und gehen mit zu viel davon nach dem Aufwachen in den Tag. Bei weniger als fünf Minuten Einschlafdauer (*Einschlaflatenz*) empfehle ich auf jeden Fall, genauer hinzusehen.

Das liegt daran, dass Einschlafen eben nicht so funktioniert wie Lichtausschalten. Sondern eher wie das Landen eines Flugzeuges. Und so eine Landeaktion darf ruhig bis zu 20 Minuten dauern. Wobei wir in dieser Session gleich auch noch auf effektive Methoden kommen, die dir helfen, schneller einzuschlafen und in den Tiefschlaf zu finden. Die sind in jedem Fall sehr wertvoll für dich. Brauchst du allerdings regelmäßig mehr als 30 Minuten für die Landung – oder landest gar nicht – sorry, ich muss es so knallhart sagen, dann hast du leider wirklich ein Thema. Aber keine Sorge: Wir kriegen das gemeinsam hin. Du wirst sehen, dass wir dabei auf das aufbauen, was wir bereits gelernt haben und können. Deshalb war es so wichtig und wertvoll, dass du drangeblieben bist. Das zahlt sich auch bei dem Pain Point »Einschlafen« aus. Gerade die neuen Skills, die unsere Körpertemperatur und unsere innere Körperuhr beeinflussen, helfen uns dabei.

Brain Tattoo # 14

Wenn du regelmäßig weniger als fünf Minuten zum Einschlafen brauchst, ist die Chance hoch, dass du chronisch übermüdet bist.

Hauptziel dieser Session ist also die ideale Landung. Nach den ersten Sessions kennen wir bereits die wichtigsten Fakten über das Flugzeug. Wir wissen, wie es aufgebaut ist und wie es funktioniert, wir wissen, wo seine Schwachstellen liegen und wie wir es tunen können. Später werden wir darüber sprechen, wie wir es am besten starten lassen und fliegen. Jetzt aber geht es erst einmal um das Landen. Wir wollen unseren Körper und Geist landen lassen, bis sie ruhig auf dem Boden stehen und wir die Turbinen in den Schlafmodus bringen können. Dafür – wir lösen uns mal vom Flugzeugbild – wollen wir den autonomen Erregungszustand verringern und vom Sympathikus in den Parasympathikus schalten, unseren Ruhemodus. Das ist elementar, um schnell in die erste Tiefschlafphase zu gelangen. Stichwort *Tiefschlafverdichtung*. Je schneller wir in die erste Tiefschlafphase gelangen und je mehr wir den Tiefschlaf in der ersten Nachthälfte verdichten, desto besser. Denn mit jedem Schlafzyklus (90 Minuten!) nimmt der Anteil des Tiefschlafs ab.

DAS POWER-DOWN-PROTOKOLL

Für die ideale Landung ist der Anflug entscheidend. Wir nennen diesen Anflug hin auf den Tiefschlaf *Power-Down-Protokoll* (*PDP*). Denk an die Flugzeugansage: »Ladies and Gentlemen, wir verlassen jetzt die Reiseflughöhe (Stressmodus) und starten den Landeanflug (Power-Down-Protokoll). Unser Reiseziel (Tiefschlaf) – denk dir hier einfach einen Zielflughafen aus, wo du jetzt gerne landen würdest – erreichen wir in 15 Minuten. Danke, dass Sie mit uns geflogen sind, wir freuen uns, Sie bald wiederzusehen.«

Das Power-Down-Protokoll schafft die idealen Voraussetzungen für die Tiefschlafverdichtung. Wir wollen stressige Gedanken, die Cortisol und Adrenalin auslösen, abschalten und unseren Racing Mind zur Ruhe bringen. Wir fahren unsere Herzrate und die Gehirnwellen herunter, wir verhindern die Ausschüttung von Stresshormonen. Und wir beseitigen die Tiefschlafkiller, wenn wir es nicht schon getan haben. Alles, um den Zustand zu erreichen, den ein Zitat sehr schön so ausdrückt: »From light to dark, loud to calm, fast to slow, hot to cool.«

Wie gut das funktioniert, können wir unter anderem am zeitlichen Verlauf unseres Ruhepulses erkennen. Wenn wir den Mindestwert in der ersten Nachthälfte erreichen (linke Grafik in Abbildung 22), ist das ein Anzeichen dafür, dass wir zügig zur Ruhe kommen. Wenn unser Ruhepuls aber erst gegen Ende der Nacht das Minimum erreicht (rechte Grafik), ist das ein Indiz, dass wir lange brauchen, um runterzukommen.

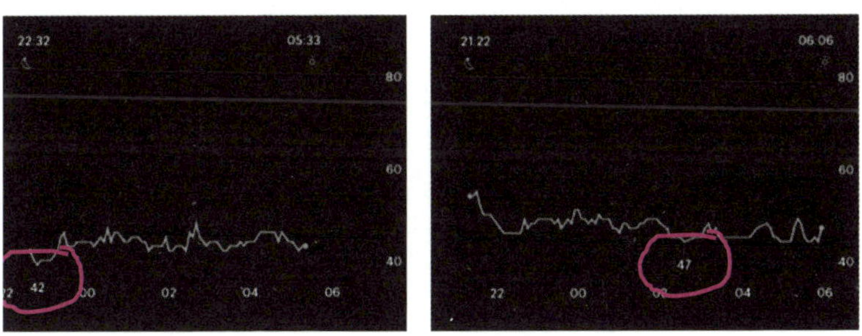

Abbildung 22: Ruhepuls mit und ohne Power Down

Es gibt unzählige Abendroutinen, die uns die Schlafratgeber anbieten. Wir werden uns auf die wenigen konzentrieren, die wirklich schnell und nachhaltig wirken. Einen draufsetzen kann man immer gerne. Wir wollen aber erst einmal die direkteste und effektivste Methode kennenlernen. Unser Tiefschlaf-Landeanflug erfolgt deshalb in drei Schritten:

PDP SCHRITT 1: MELATONIN BOOSTEN

Beim Landen spricht man eher von Phasen, lass uns trotzdem hier von Schritten reden, weil du sie selbst gehen kannst. Schritt 1 ist ein sehr wichtiger, wenn nicht der wichtigste. Gerade bei diesem Thema erlebe ich immer wieder, wie viel wir falsch machen, aber auch wie schnell wir das korrigieren können. Freu dich hier auf ein paar echte Quick Wins unserer Tiefschlaf-Formel!

Wir gehen beim ersten Schritt von einer bahnbrechenden Studie der Harvard Medical School (HMS) aus. Untersucht wurde das Schlafhormon Melatonin, das wir schon ein paar Mal angeteasert haben. Melatonin ist ein sehr lichtsensitives Hormon. Seine Freisetzung sinkt bei Helligkeit auf ihr Minimum und steigt bei Dunkelheit auf ihr Maximum, das typischerweise am Morgen zwischen 1 und 3 Uhr erreicht ist. Ein Forscherteam der HMS betrachtete das Melatonin im Zusammenhang mit der Nutzung elektronischer Geräte. Das Team wollte wissen, wie die sich auf unseren Schlaf auswirken – gerade in Zeiten von Homeoffice, Videokonferenzen und Digitalunterricht ein top aktuelles Thema.

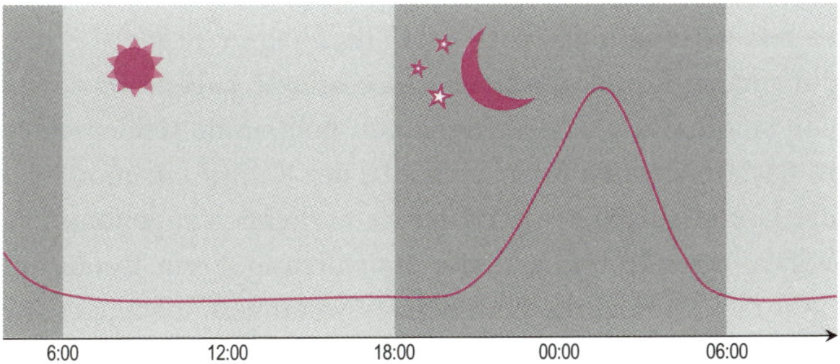

Abbildung 23: Melatoninverlauf

Für die Studie wurden zwei Gruppen gebildet. Die eine Gruppe sollte ein gedrucktes Buch und die zweite denselben Inhalt auf einem E-Reader lesen. Das ganze Experiment lief über einen Zeitraum von nur fünf Tagen, wobei beide Gruppen vier Stunden vor dem Schlafen zu lesen anfangen sollten. Das Ergebnis war wirklich spektakulär: Nach nur fünf Tagen hatte sich die Melatoninproduktion der E-Reader-Gruppe um 1,5 Stunden nach hinten verschoben. Das zeigt, wie lichtsensitiv unser Schlafhormon tatsächlich ist. Es kam aber nicht nur zu einer Verschiebung, auch das Level an Melatonin lag in dieser Gruppe deutlich niedriger als in der Vergleichsgruppe. Und zwar um satte 55 Prozent. Die Probanden berichteten davon, deutlich weniger und später müde zu werden. Das konnte auch neurologisch gemessen werden: Eine Stunde vor dem Einschlafen hatten ihre Gehirnwellen noch eine signifikant höhere Frequenz. Und sie schliefen später ein als die Probanden der Printbuch-Gruppe. Am nächsten Morgen wiederum lag das Alertness-Level der E-Reader-Gruppe deutlich niedriger. Sie fühlten sich weniger fit und brauchten noch Stunden, um auf ein ähnliches Alertness-Level wie die Gruppe mit dem gedruckten Buch zu kommen. All diese Ergebnisse beweisen deutlich, dass allein fünf Tage E-Reader-Lektüre die innere Körperuhr massiv beeinflusst haben. Das Fazit der Studie dazu: »Der Einsatz von lichtemittierenden elektronischen Geräten beim Lesen, in der Kommunikation oder der Unterhaltung hat in letzter Zeit erheblich zugenommen. Wir konnten feststellen, dass die Nutzung dieser Geräte vor dem Zubettgehen die Einschlafzeit verlängert, die zirkadiane Uhr langsamer laufen lässt, den Level des schlaffördernden Hormons Melatonin niedrig hält, die Menge und das Timing des REM-Schlafes reduziert und die Wachheit am folgenden Morgen reduziert. Verwendet man lichtemittierende Geräte unmittelbar vor dem Schlafengehen, erhöht das zudem die Wachheit zu dieser Zeit, was dazu führen kann, dass Nutzer ihre Schlafenszeit aufschieben. Insgesamt stellten wir fest, dass die Verwendung von tragbaren lichtemittierenden Geräten unmittelbar vor dem Zubettgehen biologische Auswirkungen hat, die Schlafmangel aufrechterhalten und den zirkadianen Rhythmus stören können, was sich negativ auf Leistung, Gesundheit und Sicherheit auswirken kann.«

Der Grund dafür: Blaulicht. Lass uns das näher anschauen. Das Blaulicht, worum es hier geht, ist kein Licht, das wir als »blau« sehen, sondern es handelt sich um einen Bereich des Lichtspektrums von 400 bis 500 Nanometer, der in fast jedem Licht enthalten ist. Du weißt vielleicht schon, dass das sichtbare Licht alle Farben des Regenbogens enthält. Jede Farbe hat eine andere Wellenlänge, Rot die längste (800+ Nm), Violett die kürzeste (-350 Nm). Werden alle Farben zusammen gesehen, sehen wir weißes Licht wie zum Beispiel Sonnenlicht. Je greller das Licht ist – zum Beispiel das typische Krankenhauslicht –, desto höher der Anteil an Blaulicht. Und jetzt wird es interessant: Die verschiedenen Farben aktivieren drei verschiedene lichtempfindliche Proteine in unserem Auge, die *Opsine*. Aus dem Biounterricht kennen wir vielleicht noch die *Zäpfchen* und *Stäbchen*. In den Zäpfchen befinden sich die Photopsine, zuständig für das Farbensehen. Die Stäbchen halten die Skotopsine bereit, wichtig für das Sehen in der Dämmerung. Vor ein paar Jahren wurde aber noch ein drittes Protein entdeckt, das *Melanopsin*. Das Melanopsin reagiert am stärksten auf Blaulicht, es ist unser »Blaulicht-Detektor«. Fällt in unser Auge Blaulicht, treffen die Lichtstrahlen auf die Melanopsine und werden durch den Sehnerv an ein kleines Organ weitergeleitet, den suprachiasmatischen Nukleus. Wir haben ihn in den vorherigen Sessions schon kennengelernt, hier will ich nur kurz seine Funktion beschreiben: Dieser Nukleus ist winzig, gerade so groß wie ein Reiskorn, und besteht trotzdem aus ungefähr 20 000 Nervenzellen. Er sitzt zwischen unseren Augäpfeln über unserer Gaumenhöhle und ist unsere innere Körperuhr. Wird der Nukleus aktiviert, dann wird ein Signal an alle Zellen des Körpers gesendet, und der Ablauf, den wir in der Session über die innere Körperuhr besprochen haben, wird in Gang gesetzt. Für unser Thema hier bedeutet das vereinfacht gesagt: Wird der Nukleus durch Blaulicht aktiviert, ruft er dem Gehirn gewissermaßen zu: »Es ist hell.« Das Gehirn nimmt dieses Signal auf und übersetzt es in die Information: »Es ist Tag.« Und zwar unabhängig davon, wie spät es ist, selbst um Mitternacht.

Was passiert dann? Erhält unser Gehirn dieses »Es ist Tag«-Signal, wird die Melatoninproduktion abgebremst, am Tag wollen wir ja nicht müde werden, wozu also das Schlafhormon? Nur ist es eben nicht Tag, sondern Abend oder sogar schon Nacht. Das Spannende ist, dass dieses Prinzip auch für viele blinde Menschen funktioniert, weil sie oft zwar keine funktionierenden Zäpfchen und Stäbchen haben, aber die Melanopsine. Das heißt, sie nehmen, obwohl sie nichts sehen können, trotzdem Helligkeit und damit den Tag-Nacht-Rhythmus wahr.

Auf diesem Forschungsgebiet passiert aktuell sehr viel, und wir erhalten laufend neue Erkenntnisse. Neueste Studien zeigen, dass neben dem reinen Blaulicht insbesondere auch die Helligkeit des Lichts eine wichtige Rolle spielt und zur Aktivierung des »Es ist Tag«-Signals führt.

In meinen Coachings spreche ich immer über die Rolle von Blaulicht für unseren Tiefschlaf, weil sie so megawichtig ist. Oft antworten mir dann meine Klienten: »Hey, Chris, alles ganz interessant, aber ich bin safe: Ich verwende die Night-Shift-Funktion auf meinem Handy und Tablet, und mein Laptop hat sogar eine Software, die Blaulicht abends herausfiltert.« Das ist ein guter Start, keine Frage, und ich kann auch dir das sehr empfehlen. Wenn du auf deinem Handy die Night-Shift-Funktion noch nicht aktiviert hast, leg bitte kurz das Buch zur Seite und mach es jetzt. Aber es gibt noch eine ganze Reihe weiterer heller Licht- und Blaulichtquellen, über die in diesem Zusammenhang viel zu wenig gesprochen wird. Denk bitte unbedingt an Folgendes:

- Der Fernseher und auch der Computer sind echt fiese (Blau-)Lichtquellen am Abend.
- Bei der Beleuchtung am Arbeitsplatz gilt: je mehr »Krankenhausbeleuchtung«, also je weißer und greller, desto höher der Blaulichtanteil.
- Abends noch kurz einkaufen im Supermarkt oder in der Mall? Vorsicht, denn hier herrscht oft eine grelle Deckenbeleuchtung, die unseren Blaulicht-Detektor (Melanopsin) aktiviert und das »Es ist Tag«-Signal an das Gehirn schickt.
- Ähnliches passiert am Flughafen oder in der hell ausgeleuchteten Hotellobby.

- Genauso ist es im Hotelzimmer, wenn der Hauptschalter benutzt wird und das Deckenlicht und noch mehr Blaulichtquellen auf einmal eingeschaltet werden.
- Und last, but not least: Im Badezimmer, beim Abschminken oder Zähneputzen, schaltet man das Licht ein und holt sich aus allernächster Nähe eine »(Blau-)Lichtdusche« – und all das direkt vor dem Einschlafen.

Es gibt noch viele andere Blaulichtquellen gerade während deiner Abendaktivitäten, die dir bestimmt einfallen. Dabei ist wichtig, dass wir uns klarmachen, dass die Signale, die wir durch sie empfangen, unsere innere Körperuhr komplett in die Irre führen. Den Körper interessiert nicht, wie viel Uhr es ist oder ob du vorhast, müde zu werden. Ihn interessieren vor allem Lichtsignale. Das sind physiologische Vorgänge, die wir mit unserem Bewusstsein nicht beeinflussen können. Wenn wir um 11 oder 12 Uhr abends müde werden wollen, aber zu viel Blaulicht konsumieren, gaukeln wir dem Körper eine Realität vor, die so wirkt, als wäre es zwei Uhr nachmittags. Die Folge: Der Körper schüttet nicht die richtigen Hormone aus und wird nicht müde. Deshalb ist Licht wahrscheinlich der am meisten unterschätzte Faktor, der zu schlechtem Schlaf und zu wenig Tiefschlaf führt, einfach, weil in unserer Gesellschaft und unseren Wohnungen elektronische Geräte derart verbreitet sind. Mit dem technischen Fortschritt haben die Blaulichtquellen in unserem Zuhause zugenommen, die Dunkelheit dagegen abgenommen. Mat Walker spricht sogar von einer »*dark deprived society*«, einer ihrer Dunkelheit beraubten Gesellschaft. Satchin Panda analog zum *Social Jetlag* vom *Digital Jetlag*, den wir heute täglich erleben. Wir wollen uns daher in dieser Session etwas Dunkelheit zurückholen. Denn so wie Licht tagsüber unseren Rhythmus stärkt, so hilft uns Dunkelheit in der Nacht. Kurz gesagt: Lass uns unseren Abend etwas weniger hell machen! Du wirst es in der Nacht und am Morgen danach feiern.

Beleuchtungsstärke	Fläche beleuchtet von:
0,0001 Lux	Mondloser, bedeckter Nachthimmel
0,002 Lux	Mondloser, klarer Nachthimmel
0,27–1,0 Lux	Vollmond in einer klaren Nacht
50 Lux	Beleuchtung im Wohnzimmer einer Familie
80 Lux	Bürogebäude Flur-/Toilettenbeleuchtung
100 Lux	Sehr dunkler, bedeckter Tag
320–500 Lux	Bürobeleuchtung
400 Lux	Sonnenaufgang oder Sonnenuntergang an einem klaren Tag
1000 Lux	Bedeckter Tag, typische TV-Studiobeleuchtung
10 000–25 000 Lux	Volles Tageslicht (keine direkte Sonne)
32 000–100 000 Lux	Direktes Sonnenlicht

Abbildung 24: Beleuchtungsstärke verschiedener Lichtquellen

Ein Nachteil der digitalen Entwicklung ist der verstärkte Digital Jetlag. Zugleich, und das ist das Schöne, kann gerade die Technik die Folgen von Blaulichtkonsum abmildern oder komplett verhindern. Wir wollen ja nicht zurück in die Steinzeit und nur noch beim Flackern des Lagerfeuers essen oder lesen. Wir brauchen auch nicht in dunklen Zimmern sitzen, auf Fernsehen am Abend verzichten oder das Handy verbannen. Wir wollen unseren Feierabend genießen und gleichzeitig die Techniken und Tools nutzen, um unkompliziert und realistisch den Einfluss des Blaulichts zu reduzieren. Das geht, ohne dass wir unser Leben groß ändern oder uns einschränken.

Das Einfachste und Schnellste ist dabei eine orangefarbene Blaulichtfilterbrille. Wir nennen sie Tiefschlafbrille. Der Effekt dieser Brillen ist schon seit mehr als 30 Jahren bekannt, vor allem im Zusammenhang mit Migräne. Aber erst seit Kurzem kennt man auch die neuronalen Effekte für unseren Tiefschlaf. Hast du die Brille auf, kann das Blaulicht nicht auf deine Netzhaut und damit auch nicht auf deine Blaulichtdetektorzellen treffen. Folge: Es wird kein falsches Signal an deine innere Körperuhr gesendet. Idealerweise tragen wir die Brille zweieinhalb Stunden vor dem Schlafengehen, weil zu diesem Zeitpunkt unser Schlafhormon Melatonin sprunghaft ansteigt. Geht es aus irgendeinem Grund nicht so früh, weil du zum Beispiel noch einen Geschäftstermin hast oder ein Date, dann lieber wenigstens eine Stunde vorher als gar nicht. Klappt es auch damit nicht, dann zumindest noch beim Zähneputzen aufsetzen, auch das hilft schon. Besser als nichts! Die Brille sieht zwar nicht superschick aus, sie ist aber sehr effektiv. Du kannst zum Spaß einmal mit der App *Luxmeter* (das ist ein Free Download) in deiner Wohnung testen, welche Lichtquelle welche Luxzahl hat. Halte dann mal die Brille vor deine Handykamera. Du wirst sehen, wie sich die Luxzahl schlagartig verringert, wenn die Brille dunkel genug ist. Ich erlebe bei meinen Klienten dann immer die gleiche Reaktion: »Krass, dass ich mir das so lange angetan habe. Und dabei kann ich das so einfach vermeiden.« Natürlich nicht beim ersten Date oder einem entscheidenden Geschäftstermin. Aber mal ehrlich: Wie viele Situationen am Abend haben wir, wo es gar nicht stört, dass wir die Brille tragen. Der Trade-Off dafür, dass wir vielleicht etwas komischer aussehen, lohnt sich total: mehr Tiefschlaf, mehr Power und mehr Energie. Und das nur durch diese Brille. Auf *www.tiefschlaf-formel.de/bonus* findest du eine Liste mit Produkten, die wir unseren Coaching-Klienten empfehlen.

Brain Tattoo # 15

Brillen mit orangefarbenem Blaulichtfilter – zur richtigen Zeit getragen – geben uns mehr Power und Energie.

Achte dabei bitte noch auf einen zusätzlichen Punkt: Wir hatten gesehen, dass neben dem Blaulicht auch Helligkeit eine Rolle spielt. Deshalb empfehle ich dunkle Brillengläser. Je dunkler, desto besser. Berühmt sind ja die Brillen mit den orangefarbenen Gläsern, wie sie Bono oder auch Angelina Jolie und Brad Pitt in einer epischen Kampfszene (Weißt du, welche ich meine …?) tragen. Die Brillen sind inzwischen schon ein cooles Accessoire. Ich finde, das ist ein guter Deal: Lieber orangefarbene Gläser als rote Augen, oder? Und wer ohnehin eine Brille trägt, kann sich Clips kaufen, die man wie eine Sonnenbrille aufs vorhandene Gestell steckt. Man hat seine optischen Gläser auf der einen Seite und trotzdem den Schutz und muss sich keine andere Brille besorgen.

Noch ein Tipp: Bitte nicht die ganze Zeit über Brillen mit Blaulichtfiltern tragen. Manche Optiker empfehlen das zwar, aber was passiert dann? Tagsüber brauchen wir Blaulicht, um unserer inneren Körperuhr zu signalisieren: »Es ist Tag.« Nur abends ist das schädlich. Filtern wir das Licht aber vom Aufstehen an weg, nehmen wir uns dieses Signal. Es gibt sogar Studien, die zeigen, dass auf diese Weise das Depressionsrisiko steigt. Einfach, weil wir unserem Körper wieder das falsche Signal geben und damit eine falsche Realität vorgaukeln. Auch hier gilt mal wieder: Auf das richtige Timing kommt es an.

Neben der Tiefschlafbrille können wir vor allem in unserer Wohnung Kleinigkeiten ändern, die einen großen Effekt haben. Dazu gehört, dass wir den direkten Augenkontakt mit hellen Lichtquellen vermeiden, vor allem an der Decke. Unser Körper »denkt« sofort, es ist Tag, und Beleuchtung von oben gaukelt uns das Gefühl vor, es scheine die Sonne. Das liegt daran, dass sich die Melanopsine im unteren Bereich des Auges befinden und so sensitiver auf Lichtquellen reagieren, die über dem Kopf liegen. Abends würde ich daher die Deckenlampen ausschalten und Tisch- oder Bodenlampen nutzen. Und lass es mich noch einmal kurz reinwerfen: Beim Zähneputzen die orangefarbene Tiefschlafbrille auf oder nicht direkt ins Licht gucken. Wir schaden uns sonst auf den letzten Metern vor der sanften Landung in den Schlaf. Und das wäre doch schade.

Untertags dagegen ist die gerade umgekehrte Regel für uns wertvoll. Anstatt das Licht zu meiden, heißt es jetzt: viel Licht! Wenn möglich, dann halte dich viel draußen auf und lass deine Augen Licht sehen. Das haut unter der Woche nicht immer hin, umso wichtiger wird dann das Wochenende. Aber auch während der Arbeit lassen sich die Mittagspausen nutzen, manche Telefonate oder Walking-Meetings. Einfach alle Möglichkeiten, dem Körper Licht zu geben, um die innere Körperuhr und deinen Schlafrhythmus zu stabilisieren. Wir hatten ja gesagt: Der Invest in den Tiefschlaf fängt bereits direkt nach dem Aufstehen an. Und das kann schon dein 4-8-4-Protokoll am Küchenfester (besser geöffnet als geschlossen, die Fensterscheibe kostet wertvolle Lux) oder auf der Terrasse im Morgenlicht sein. Ein entspannender Start in den Tag, der dir sofort das gibt, was du brauchst. Einfacher und relaxter kannst du gar nicht in deinen Tiefschlaf investieren.

Das sind Basics, die einfach und trotzdem effektiv sind. Wollen wir unseren Tiefschlaf noch weiter verdichten, bietet sich uns eine ganze Reihe weiterführender Strategien an:

- Dimmer überall, wo möglich, einbauen. Das kostet ein paar Euro und bedeutet ein bisschen Aufwand, aber das sind Investments, die dich wirklich sehr weit bringen können.
- LED-Lampen durch warmes rotes und gelbes Licht ersetzen.
- Wenn doch LED-Lampen, die natürlich viel energieeffizienter sind als herkömmliche Glühlampen, dann LED-Lampen, die programmiert werden können und ihre Farbe an die Tageszeit anpassen.
- Wie wir es vermeiden können, dass wir nachts öfter aufwachen, haben wir schon gesehen. Passiert es doch, zum Beispiel wegen Babys, dann sind Fußbodenlampen super, da das Licht am Boden nicht unsere Blaulichtdetektoren im Auge aktiviert.
- Fürs Lesen, Arbeiten oder Kochen keine Deckenbeleuchtung, sondern wir beleuchten nur das Buch, den Schreibtisch oder die Arbeitsplatte.
- Neuere Bildschirme haben eine Blaulicht-Filter-Einstellung, ansonsten empfehle ich die f.lux-App.
- Nightshift-Modus im Handy, Laptop oder Tablet einstellen.
- Neuere Fernseher haben einen *Eye Saver Mode*, beim Kauf bitte darauf achten.

Eine Erinnerung noch, vor allem an die Eltern unter uns: All das gilt auch für die Kinderzimmer, wir hatten es vorhin davon. Das kostet vielleicht ein bisschen. Aber für eure Kids ist das mehr wert als jeder Urlaub oder jedes neue Bike. Sie schlafen besser, haben mehr Spaß am Leben, und ihnen fällt Lernen, Lesen oder Bewegen leichter!

Noch etwas: Erinnerst du dich noch an den Solarium-Hype vor einigen Jahren oder das ewig lange Sonnenbaden ohne Sonnencreme? Genau, die Bilder hast du direkt vor dir, oder? Inzwischen weiß man, wie schädlich beides ist, wie schnell das Hautkrebsschäden und vieles mehr verursachen kann. Heute schütteln wir darüber den Kopf. Und ich bin sicher, dass wir in zehn Jahren auch den Kopf über diese Art von schädlichem Lichtkonsum schütteln werden. Nur: Sonnenbrand sieht man. Beim Schlaf kommt man nicht sofort drauf. Wenn wir deshalb jetzt unseren Tiefschlaf verdichten, weil wir eben unter anderem den Lichtkonsum an unsere Physiologie anpassen, dann sind wir unserer Zeit voraus. Und das, ohne auf Breakout-Sessions im Leben verzichten zu müssen.

Melatonin, nicht nur wertvoll für den Tiefschlaf

Wir haben gesehen, wie wertvoll Melatonin ist. Aber das ist es nicht nur für unseren Tiefschlaf, sondern für einiges mehr. Melatonin ist ein echter Allrounder und hat viele Eigenschaften, die für unsere Gesundheit eine wichtige Rolle spielen. Hier mal ein paar der wichtigsten: Melatonin

- verlangsamt Wachstum von Krebszellen,
- verbessert DNA-Zellschutz,
- reduziert freie Radikale (Antioxidantien),
- reguliert den Blutdruck,
- aktiviert das Immunsystem und
- stärkt die Kraftwerke unserer Zellen, die *Mitochondrien*.

Es hilft unserem Körper enorm, und deshalb bitte nicht falsch verstehen: Licht und auch Blaulicht sind per se nichts Schlechtes. Nur alles zu seiner Zeit. Was wir am Abend tun können, haben wir jetzt besprochen. Und was das für unseren Morgen bedeutet, sehen wir in der nächsten Session. Entscheidend ist wieder einmal das richtige Timing

PDP SCHRITT 2: SCHNELL ABSCHALTEN

Also, Melatoninanstieg läuft, jetzt kommen wir zum Abschalten. Das müssten wir ja noch tun, das auch noch, und das erst ... Deshalb hier gleich mal ein wichtiges ...

Brain Tattoo # 16

Geh nie ins Bett, wenn du noch nicht müde bist.

Das Brain Tattoo hilft uns, eine wertvolle Message im Kopf zu behalten: Wir wollen nicht die Zeit im Bett maximieren, sondern unsere Chance auf Tiefschlaf und optimale Erholung. Es bringt uns nicht weiter, wenn wir noch völlig aufgekratzt ins Bett hetzen und hoffen, dass wir schnell einschlafen. Die Folge ist dann nur allzu oft Junk Sleep. Investieren wir doch lieber noch etwas Zeit, um unseren Körper und unseren Geist in den idealen Zustand für die Tiefschlafverdichtung zu bringen. Um das Flugzeug sanft zu landen. Um abzuschalten.

Die Techniken, um schneller den Aus-Knopf zu drücken, haben wir schon kennengelernt. Zum Bespiel das 4-8-4-Protokoll. (Oder bist du sogar schon bei 4-12-4? Weiter so!) Tagsüber machst du es ja schon häufiger, um deine Stress-

Rest-Elastizität zu boosten und deinen »Abschalt-Muskel« geschmeidig und gut gedehnt zu halten. Davon profitieren wir jetzt auch am Abend. Wie gefallen dir die Binaural Breathing Sessions, sie lassen sich super in den Abendalltag einbauen, oder? Vielleicht gehören auch die anderen Power-Down-Methoden schon zu deiner Routine, die warme Abenddusche oder auch ein schönes Bad, das nicht zu heiß ist und zu lange dauert. (Vorsicht: Sonst löst das Stress im Körper aus!) Eines ist mir hier noch wichtig: Vielleicht funktioniert das eine oder andere Protokoll für dich nicht. Gar kein Problem! Das perfekte PDP oder den Universalabschaltknopf gibt es nicht. Wir sind alle Individuen. Wir können selbst herausfinden, was am besten für uns passt, und müssen uns von falschen Erwartungen nicht stressen lassen. Mach dein PDP zu deinem persönlichen Abend-Highlight.

Nicht nur vielen meiner Klienten, sondern auch mir persönlich hilft die *Download-Your-Day-Methode* sehr. Du nimmst einfach ein Blatt Papier oder ein Notizbuch und schreibst eine Stunde vor dem Schlafen alles aus deinem Kopf raus, was dich beschäftigt. Nicht als Doku für Jahre später, sondern für den Moment. So können wir die rasenden Gedanken aus dem Kopf kriegen und aufgeräumt sein für den Tiefschlaf. Eine andere Variante funktioniert nach Studienerkenntnissen noch besser: eine To-do-Liste für den nächsten Tag, weil wir uns dann nicht nur mit negativen Gedanken beschäftigen. Es ist nämlich wichtig, mit positiven Gedanken und Gefühlen abzuschließen. Ein negatives Mindset verlängert oft die Einschlafzeit und erhöht die Wahrscheinlichkeit schlechter Träume. Wem Schreiben zu anstrengend ist, der kann auch die Voice-Memo-Funktion im Handy nutzen. Manche beten sogar. Hauptsache, wir kriegen unseren Kopf frei und schließen mit einem positiven Mindset. Eines der wirksamsten Gefühle ist dabei die Dankbarkeit. Probier es aus. Schreib dir einfach am Ende der Notiz drei Sachen auf, für die du dankbar warst oder für die du morgen dankbar bist, weil du dich so darauf freust. Das ist ein kompletter Mindshift! Dankbarkeit ist so ein mächtiges Gefühl, weil es Sorgen und Ängste verdrängt und uns komplett im Jetzt leben lässt. Das klingt vielleicht etwas klischeehaft. Doch Tatsache ist, dass Dankbarkeit selbst über kleine Dinge eine große Wirkung hat.

Ob es nun Dankbarkeit ist oder etwas anderes, was uns positiv stimmt: Hinter all dem steckt ein nützliches Mind-Prinzip: Wir können zwar nicht kontrollieren, welche Gedanken kommen. Doch wir können andere Gedanken aktiv erschaffen. Wir können also auf einen negativen Gedanken einen positiven legen, wir können Weiß über Schwarz streichen. Und weil wir immer nur eine einzige Sache gleichzeitig denken können, funktioniert das und gibt uns die volle Kontrolle zurück. Sollte das mal nicht klappen, kein Problem. Wir kennen ja noch viele physiologische Strategien, die uns helfen.

Einige andere Übungen und Routinen eignen sich ebenfalls für unser ganz persönliches PDP. Achtsamkeitsübungen sind sehr beliebt, und es gibt natürlich auch noch Meditationsformen. Meditieren ist nachweislich hilfreich für Menschen mit Schlafstörungen. Beim 23. *Annual Meeting of the Associated Professional Sleep Societies* wurde ein Paper vorgestellt, in dem Ramadevi Gourineni vom Northwestern Memorial Hospital in Evanston schreibt: »Die Ergebnisse der Studie zeigen, dass das Unterrichten von während des Tages angewandten Tiefenentspannungstechniken den Schlaf in der Nacht verbessern kann.« Auch ein Buch lesen oder hören entspannt und hilft uns abzuschalten, wenn es nicht gerade ein Psychothriller oder echter Horrorschocker ist. Oder noch so ein persönlicher Favorit von mir: Savasana. Eine Yoga-Übung, bei der du einfach nur ein paar Minuten flach auf dem Fußboden oder einer Matte liegst. Mehr nicht ...

Du kennst vielleicht noch mehr Dinge, die dich runterkommen lassen. Wichtig: Es reicht nicht, einfach nur mit dem Arbeiten aufzuhören. Wer den Computer ausschaltet, drückt nicht unbedingt den Power-Down-Button. Aber aktives Abschalten aktiviert den Parasympathikus und reduziert den autonomen Erregungszustand.

PDP SCHRITT 3: OFFLINE GEHEN

Um aktiv abzuschalten, ist ein Knopf besonders wichtig: der Flight-Mode-Button. Das ist ja der Klassiker: ein leichter Sommersalat, danach Schlendern durch die Stadt, die Abendsonne noch genießen, herrlich. Den Tag reflektieren, dann daheim noch die Lieblingstracks angespielt und ein bisschen gelesen oder bei Netflix eine Folge weitergeguckt. Das perfekte PDP, Zähne sind auch schon geputzt, jetzt nur noch das Smartphone anstecken –: Oh, eine Mail ... Betreff: Dringend! Was zum ...! Und schon ist die ganze Entspannung dahin. Eine einzige Mail kickt dich zurück in den Stressmodus. Der Sympathikus wirft den Motor an, die Gedanken geben Vollgas. Wirklich ein Klassiker, weil gerade geschäftliche E-Mails eher negative News enthalten als Erfolgsmeldungen oder Good News. Deshalb: kein Last-Minute-Check mehr. Und leg dein Phone am besten irgendwohin, wo du es nicht ständig siehst. Was zum Beispiel wunderbar funktioniert: Wenn du abends das Handy nicht mehr so viel nutzen willst, leg es doch schon einmal ins Schlafzimmer. Aber eben nicht mehr ins Wohnzimmer oder in die Küche oder wo du dich abends aufhältst. Du kannst es immer noch als Wecker nutzen. Aber es stört dich abends nicht mehr.

Quick Reminder: Die Tiefschlafkiller lassen wir natürlich auch auf den letzten Metern nicht mehr zuschlagen. Denk an die Session dazu, von warmen Schlafzimmern über die letzten Drinks zwei Stunden vor dem Schlafengehen (egal, ob Wasser oder Alkohol) bis hin zu störenden Geräuschen und Licht. Wenn wir ihnen aus dem Weg gehen und unser PDP erfolgreich gefahren sind, dann kann nicht mehr viel schiefgehen. Außer – und das erlebe ich bei vielen Klienten immer wieder, weshalb ich es hier noch einmal extra aufführe –, außer wir erleben eine Spielart der beiden anderen Klassiker:

1. Wir bezahlen noch kurz vorher Rechnungen, zocken Videospiele, bei denen wir uns heftig aufregen, oder diskutieren noch einmal die schwersten Beziehungsthemen. Klar, man schafft dann vielleicht etwas aus der Welt, das ist auch wichtig. Doch für den Tiefschlaf kann das ein echter Knockout sein.
2. Einschlafen auf der Couch … Ich weiß, sorry, doch es ist so: Das zerstört unsere gesamte Schlafstruktur, weil wir ausgerechnet in unserer wertvollsten Tiefschlafphase, der ersten, nicht perfekt gesettet sind und vermutlich sogar aufwachen und rüber ins Schlafzimmer tapsen. Am besten mit Licht volle Pulle an und noch kurz Zähneputzen. Das reißt unsere »Schlafarchitektur« endgültig ein, verringert den dringend notwendigen Schlafdruck und lässt uns physiologisch den sogenannten *second wind* spüren, den wir jetzt aber überhaupt nicht brauchen können. Genau das ist die Situation, wenn wir eindösen, plötzlich hochschrecken und dann ewig nicht mehr einschlafen können.

Bitte diese beiden Klassiker unbedingt vermeiden, sonst nützt auch das beste PDP vorher nichts. Das wäre megaschade.

Denn ich erlebe bei meinen Klienten immer wieder, dass sie ihr persönliches Power-Down-Protokoll finden und ernsthaft umsetzen. Ihr Tiefschlaf erreicht dann ein ganz neues Level, und zwar oft ziemlich schnell.

SCHÄFCHEN ZÄHLEN FÜR FORTGESCHRITTENE

Ja, ja, ich weiß: Du brichst gerade ab vor Lachen. Schäfchen zählen? Geht's eigentlich noch spießiger? Ich kann dich total verstehen. Aber warte mal, das wird richtig faszinierend …

Vorher aber ein Statement, das viele Menschen bestätigen können: »Mein Bett ist ein magischer Ort, an dem mir plötzlich immer alles einfällt, was ich noch erledigen müsste.« Kennst du? Geht dir ähnlich? Dann geht es dir wie vielen. Und das ist völlig normal, weil wir im Bett zur Ruhe kommen und manche Dinge überhaupt erst aufploppen, wenn der Stress nachlässt. Der Puls fährt langsam runter, der Kopf beruhigt sich, wir entspannen. Und dann kommen manchmal Gedanken, die wir im Stress total verdrängt hatten. Wie gesagt, das ist ganz normal, aber auch eine Gefahr, die uns eine sanfte Landung in den Tiefschlaf noch verhageln kann. Jetzt gilt es, eine Deep-Sleep-Night nicht zu einer Junk-Sleep-Night werden zu lassen.

Egal, wie gut unser persönliches Power-Down-Protokoll ist, es kann trotzdem mal sein, dass wir nicht einschlafen können, das kommt vor. Was jetzt hilft, ist wieder bewusstes Atmen. 4-8-4, bis wir einschlummern, darin haben wir schon Routine. Wir können das sogar noch etwas effektiver gestalten: Wir ziehen das Ausatmen maximal in die Länge, senken den Brustkorb dabei aktiv nach unten, weiter als normalerweise. Immmmmmmmer weeeeeeeiter, das gaaaaaanze Lungenvolumen ausaaaaaatmen. Alles raus, aber nicht verkrampfen.

Das wirkt extrem. Wir benutzen dabei den physiologischen Zusammenhang von Lunge, Herz, Gehirn und verlangsamen so unsere Herzfrequenz maximal. Oft ist das der letzte kleine Kick, der dich rüber in den Schlaf schubst.

Funktioniert eigentlich immer. Und wenn auch das nicht klappt? Dann kommen wir jetzt zum Schäfchenzählen, ich habe das vorher wirklich ernst gemeint. Das ist eine verlässliche Methode, wenn wir im Bett liegen, alles ist dunkel und still, und wir denken auf einmal nur noch an den Kindergeburtstag des Sohnemannes oder an das Klaviervorspielen der Tochter. Oder an unser eigenes Fußballspiel oder die Freundin, die wir ewig nicht mehr gesehen haben. Wie sie wohl aussieht? Werden wir uns verstehen? Wie wird sie meine Family finden? Das sind vielleicht schöne Gedanken, nur hindern sie uns am Einschlafen. Deshalb nutzen wir wieder das Phänomen, dass wir nur eine Sache gleichzeitig denken, diese aber kontrollieren können. So, und jetzt zählen wir von 5000 rückwärts. Richtig, nicht 50, sondern 5000, und zwar in 17er-Schritten, also: 4983 … 4966 … 4949 … Kommst du viel weiter als 4000? Wenn ja, lass es mich wissen (einfach eine kurze E-Mail an *chris@tiefschlaf-formel.de*), denn kaum ein Klient schläft nicht vorher schon ein. Das ist zwar Schäfchenzählen für Fortgeschrittene, doch du musst dafür kein Mathegenie sein oder extrem gut im Kopfrechnen. Es macht auch nichts, wenn du dich verzählst. Es geht nur darum, deinen Geist ausreichend mit einem Thema zu beschäftigen. Das ist kognitiv anstrengend genug, um sich darauf zu fokussieren, und zugleich nicht fordernd genug, um uns wach zu halten. Es ist die ideale Mischung aus Konzentration und Monotonie, die wir auch noch mit bewusster Atmung kombinieren können. 4 Sekunden einatmen und auf 8 die nächste Zahl denken … 4932 … Probier's einfach mal aus!

Etwas, was ich erst vor Kurzem entdeckt habe und was noch intensiver wirkt als das Schäfchenzählen, will ich hier kurz anteasern: Wir wollen bei dieser Methode möglichst all unsere Sinne ansprechen, um jeden Stressor auszublenden. Alle Sinne sind positiv belegt, und der Stress ist wie weggeblasen. Dazu denken wir an etwas für uns persönlich ganz besonders Schönes. Aber nicht einfach nur daran denken. Sondern wirklich intensiv erleben. Sehen. Lauschen. Spüren. Riechen. Vielleicht sogar schmecken. Meine Geheimwaffe sind Labradore, ich liebe diese Hunde. Ich stelle mir vor, wie ein kleiner Labbi-Welpe auf meinem Hals liegt und döst, wie weich sein Fell ist, wie gut er duftet, wie entspannt sein kleines Herz klopft … Wobei geht dein Herz auf?

Ein paar Insider-Tipps
Wenn du noch mehr ausprobieren möchtest:

- Lavendelspray
  - Raumspray oder Tropfen auf Kissen
  - auf Bio-Qualität ohne künstliche Zusatzstoffe achten; weil sonst die Augen gereizt werden können
- Mein Favorit: Zirbenholz
  - als Spray
  - oder als Stück Holz im Schlafzimmer
  - Zirbenholzöl unterstützt unseren Körper zusätzlich, den Parasympathikus zu aktivieren
- Sauerkirschsaft-Konzentrat: eine natürliche Quelle von Melatonin: Der Verzehr von Sauerkirschsaftkonzentrat führt zu einer Erhöhung des exogenen Melatonins, was bei gesunden Männern und Frauen die Schlafdauer und -qualität verbessern und bei der Bewältigung von Schlafstörungen von Vorteil sein kann.

WENN'S MAL WIEDER LÄNGER DAUERT: NICHT VERZWEIFELN

PDP, Zirbenholz, Schäfchenzählen: Alles gemacht, und trotzdem liegst du noch wach, schon mehr als 20 Minuten? Entspann dich! Das ist überhaupt kein Problem. Viele Menschen haben in der Woche ein bis zwei Nächte, in denen sie nicht gleich einschlafen können. Also nicht ärgern, alles im grünen Bereich. Wichtig ist jetzt nur, nicht ewig im Bett liegen zu bleiben. Unser Gehirn arbeitet sehr assoziativ, und wir wollen nicht die Verknüpfung »Im Bett liegen = Wachsein«, sondern »Im Bett liegen = Schlafen«. Was machen wir also? Wir stehen auf. Wie lange? Es kommt nicht auf die Minute an, ob nun 19 oder doch 21 Minuten, das haben wir schon im Gefühl.

Kleiner Selfcheck: Warum kann ich nicht einschlafen? Wenn wir ehrlich zu uns sind, kennen wir sehr oft den Grund. Vielleicht noch mal kurz überlegen, welcher Tiefschlafkiller es sein könnte: Habe ich heute viel später als normalerweise Koffein getrunken? Habe ich intensiver oder etwas später als sonst Sport gemacht? Was habe ich wann gegessen? Das Ziel: Nicht sich ärgern, dass man es vergeigt hat. Nein, nachdenken, um es am nächsten Abend wieder anders zu machen und zurück in unsere Routine zu finden.

Wir sind also aufgestanden, haben den Selfcheck abgeschlossen – und gönnen uns jetzt etwas. Vielleicht doch noch eine Runde *Downloading Your Day*, wenn uns doch mehr beschäftigt. Eine warme Dusche, wenn wir noch aufgekratzt sind. Also alle Tools, die uns jetzt guttun und wieder abschalten lassen. Und jetzt kommt ein entscheidender Punkt: Denken wir noch einmal an unseren Schlafzyklus und die 90 Minuten. Wir wollen ja vollständige Zyklen und deshalb erst beim nächsten Zyklus wieder einsteigen. Das heißt, wir haben jetzt Zeit gewonnen, um Dinge zu machen, zu denen wir sonst vielleicht gar nicht kommen: ein Buch weiterlesen, einen bestimmten Podcast hören, die Fotos vom letzten Urlaub sichten und schwärmen. Das alles ist neu gewonnene Quality Time. Und wenn wir beim Start des nächsten Zyklus noch immer nicht müde sind? Dann gönnen wir uns noch etwas mehr Zeit. Denn wir wissen ja, dass wir nicht die Zeit im Bett maximieren müssen, das bringt nichts. Lieber die Extrazeit nutzen und wirklich erst dann ins Bett gehen, wenn ein Zyklus beginnt und wir wirklich müde sind.

Für meine Klienten ist das ein echter Aha-Moment. Viele haben sich vorher mit endlosem Herumliegen im Bett gequält. Immer begleitet von dem Druck: Ich muss schlafen, ich muss schlafen, ICH MUSS ENDLICH SCHLAFEN! Jetzt ist der Druck raus. Volle Befreiung. Der Rhythmus zählt und unsere Anker-Aufsteh-Zeit und nicht die maximale Zeit im Bett. So gewinnen wir unverhoffte Zeit für schöne Dinge, die sonst im Alltag zu kurz kommen. Und sind trotzdem am nächsten Tag topfit. Und: Nicht mehr unsere Gedanken kontrollieren unseren Schlaf, sondern wir kontrollieren ihn. Wir bestimmen, ob wir drei, vier oder fünf Zyklen schlafen, und zwar so, wie es für uns in genau dieser Nacht passt. Eine einzige Nacht macht keinen Unterschied, da stecken wir auch mal nur zwei oder drei Zyklen locker weg. Erst wenn wir das über Wochen, Monate oder Jahre haben, dann sollten wir anfangen gegenzusteuern.

PERFECT TIMING: WANN IST DIE BESTE EINSCHLAFZEIT?

Das ist definitiv eine der häufigsten Fragen, die ich höre. Kein Wunder, es gibt ja auch den Mythos, dass der Schlaf nach Mitternacht nicht so effektiv wäre wie der vor Mitternacht. Einige

Punkte zu diesem Thema haben wir schon angerissen, wichtig ist, dass wir uns erinnern: Wir sind eine tagaktive Spezies – wir sind also tagsüber wach, nachts schlafen wir. Das ist das Grundschema. Individuelle Unterschiede gibt es, wir hatten das auch schon, weil wir unterschiedliche Chronotypen sind. Der eine geht gerne um 22 Uhr ins Bett, die andere lieber um kurz vor Mitternacht. Und: Wir können häufig die Zeit, zu der wir ins Bett gehen, nicht beeinflussen. Wir sind abhängig davon, dass die Kinder Hausaufgaben gemacht und gegessen haben, dass sie zu Bett gegangen sind und wir danach unsere anderen Sachen erledigt haben. Oder: Wir haben Schichtdienst oder müssen verreisen, auch das beeinflusst uns. Deshalb lernen wir in diesem Coaching Methoden und Strategien, mit denen wir gegensteuern können. Stichpunkt: »Körperuhr neu stellen.« Generell sind zwei Grundprinzipien bei dieser Frage wichtig:

1. Wir haben gesehen, wie entscheidend die AAZ ist. Bei der Einschlafzeit sind wir, wenn die Schlafzyklen passen, flexibler. Klar ist aber: Je stabiler der gesamte Ablauf ist, umso besser. Nur ist das eben nicht immer machbar.
2. Wir sollten uns nicht unnötig lang die Nächte um die Ohren schlagen, eben weil wir eine tagaktive Spezies sind. Gesundheitlich hat es Vorteile, wenn die ersten beiden Tiefschlafphasen, und das sind die längsten und effektivsten, nicht zu spät sind.

Wenn du es also einrichten kannst, geh nicht zu spät ins Bett. Wenn du aber einmal das Gefühl hast, du würdest dir heute zur Abwechslung ein paar mehr Netflix-Folgen gönnen oder den neuen Lieblingskrimi, der endlich rausgekommen ist – kein Problem. Du hast jetzt alle Tools, um im Rhythmus zu bleiben.

PLÖTZLICH WACH: SO SCHLÄFST DU SCHNELL WIEDER EIN

Wo bin ich? Alles ist dunkel, alles ist ruhig. Kurzes Blinzeln, kurzes Tasten. Ah, im Bett natürlich. Habe ich geschlafen? Ja, klar habe ich geschlafen. Aber wie lange? Kann nicht lange sein, gerade noch habe ich doch gelesen. Wo ist denn, wo ist denn ... Meine Finger finden das Handy, ich brauche eine Sekunde, so grell. Ich kneife die Augen zusammen, was steht da? 413 ... Nein, noch einmal: 4:13, also kurz nach 4 in der Nacht. Mist, in weniger als drei Stunden klingelt der Wecker. Mist, Mist, jetzt muss ich auch noch. Okay, schnell auf die Toilette, schnell einschlafen, dann ist alles okay. Dann bin ich morgen fit und überstehe den stressigen Tag ...

Relax ...

Wenn dir das passiert, musst du dir trotzdem keinen Kopf machen. Viele Menschen wachen gegen 3 oder 4 Uhr auf. Das liegt an unseren Vorfahren. Bevor es Elektrizität gab, gingen nämlich die meisten gegen 20 Uhr ins Bett und standen um 4 Uhr auf. Deshalb nennt man 0 Uhr auch Mitternacht, weil es mitten in der Nacht zwischen 20 Uhr am Abend und 4 Uhr am Morgen liegt. Heute ist das anders. Unsere Bettgehzeiten haben sich nach hinten verschoben und dementsprechend auch die Aufstehzeiten. Trotzdem haben wir teilweise noch den Rhythmus unserer Vorfahren drin. Das ist ein Grund, weshalb so viele Menschen um 4 Uhr aufwachen. Also: ganz normal. Wir wachen übrigens auch viel öfter auf, als wir meinen: Nach einem abgeschlossenen 90-Minuten-Schlafzyklus werden wir oft ganz kurz wach, das nennt man den sogenannten *Mikroarousal*. Nur ist dieser Mikroarousal so kurz, dass wir uns normalerweise nicht daran erinnern. Wird er zum »echten« Arousal, also zu dem, was wir als »Aufwachen« bezeichnen, merken wir das. Aber wie gesagt: kein Problem. Entscheidend ist nur, was wir jetzt machen. Ich habe deshalb ein paar Don'ts und Dos für dich zusammengestellt, wenn du während der Nacht mal aufwachst.

Zu den Don'ts zählen:

- Mehr als 20 Minuten wach im Bett liegen bleiben. Wir wollen das Gehirn nicht daran gewöhnen, dass das Bett zum Wachliegen da ist, sondern zum Schlafen.
- Kein helles Licht in deine Augen (Schlafzimmer, Flur, Badezimmer); wenn es nicht anders geht, wehrt die Blaulichtfilterbrille den größten »Schaden« ab.
- Das Handy checken, denn das Display triggert die Melanopsinzellen in deinen Augen. Das machen viele Menschen auf der Toilette, doch die eine Minute kriegen wir auch so rum oder?! Wir riskieren sonst, dass die Cortisolausschüttung zu früh beginnt.
- Auf die Uhr schauen. Auch hier triggert das Display. Wachst du öfter nachts auf, empfehle ich, alle Uhren aus dem Schlafzimmer zu entfernen. Die Universität Berkeley konnte nachweisen, dass es Menschen mit Schlafstörungen hilft, Uhren aus dem Schlafzimmer zu entfernen. Und selbst, wenn du keine Schlafstörungen hast, kann der Blick auf das Display stressen. Du siehst, es ist kurz vor 3 Uhr, und schon beginnen die Gedanken an morgen zu rasen.
- Sich darüber ärgern, dass du »schon wieder viel zu früh« aufgewacht bist oder nicht genug Stunden geschlafen hast; du hattest schon eine ordentliche Portion Tiefschlaf, und eine einzige Nacht ist egal. Was zählt, ist unsere Routine.

Zu den Dos gehört:

- Vor allem: Entspannt bleiben! Egal zu welcher Zeit, mach dir keinen Stress. Dann kannst du auch auf die Uhr gucken, wenn es sich nicht vermeiden lässt. Dann einfach denken:
  - 1:30 Uhr → Yeah, noch fast die ganze Nacht vor mir!
  - 3:30 Uhr → Cool, schon fünf Stunden geschlafen, jetzt kann nix mehr schiefgehen.
  - 5:00 Uhr → Super, wieder eine tolle Tiefschlafnacht … Jetzt kann ich auch …
  - … aufstehen.
- Wenn möglich sogar rausgehen auf den Balkon, die Terrasse oder auf die Straße, um frische Luft schnappen. Dabei bitte keine Treppen steigen, das treibt den Puls hoch.
- Genieß die Ruhe und Stille, wann haben wir schon dazu am Tag die Gelegenheit?
- Die Gedanken, die dich vielleicht besonders beschäftigen, auf ein Blatt Papier schreiben. Das funktioniert dann wie beim PDP vor dem Einschlafen.
- Die Zeit für dein Lieblingsentspannungsprotokoll nutzen: ein paar 4-8-4-Protokolle, eine Binaural-Breathing-Session. Immer daran denken: Wir verlieren keine Zeit, sondern wir können dafür sorgen, dass wir Zeit gewinnen. Es liegt an uns.
- Ein bis zwei Stöße Lavendel- oder Zirbenholzspray.

Mit diesen Don'ts und Dos machst du alles richtig, um wieder einzuschlafen. Wenn du dann wieder im Bett liegst, kannst du die gleichen Strategien anwenden, die wir vorher beim Thema »Einschlafen am Abend« besprochen haben. Du weißt schon, zum Beispiel: 5000, 4983 …

MELATONIN, CBD, SCHLAFTABLETTEN & CO.

Ein Disclaimer vorweg: Mir geht es nicht darum, für künstliche Tiefschlafverdichtung zu werben. Im Gegenteil: Meine Mission ist es, dass wir die natürlichen Funktionen unseres Körpers nutzen. Daher meine Philosophie: Alle Verhaltensprotokolle haben Priorität, bevor wir zu weiteren Hilfsmitteln greifen. Und sie helfen uns enorm. Aber wir hatten ja abgemacht, dass wir realistische Strategien kennenlernen, die mit dem echten Leben zu tun haben. Und dazu gehören – ich habe das selbst jahrelang erlebt – auch die Ausnahmephasen, die etwas krasser ablaufen. Genau dafür wollen wir in dieser Session auf Möglichkeiten für ein *High Speed Power Down* schauen. Aber wie gesagt: Das sind Strategien für Ausnahmesituationen und nicht die Regel.

Wenn ich gefragt werde, ob man nicht jeden Abend eine Melatoninpille schlucken sollte, wenn das so wichtig sei, ist meine Antwort kurz und klar: Nein. Melatonin ist erstens ein Hormon, und deshalb besteht die Gefahr von Nebenwirkungen wie bei anderen Hormontherapien auch. Zweitens hat Melatonin auch eine weitere Funktion: Es unterdrückt das Einsetzen der Pubertät. Bei Babys und Kindern wird Melatonin nicht nur abends ausgeschüttet, sondern kontinuierlich über die gesamten 24 Stunden des Tages. Dadurch werden auch andere Hormone unterdrückt, die die Pubertät initiieren. Nun hast du die Pubertät vermutlich bereits hinter dir. Doch diese Wirkung weist darauf hin, dass Melatonin Einfluss auf andere Hormone hat. Wie der genau aussieht, ist noch nicht hundertprozentig erforscht. Wissenschaftler haben aber einige Anzeichen dafür, dass die kontinuierliche Einnahme von zu hohen Dosierungen von Melatonin die körpereigene Produktion hemmt. Als würde man dem Körper signalisieren:

Du brauchst dich nicht mehr anzustrengen, es geht auch einfacher. Als würdest du jeden Tag das Essen vom Lieferservice, das auch noch toll schmeckt, vor der Türe finden – weshalb solltest du dir noch die Arbeit machen, selbst zu kochen? Ein anderer Effekt, den Studien zeigen, ist die Desensibilisierung der Melatoninrezeptoren durch dauerhaft zu hohe oder auch falsch getimte Mengen. Das ist ein Schritt weiter: Der Körper verlernt, Melatonin überhaupt zu nutzen, egal, wie viel du ranschaffst.

Es kommt also wie meistens bei unserem Schlafrhythmus auf die richtige Dosierung und das richtige Timing an. Viele nehmen nämlich zu hohe Dosierungen. Im Normalfall sind 0,5 bis 3,0 Milligramm das Maximum. Oft nehmen Menschen aber 2,5 bis 5,0 Milligramm und damit viel zu viel. Die Mikrodosierung kann helfen, wenn wir sie bewusst einsetzen. Zum Beispiel wenn wir einen langen Abendvortrag oder eine Konferenz hatten, das Licht grell war und wir schnell einschlafen wollen. Dann kann eine kleine Dosis von 1 Milligramm sehr hilfreich sein. Es gibt sie in Deutschland als Pille oder auch als Spray. Ich sage das bewusst auf Deutschland bezogen, denn: In den USA variiert die Dosierung je nach Anbieter erheblich. Studien haben Abweichungen zwischen den Angaben auf der Packung und dem tatsächlichen Gehalt in der Pille von 80 Prozent weniger bis 460 Prozent mehr gezeigt! Das ist echt heftig. Vorsicht also, wenn du beim nächsten Trip in die USA solche Produkte kaufst. Das ist ein komplett unregulierter Markt, Wilder Westen im Pillenmarkt, und du kannst de facto gar nicht wissen, wie viel da drin ist und wie du deine Dosierung machen musst.

Für ältere Menschen kann die regelmäßige Einnahme von zusätzlichem Melatonin ebenfalls sinnvoll sein. Die Gründe dafür findest du in der Session über die Lebensphasen. Hier daher nur kurz: Je älter wir werden, desto flacher wird unser Schlafrhythmus. Wir haben also weniger Ausreißer in beide Richtungen – tagsüber weniger wach und nachts weniger müde. Ein Grund dafür: Unsere Melatoninproduktion verringert sich, das ist ein natürlicher Prozess. Deshalb kann das Einnehmen von Melatonin sehr sinnvoll sein. Aber ich empfehle unbedingt, das mit einem Arzt abzustimmen. Es kann auch andere Gründe geben, und wir sollten hier absolut safe sein. Denn egal, ob im Alter oder in anderen Lebensphasen: Es ist immer besser, dem Körper die richtigen Signale zu geben, selbst das notwendige Melatonin zu produzieren!

CBD

CBD steht für Cannabidiol, das ist ein Teil der Hanfpflanze. Keine Sorge, hier geht's nicht um Drogenkonsum, Cannabidiol ist der Teil der Pflanze, der nicht psychoaktiv ist, also weder high noch abhängig macht wie THC. CBD ist eine vielversprechende Tiefschlafhilfe und wird, höher dosiert, auch für medizinische Zwecke genutzt. Die Grundwirkung ist simpel: CBD beruhigt unseren Sympathikus und hilft uns somit, in den Parasympathikus zu kommen und abzuschalten. Ich habe Klienten, bei denen wirkt das CBD so gut, dass sie in den ersten zwei, drei Stunden der Wirkphase einen signifikant niedrigeren Ruhepuls und schließlich auch mehr Tiefschlaf haben. Die Relation von niedrigem Ruhepuls und mehr Tiefschlaf zeigt sich hier ganz deutlich.

Das ist Grundwirkung. Und es gibt Abertausende Menschen auf der ganzen Welt, die diese Wirkung bestätigen, die schneller einschlafen und sich besser erholen. Was exakt im Körper passiert, ist noch nicht zu 100 Prozent geklärt. Was bisher bekannt ist: CBD stimuliert unser endokannabinoides

System. Das ist ein komplexes System aus Zellrezeptoren und Neurotransmittern, die dafür verantwortlich sind, dass unser Organismus sein Gleichgewicht (die *Homöostase*) halten oder wiederherstellen kann. Eine zweite Wirkung von CBD ist, dass es wohl abkühlend auf die Körpertemperatur wirkt, also ideale Voraussetzungen für unsere Tiefschlafverdichtung schafft. Effekte können mehr Tiefschlaf und weniger Schlafprobleme oder sogar weniger Angstzustände sein, wie eine im Januar 2019 veröffentlichte Studie von den Forschern Scott Shannon, Nicole Lewis und anderen zeigt. Ihr Fazit ist beeindruckend: »Bei 57 Patienten (79,2 Prozent) nahmen die Angstwerte innerhalb des ersten Monats ab und blieben während der Dauer der Studie auf niedrigem Niveau. Bei 48 Patienten (66,7 Prozent) verbesserten sich die Schlafwerte innerhalb des ersten Monats, schwankten jedoch im Laufe der Zeit. Bis auf drei Patienten wurde in dieser Studie CBD von allen gut vertragen.«

Natürlich ist wieder die richtige Dosierung entscheidend. Also bitte nicht zu viel nehmen. Probier einfach zwei oder drei Tropfen unter die Zunge, ungefähr 30 Minuten vor dem Schlafengehen. Genau, nicht schlucken, sondern einfach unter die Zunge träufeln. Reagierst du sehr sensitiv auf Koffein, hast du sehr wahrscheinlich auch eine höhere Sensitivität für CBD. Dann kannst du niedriger dosieren – und umgekehrt. Es gibt Präparate mit zehn oder 15 Prozent, ich empfehle den meisten, mit einer CBD-Konzentration von zehn Prozent anzufangen. Und noch ein Geheimtipp, den ich manchen Klienten gebe: Nimm die Tropfen auch morgens! Wieso? Na ja, es hilft dir, in den Parasympathikus zu kommen. Und wir wollen den ganzen Tag über immer wieder in den Parasympathikus schalten, nicht nur vor dem Einschlafen. Gerade bei Klienten, die megagestresst aufwachen oder grundsätzlich Schwierigkeiten haben, in den Parasympathikus zu kommen, ist das eine gute Methode.

In diesem Kontext will ich auch ganz kurz Ashwagandha erwähnen, die Schlafbeere. Verschiedene Studien haben gezeigt, dass sie Cortisol reduziert, also genau das, was wir abends vor dem Schlafengehen wollen. Aber auch hier gilt wie für alle anderen gerade beschriebenen Mittel: Wir sollten bei ihrer Nutzung immer mal wieder Pausen einlegen. Wir wollen uns nicht daran gewöhnen und nicht das Gefühl entwickeln, dass wir ein Mittel brauchen, um klarzukommen. Dabei geht es gar nicht um körperliche Abhängigkeit, dieses Risiko besteht nicht, denn in dem Fall würde ich dir nie eine derartige Empfehlung geben. Doch wenn wir das Gefühl haben, wir können nur noch mit CBD oder Ashwagandha einschlafen, entsteht so etwas wie eine mentale Abhängigkeit. Und das wollen wir nicht. Und wir brauchen das auch nicht, denn wir haben alle Strategien, um selbst über unseren Tiefschlaf zu entscheiden und ihn zu beeinflussen. Das ist unser Hauptziel! Und wenn es mal richtig schnell gehen muss, empfehle ich meinen Klienten mein High-Speed-PDP. Du findest dies kostenlos zum Download unter *www.tiefschlaf-formel.de/bonus*.

SCHLAFTABLETTEN

Ich sage es ganz direkt: No-go! Schlaftabletten sind für mich ein No-go. Und nicht nur für mich, jeder seriöse Schlafforscher und -coach wird davon abraten. Denn Schlaftabletten rufen nicht den natürlichen Schlaf hervor, über den wir reden. Die Gehirnwellen sind unter dem Einfluss von Schlaftabletten andere, und die Schlafstadien sind andere. Der von Schlaftabletten erzeugte »Schlaf« gleicht einem komatösen Zustand. Matt Walker hat dafür ein schönes Bild: Wenn dir ein Baseballschläger drübergezogen wird, dann bist du auch sieben Stunden ausgeknockt, aber das hat nichts mit Schlaf zu tun – wie eben auch Schlaftabletten nicht.

Es existieren zwei Arten von Schlaftabletten: Diejenigen, die Wirkstoffe enthalten wie Zolpidem oder Temazepam, sollen helfen, schneller einzuschlafen. Kommt dagegen Doxepin als Wirkstoff zum Einsatz, geht es darum durchzuschlafen. Am häufigsten werden Tabletten verschrieben, wenn Leute stundenlang im Bett liegen, an die Decke starren und nicht einschlafen können. Und zugegeben, dieser Pain Point wird dadurch definitiv gelöst. Doch nur, weil du nicht wach bist, bedeutet das nicht, dass du schläfst. Du weiß schon, weshalb. Das haben wir in Session 2 besprochen. Die Tabletten sorgen dafür, dass du dich kaum richtig erholst, weil du kaum mehr Tiefschlaf hast. Damit entfallen all die superwichtigen Dinge, die vor allem im Tiefschlaf passieren, also Gehirnentgiftung, Stärkung des Immunsystems und all das, was wir besprochen haben. Schlimmer noch: In den Tabletten sind Stoffe, die den Körper zusätzlich beschäftigen und ihn schädigen können. Daniel F. Kripke von der University of California in San Diego veröffentlichte 2018 eine Studie mit erschreckenden Ergebnissen: »Die Beweislage ist klar: Die beliebtesten Schlafmittel bieten in der empfohlenen Dosierung den Patienten wenig bis gar keinen Nutzen. (…) Das epidemiologische Sterblichkeitsrisiko durch Schlafmittel ist fast vergleichbar mit dem des Zigarettenrauchens und für einen Amerikaner um ein Vielfaches höher als das Risiko eines gewaltsamen Todes.« Kripke spricht von folgenden Risiken und Auswirkungen: »Zu den größten Risiken von Schlafmitteln gehören erhöhte Sterblichkeit (insbesondere Todesfälle durch Überdosierung, stille Todesfälle in der Nacht und Selbstmorde), Infektionen, Krebs, Depressionen, Autounfälle, Stürze, andere Unfälle und Schlaflosigkeit beim Absetzen der Schlafmittel.« Andere bekannte Nebeneffekte, die zwar nicht so gefährlich, aber ebenfalls belastend sind, können Schwindelgefühle, Benommenheit, Magen-Darm-Probleme, All-day-Müdigkeit, allergische Reaktionen oder Gedächtnis- und Performance-Probleme sein.

Diese Risiken sind Tatsachen. Deshalb meine Empfehlung: Hände weg von Schlaftabletten! Es gibt absolute Ausnahmesituationen, wenn es zum Beispiel um starke Traumata geht, da mag für einen kurzen Zeitraum von wenigen Wochen die Einnahme von Schlaftabletten sinnvoll sein. Aber eben nicht länger. Ich habe immer wieder die Erfahrung gemacht, dass Klienten die Tabletten über deutlich längere Zeiträume nehmen und dadurch ihre Probleme nur verstärken. Oft auch deshalb, weil viele Ärzte eben keine Schlafexperten sind. Auf medizinischen Kongressen höre ich von etlichen Ärztinnen und Ärzten: »Ich hatte im ganzen Studium vielleicht drei Stunden zum Thema Schlaf.« Woher soll dann das Bewusstsein und vor allem Wissen auch kommen? Deshalb ist es so wichtig zu wissen, dass Verhaltensänderungen der entscheidende Schlüssel zu nachhaltigen Schlaflösungen sind. Das American College of Physicians (ACP) hat vor Kurzem erst ein klares Signal gesetzt und die Empfehlung ausgesprochen, dass Schlaftabletten bei Schlafstörungen nicht mehr die erste Hilfe sein sollten. Das war ein richtig wichtiges Zeichen.

BAD NIGHT: DIE DREI TOP-TIPPS FÜR DEN TAG DANACH

In der nächsten Session sprechen wir über wichtige Strategien für unsere Routinen nach dem Aufstehen und unsere Zeit tagsüber. Vorher aber ein kurzer Exkurs zu der Frage: Was tun, wenn wir mal eine schlechte oder schwierige Nacht hatten? Weil wir viel zu spät eingeschlafen sind, weil wir ständig wach wurden, weil wir insgesamt zu kurz geschlafen haben, weil wir aus verschiedenen Gründen zu wenig Tiefschlaf hatten – oder auch alles zusammen. Wie immer gilt: Relax! Nicht stressen lassen, das gehört dazu. Jeder hat mal eine durchwachte Nacht, vielleicht war gerade der 40. Geburtstag deiner besten Freundin, vielleicht zahnt der Junior. Insofern: Eine schlechte Nacht ist nie schlimm. Wichtig ist nur, eine einzelne Nacht nicht zu mehreren Nächten, einer schlechten Woche und irgendwann einem schlechten Monat werden lassen. Denn das verschlechtert unseren Schlafrhythmus nachhaltig.

Das kann bei kleinen Sachen anfangen. Ich fand es total spannend, dass auf meinem TikTok-Channel nach den Weihnachtstagen überproportional viele User über Schlafprobleme klagten. Klar: Sie hatten bis in die Puppen gezockt, spät und viel gegessen, mehr Alkohol getrunken als sonst. Nicht nur bei Erwachsenen, auch bei Jugendlichen kam das vor. Sie hatten die Ferien so richtig genossen, doch jetzt ging es wieder mit der Schule los, und da war der Rhythmus aus dem Takt. Drei klare Prinzipien helfen uns, damit so etwas nicht passiert:

1. Egal, wie die Nacht war, wir schlafen nicht länger aus. Wir erinnern uns an die Diskussion zum Social Jetlag und zum Ausschlafen am Wochenende. Und selbst wenn wir nur eine einzige Stunde geschlafen haben: Kein Ausschlafen! Denn wenn wir darüber entscheiden können, ob wir einen einzelnen schlechten und müden Tag haben wollen oder mehrere schlechte Wochen, weil der Schlafrhythmus gestört ist, dann dürfte klar sein, was wir tun. Intuitiv wollen wir natürlich die Zeit aufholen, nur funktioniert das nicht. Stattdessen tappen wir in die Falle, die Zeit im Bett wieder zu maximieren, anstatt auf unseren Rhythmus als ent-

scheidenden Faktor zu vertrauen. Deshalb: Locker bleiben, wir finden wieder in die Spur, auch ohne »Nachschlafen«.

2. Bitte nach einer schlechten Nacht keinen Mittagsschlaf; und falls es gar nicht ohne geht, dann unbedingt vor 15 Uhr beenden, weil wir einen hohen Schlafdruck wollen, um am nächsten Abend wieder in unserem Takt ins Bett gehen zu können. Machen wir zu spät Mittagsschlaf, führt das dazu, dass wir auch wieder später ins Bett gehen wollen. Und dann pflanzt sich diese eine Nacht in die nächste fort und in die übernächste und so weiter.
3. Wir sollten aus diesem Grund aber auch bitte nicht früher ins Bett gehen. Vertrauen wir auf unsere Strategien, auf unsere AAZ und unsere Impulse, das reicht völlig. Der normale Impuls ist, zu sagen: Oh, ich habe gestern lange gemacht, heute gehe ich dafür einmal ein Stündchen früher ins Bett. Nope! Wir gehen zur exakt gleichen Zeit wie sonst ins Bett, wir wissen ja warum. Stichpunkt »innere Körperuhr«.

Das sind die wichtigsten drei Prinzipien, die dir dabei helfen, dass du auch nach einer schlechten Nacht total beruhigt sein kannst. Wir müssen nicht früher ins Bett oder sonst etwas. Und bitte auch mit Koffein vorsichtig sein. Das kennen wir ja, dass wir nach zu wenig Schlaf den Kaffeekonsum rapide nach oben schrauben und den Schlaf zeitlich nach hinten schieben. Klar, wir müssen vielleicht performen, und Koffein ist für viele die naheliegendste Lösung. Aber erinnern wir uns an die Roadblocks: Die Tasse Kaffee um 17 Uhr verschiebt das Problem nur und wird zum Risiko, eine weitere schlechte Nacht zu haben. Stattdessen einfach wieder back to normal, und schon kriegen wir wieder den Tiefschlaf und die Energie, die wir brauchen und lieben.

KONTROLLIERTER SCHLAFENTZUG – DER AUSWEG AUS DER SCHLAFLOSIGKEIT

Was aber können wir tun, wenn Einschlafen oder Durchschlafen langfristige Probleme sind? Wir wollen keine Tabletten, klar. Verhaltensänderungen sind das entscheidende Mittel, doch möglicherweise haben wir es hier mit tiefer sitzenden Problemen zu tun. Zunächst einmal: Es gibt weitere Tools, die dir beim Einschlafen helfen können. Doch die solltest du bitte nur unter der Betreuung eines fachkundigen Arztes anwenden. Die Betonung liegt auf fachkundig, denn nicht jeder Allgemeinmediziner wird sich in diesem Thema auskennen (siehe oben). Das ist wirklich wichtig, denn ich zeige dir die folgenden Möglichkeiten nur auf, damit wir sehen, dass es Lösungen und Hoffnung selbst in solchen Situationen gibt. Aber: Bitte, bitte nur mit Arzt!

Die Behandlung solcher tief sitzender Schlaflosigkeit ist ziemlich kontraintuitiv. Vereinfacht gesagt: Um endlich schlafen zu können, entziehen wir uns noch mehr Schlaf. Im Fachjargon spricht man von kontrolliertem Schlafentzug, *Controlled Sleep Deprivation*.

Das klingt für Leute, die zu wenig schlafen, erst mal ein bisschen komisch. Die Grundidee: Die Zeit im Bett reduzieren, das Adenosinlevel strategisch anheben und damit letztlich den Schlafdruck erhöhen. All das – lass es mich bitte noch einmal betonen – nur mit absolut präzisem Ablauf und unter professioneller Beobachtung und Anleitung. Ziel ist, dass wir durch den erhöhten Schlafdruck die Fähigkeit und das Vertrauen zurückgewinnen, einschlafen und durchschlafen zu können und morgens topfit aufzuwachen, weil wir genügend Tiefschlaf hatten. Klar ist aber: Diese Tools sind in der Anwendung für die Klienten richtig, richtig hart.

Zum Start reduzieren wir die Anzahl der Schlafzyklen vorübergehend auf vier, auf drei oder sogar nur auf zwei; und zwar so weit, bis wir einschlafen und durchschlafen. Bei manchen Menschen werden das vielleicht am Anfang nur zwei durchgeschlafene Zyklen sein, aber für jemanden, der seit Monaten oder Jahren nicht mehr richtig geschlafen hat, sind drei Stunden Schlaf das größte Geschenk überhaupt.

Wir benutzen dabei wieder unsere Ankeraufstehzeit, sagen wir 7 Uhr. Ins Bett gehen wir also drei Stunden vorher, das sind zwei Zyklen. Im Klartext: Um 4 Uhr morgens geht's ins Bett. Das ist hart. Du brauchst eine feste Struktur und eventuell jemanden, der dir hilft, bis um 4 Uhr wach zu bleiben. Worst Case ist nämlich, zwischendrin auf der Couch einzuschlafen. Wir müssen wirklich bis 4 Uhr aufbleiben. Und zwar nicht nur eine Nacht, sondern sieben! Der Preis: Du wirst tagsüber müder sein, aber da musst du durch, das ist ja ein Notfall. Schläfst du nach sieben Tagen stabil zwei Zyklen, ergänzt du einen Zyklus. Also nicht mehr bis 4 Uhr wach bleiben, sondern nur noch bis 2:30 Uhr. »Nur«. Wenn das wieder für sieben Tage funktioniert, fügen wir einen weiteren Zyklus hinzu, gehen jetzt also um 1 Uhr ins Bett. Erneut sieben Tage testen, ob es stabil ist – und wir führen dieses Prinzip weiter, bis wir so viele stabile Zyklen haben, wie wir wollen. Entscheidend ist: Sie müssen stabil sein.

So hart das klingt und auch ist, es funktioniert. Und zwar deshalb, weil auf diese Weise das Gehirn lernt, dass es nur wirklich dieses kurze Zeitfenster hat, um überhaupt Schlaf zu kriegen. Durch langes Liegen im Bett, Herumwälzen und An-die-Wand-Starren wurde das Gehirn vorher falsch konditioniert. Jetzt »weiß« es, dass es wirklich nur dieses Zeitfenster nutzen kann, um Schlaf zu kriegen. Das merkt es sich, und das ist der erste Schritt auf dem Weg zu einem stabilen

Schlafrhythmus. Ohne Tabletten, ohne Nebenwirkungen und Risiken. Du bist es wieder, der seinen Schlaf kontrolliert und nicht umgekehrt. Du bist wieder die Chefin oder der Boss über dein Leben. Kein leichter Weg, aber ich habe so oft die Befreiung erlebt, wenn Klienten endlich einmal wieder ein- und durchschlafen – das ist wirklich berührend!

SESSION HIGHLIGHTS

1. Das Power-Down-Protokoll ist der ideale Landeanflug in Richtung Tiefschlaf.
2. Helles und blaues Licht vor dem Schlafengehen verschiebt deine Melatoninproduktion nach hinten. Ergebnis: Du schläfst später ein.
3. Nachts aufwachen ist ganz normal. Ein paar 4-8-4-Protokolle wirken wahre Wunder, um schnell wieder einzuschlafen.
4. »Schäfchenzählen« hilft beim Einschlafen übrigens tatsächlich. Du beginnst am besten bei 5000 und zählst rückwärts in 17er-Schritten. Da schläft jeder ein.
5. Auch wenn die Nacht kürzer war: Bitte am nächsten Morgen nicht länger schlafen. Sonst droht der Social Jetlag.

Morgenstund hat Gold (und Cortisol) im Mund …

Session 7

SCHON MORGENS UND TAGSÜBER ENTSCHEIDET SICH, WIE TIEF WIR NACHTS SCHLAFEN

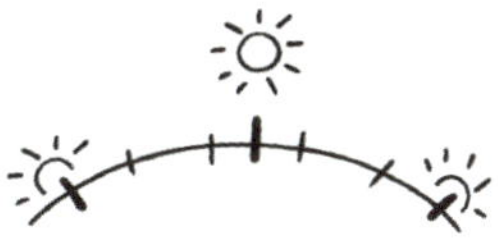

Morgens & tagsüber

Hey – richtig stark, du bist noch dabei! Das zeigt mir, dass du es wirklich ernst meinst. Viele hätten schon aufgegeben, du nicht. Und wir sind gemeinsam schon richtig weit gekommen: Die Science haben wir verstanden. Die Roadblocks sind weggeräumt. Die innere Körperuhr ist eingestellt. Und jetzt zuletzt endlich schneller einschlafen. Bleib weiter dran, es lohnt sich. Denn der direkte Weg zum Tiefschlaf beginnt schon nach dem Aufwachen. Ohne Stress, voller Energie – und das den gesamten Tag durch. Wenn wir ein paar spannende Tools anwenden.

Also, lass uns weitermachen. Viele glauben, dass für guten Tiefschlaf nur das entscheidend ist, was wir abends machen. Ohne vorgreifen zu wollen: In dieser Session werden wir ein Verständnis dafür entwickeln, wie unsere Wake-up-Routinen und unser Lifestyle tagsüber uns am Abend und im Schlaf beeinflussen. Wir haben ja schon gesehen, dass wir aufgrund unseres zirkadianen Rhythmus – unseres 24-Stunden-Rhythmus – bereits vor dem Schlafengehen Signale setzen können. Am Morgen sind das zunächst einmal Signale, die unserem Körper zeigen, dass die Nacht vorbei ist und der Tag beginnt. Das ist wichtig. Wir entwickeln dann Strategien, die es uns ermöglichen, das hohe Energielevel vom Morgen auch tagsüber zu halten und bis abends wach, präsent, leistungsfähig und aktiv zu sein. Zugleich schaffen wir damit die Voraussetzungen für die Tiefschlafverdichtung in der nächsten Nacht – denn wir entscheiden schon morgens und tagsüber zu einem wesentlichen Teil darüber, wie tief und gut wir in der kommenden Nacht schlafen.

Viele werden an dieser Stelle sagen: »Ja, schon klar. Aber ich habe morgens keine Zeit für so etwas.« Dazu gibt es ein, wie ich finde, sehr passendes Zitat von US-Coach Tony Robbins: »Wenn du morgens keine zehn Minuten für dich hast, dann hast du kein Leben.« Deshalb: Egal, wie stressig es morgens ist, wir müssen es irgendwie gemeinsam schaffen, dass du dir Zeit freischaufelst, um ein paar ganz einfache, aber sehr effektive Dinge zu tun. Und zwar keine zwei Stunden, sondern ein paar wenige Minuten.

DAS RISE&SHINE-PROTOKOLL

Aufstehen und strahlen, mit funkelnden, statt mit roten Augen – das ist es doch, was wir wollen, oder nicht? Deshalb das Allerwichtigste: Direkt nach einem abgeschlossenen Schlafzyklus und dem Aufstehen zu unserer AAZ sorgen wir dafür, dass unser Körper Cortisol ausschüttet. Ja, genau, Cortisol, das Stresshormon. Wir haben ja schon in der Session über die innere Körperuhr herausgefunden, dass Cortisol zum richtigen Zeitpunkt mit der richtigen Dosis sehr wertvoll für uns ist. Es führt dazu, dass der Muskeltonus steigt, die Herzfrequenz zunimmt und unser Körper insgesamt aktiviert wird. Der kleine Cortisolschub nach dem Aufwachen ist so etwas wie der Startknopf, der sagt: Hey, die Nacht ist vorbei, los geht's – let's rock the day! Es ist außerdem der Startknopf, der den Timer dafür setzt, dass 12 bis 14 Stunden später Melatonin ausgeschüttet wird, das für das schnelle Einschlafen und unseren Tiefschlaf essenziell ist. Wie wir diesen Startknopf drücken? Mit dem Rise&Shine-Protokoll, dem RSP.

RSP SCHRITT 1: LIGHT-UP!

Wenn wir aufwachen, öffnen wir normalerweise irgendwann unsere Augen. Ist das Schlafzimmer komplett dunkel – was es sein sollte –, dann fehlt dir das Licht, um den Startknopf zu drücken und unserem Körper das Wachwerden-Signal zu geben. Wenn es nicht komplett dunkel ist, dann check bitte noch einmal die Roadblocks-Sessions. Deshalb: Direkt nach dem Aufstehen die Vorhänge aufziehen, Deckenlicht anschalten, denn gerade das Licht, das sich oberhalb unserer Augen befindet, sorgt dafür, dass die Melanopsine aktiviert werden. Danach, wenn möglich, rausgehen und Sonnenlicht konsumieren. Denn die Zellen in unseren Augen, die unsere innere

Körperuhr stellen, reagieren am allerbesten auf eine bestimmte Lichtmenge und -qualität. Die beste Lichtqualität ist die der aufgehenden Sonne, im Englischen *low solar angle light*, also das Licht, das in einem niedrigen Winkel durch die Atmosphäre fällt. Dieses Morgenlicht hat eine ganz spezielle Zusammensetzung aus gelbem, rotem und blauem Licht – und genau diese Zusammensetzung erkennen unsere Melanopsine als das Morgenlicht. Das ist für unsere innere Körperuhr wie ein Zeitstempel, auf dem steht: Es ist Morgen, der Tag hat begonnen. Bei künstlichem Licht gibt es diesen Zeitstempel auch, doch der ist bei Weitem nicht so groß und deutlich wie beim Originalsonnenlicht, dazu gleich mehr.

Wir lassen also nach dem Aufwachen so schnell wie möglich Licht der aufgehenden Sonne in die Augen strahlen (natürlich nur, wenn sie noch nicht zu grell ist), am besten draußen. Wie lange? Das hängt sehr stark von den Lichtverhältnissen ab, davon, ob du gerade in Miami oder in Nordschweden bist und ob es Hochsommer ist oder tiefster Winter. Als Faustregel gilt, dass 100 000 Lux vor 9 Uhr optimal sind. Was heißt das konkret? Beobachtest du draußen in Deutschland im Frühjahr einen Sonnenaufgang, dann sind das ungefähr 10 000 Lux. In dem Fall wären ungefähr fünf bis zehn Minuten ideal. Denn das System ist additiv. Je länger du den Sonnenaufgang betrachtest, desto mehr Lux kannst du ansammeln. Wie wichtig es ist, dass wir draußen sind, zeigt uns ein Vergleich: Gucken wir in dieselbe Sonne durch ein Fenster, zum Beispiel in der Küche, im Auto oder später im Büro, dann ist sie um das 50-Fache weniger effektiv. Ein Fenster schirmt das Licht sehr stark ab. Und morgens bitte keine Sonnenbrille tragen. Außer vielleicht im Auto, damit du keinen Unfall baust.

Wie gesagt: Das ist die Idealsituation. Es funktioniert also nicht immer, gerade im Herbst oder Winter oder bei einem bewölkten Himmel dauert es länger. Aber vielleicht ist der erste Termin ja ein Call, bei dem du draußen unterwegs sein kannst. Oder du gehst mit den Kids zur Schule, das schenkt nicht nur Lichtenergie, sondern auch gemeinsame Zeit. Da das System additiv ist, können wir Lichtenergie aus allen möglichen Quellen ansammeln. Es kann uns auch elektrisches Licht helfen. Allerdings reicht dein Handy allein als Lichtquelle dafür nicht aus. Da müsstest du schon sehr lange addieren, denn unsere Netzhaut ist morgens sehr unempfindlich, wir brauchen aber viele Photonen, Lichtenergie, um unsere innere Körperuhr zu aktivieren und einzustellen. Gönn dir deshalb, gerade wenn es kein strahlender Sonnentag ist, möglichst viel elektrisches Licht, sei es beim Zähneputzen mit dem maximal hellen Licht oder beim Kaffeetrinken direkt in der hell erleuchteten Küche. Auch Tageslichtlampen im Büro oder Lampen mit viel Blaulicht helfen – also genau die, die wir abends vermeiden wollen. Das zeigt mal wieder: Blaulicht ist nicht per se schlecht, das Timing entscheidet.

Ein Sicherheitshinweis ist mir wichtig: Egal, ob Sonnenlicht oder künstliches Licht, wir wollen nie so lange ins Licht gucken, dass es wehtut oder die Augen zu tränen anfangen. Denn Augenzellen sind Nervenzellen, und wenn die Schaden nehmen, regenerieren sie nie wieder. Manche Klienten übertreiben es, deshalb hier die Warnung. Viele Optiker empfehlen wegen der sensiblen Netzhaut Brillen mit Blaulichtfilter. Diese Brillen sind auch gut gegen Strahlung, und wir sollten nicht zu viel Blaulicht abbekommen. Andersherum wollen wir aber auch vermeiden, gar kein Blaulicht zu kriegen. Wieder ist das Timing entscheidend: Blaulicht unterdrückt unser Schlafhormon Melatonin. Am Abend ist das schlecht. Am Morgen aber ist genau das Gegenteil der Fall. Da brauchen wir helles Licht. Denn nur so sorgen wir für eine stabile Körperuhr, für ein hohes Energielevel am Tag und für viel Tiefschlaf in der Nacht.

Kurzer Reminder, bevor wir zu Schritt 2 kommen: Um die innere Körperuhr zu stellen, gibt es nur einen einzigen Weg, und der führt von der Netzhaut über den Sehnerv ins Gehirn. Wenn wir kein Licht kriegen oder es durch Blaulichtfilter aussperren, ist der Weg versperrt. Deshalb sollten wir diese Blockaden vermeiden und zugleich mit den Maßnahmen von oben effektiv unser Cortisolmaximum erreichen. Wichtig: Wir wollen das Cortisolhoch so früh wie möglich haben, mit genügend Abstand zum Anstieg von Melatonin, der idealerweise 2,5 Stunden vor dem Schlafengehen beginnt. Bei depressiven Menschen erreicht Cortisol seinen Höchstwert zum Beispiel oft erst gegen 20 oder 21 Uhr. Und das hat massive Auswirkungen auf den Tiefschlaf – und eben auch auf das Energielevel am Morgen. Für jeden von uns gilt: Je schneller wir unser Cortisolmaximum erreichen, desto schneller schaltet unser Körper in den Aktivmodus. Mit der App Lightmeter, über die wir schon gesprochen haben, kannst du die Lux-Zahlen deiner Umgebung präzise messen. So kannst du herausfinden, wie du deine Lichtenergie kriegst und einen top Start in den Morgen findest.

RSP SCHRITT 2: FUEL-UP!

Das war Schritt eins, die absolute Grundlage. Licht ist der wichtigste Zeitgeber. Aber es gibt eben noch einen weiteren sehr effektiven: die Nahrungsaufnahme. Zuerst einmal empfehle ich in jedem Fall, direkt nach dem Aufstehen ein Glas Wasser zu trinken, idealerweise 0,3 bis 0,5 Liter. Nachts haben wir geschwitzt, unser Gehirn und unsere Organe sind am Morgen nicht mehr optimal hydriert, und so füllen wir den Flüssigkeitshaushalt wieder auf. Danach das Frühstück, um das Verdauungssystem hochzufahren, das ist auch ein sehr starkes Signal an die innere Körperuhr. So wie wir am Abend zu einer gewissen Zeit vor dem Schlafengehen aufhören zu essen, nutzen wir jetzt das physiologische System und drehen es um. Das ist das Faszinierende: Wir können die Basics, die wir gelernt haben, für unsere Zwecke optimal nutzen, je nachdem, ob es morgens oder abends ist.

RSP SCHRITT 3: MOVE-UP!

Wasser getrunken, etwas gegessen: Jetzt soll unser Körper weiter verstehen, dass der Tag begonnen hat. Der Klassiker ist Frühsport. Doch vielleicht sind wir nicht so die Morgensportler oder haben einfach keine Zeit. Dann ist die *3-1-40-Resistance-Atmung* die einfachste Methode, um innerhalb kürzester Zeit die Herzrate hochzufahren:

- Wir atmen in einem Zug sehr schnell durch die Nase tief in den Bauch ein und zählen dabei bis 3.
- Wir atmen mit 1 Stoß schnell und kräftig durch den Mund aus.
- Das Ganze wiederholen wir 40 Mal, deshalb 3-1-40. Probier es aus, du wirst sehen, dass das richtig auf die Pumpe geht. Wenn du deshalb am Anfang eher mit 30 Wiederholungen starten willst, passt das auch völlig.
- Nach 30 bis 40 Wiederholungen ungefähr 90 Prozent des Lungenvolumens ausatmen und jetzt die Luft für 15 Sekunden anhalten, wenn es geht auch etwas länger.
- Adrenalin wird ausgeschüttet, der autonome Erregungszustand in Richtung Sympathikus verändert und so Stress ausgelöst – genau das, was wir jetzt wollen, weil es unser ganzes Körpersystem aktiviert. Deswegen heißt die Übung Resistance-Atmung!

Hast du es versucht? Du spürst so ein angenehmes Leichtigkeitsgefühl, im Englischen würde man *dizziness* sagen, und genau das ist das Ziel. Deshalb solltest du das Ganze nicht beim Autofahren machen, sondern auf der Couch oder in der Küche. Das geht schnell – und danach bist du voll da. Das funktioniert übrigens nicht nur am Morgen, sondern immer: vor einem wichtigen Meeting, wenn man nach dem Mittagessen ins Nachmittagstief fällt, wenn man vor einer Präsentation präsenter sein will, wenn man die Hochzeitsrede seiner Tochter hält. Die 3-1-40-Resistance-Atmung ist in solchen Fällen immer der Shortcut.

Mit dem 4-8-4-Protokoll oder dem 2-1-6-Protokoll haben wir gelernt, uns herunterzufahren; mit der 3-1-40-Resistance-Atmung machen wir das genaue Gegenteil, wir fahren uns hoch. Mit diesen Tools haben wir eine Klaviatur zur Verfügung, mit der wir auf dem autonomen Erregungslevel in beide Richtungen spielen können, und zwar schnell und ohne große Anstrengungen. Das gibt uns viele Freiheiten, weil wir ohne künstliche Mittel unser Energielevel gestalten können.

RSP SCHRITT 4 (FÜR FORTGESCHRITTENE): WARM-UP!

Zehn Minuten am Morgen für uns, und wir heben unser Energielevel nachhaltig auf ein neues Niveau. Doch hin und wieder fehlen uns diese zehn Minuten. Dann kommt ein besonderes Warm-up für Fortgeschrittene ins Spiel, das du auch sonst nutzen kannst, wenn du noch einen Gang zulegen willst. Denk bitte noch einmal an den Verlauf unserer Körperkerntemperatur. Sie steigt zwei Stunden vor dem Aufwachen bis zum späten Nachmittag kontinuierlich an. Und das können wir zusätzlich unterstützen, nämlich durch eine sehr, sehr kalte Dusche oder, noch frostiger, ein Eisbad. Auch das schüttet Adrenalin und eventuell sogar Cortisol aus, aktiviert damit die Wärmeproduktion unseres Körpers und unterstützt natürlich den Verlauf der Körpertemperatur. Wenn du jetzt sagst, kalte Dusche, no way, findest du hier eine sehr einfache Schritt-für-Schritt-Anleitung, wie du in vier Wochen zum Kaltduscher wirst: *www.tiefschlaf-formel.de/bonus*

Wir haben also diese vier zirkadianen Zeitgeber:

- der mit Abstand stärkste: Licht,
- Bewegung,
- Nahrungsaufnahme und
- Temperatur.

Wenn du die aktivierst, kannst du den Tag voller Energie starten. Und je häufiger und konsistenter du diese Hebel betätigst, desto präziser wird dein Körper verstehen, wann der Tag beginnt, und desto präziser findet die Cortisolausschüttung statt. Für den Körper zählen keine Ziffern auf der Uhr, sondern nur die physiologischen Zeichen der zirkadianen Zeitgeber.

Bei der Gelegenheit ein kurzer Ausflug auf ein unterschätztes Problem. »Was ist denn eigentlich mit Snoozen?« Das werde ich ganz oft gefragt. Snoozen ist schädlich. Lass mich kurz erklären, warum. Normalerweise wachen wir am Ende einer REM-Phase auf. Wenn wir jetzt aber wieder einschlafen, weil wir noch gar nicht so richtig wach sind, dann fallen wir oft wieder zurück in eine REM-Phase, was aber total unnatürlich ist. Wenn dann der Wecker nach sieben Minuten wieder klingelt, wachen wir nicht am Ende, sondern am Anfang einer REM-Phase auf, sie hatte ja erst sieben Minuten Zeit. Das empfindet unser Gehirn allerdings als extrem unangenehm. Deshalb ist Snoozen wirklich schädlich für unseren zirkadianen Rhythmus und unsere ganze Schlafarchitektur. Und das ist der Grund, warum wir uns nach einem Snooze-Morgen oft so kaputt fühlen, manchmal noch stundenlang. Deshalb den Wecker so spät wie möglich stellen. Nicht um 7 Uhr, wenn eigentlich bis 7:30 Uhr Zeit ist. Schluss mit Snoozen. Du verschenkst nur kostbare Schlafzeit.

DAS WICHTIGSTE FÜR DEN TAG

Wie wir unseren Tag gestalten, beeinflusst unsere Nacht. Das Schöne ist, dass wir viele Tools und Strategien bereits kennengelernt haben, die wir untertags anwenden können. Unsere Abschaltprotokolle würde ich über den Tag verteilt immer wieder anwenden. Wir wollen kleine Micro-Breaks – du erinnerst dich – regelmäßig einbauen: in der Mittagspause vielleicht Binaural Breathing und einen Spaziergang um den Block, egal, ob du im Homeoffice arbeitest, im Geschäft oder ob du daheim auf die Kinder aufpasst. Diese Pausen können unseren Tag super strukturieren, sie verbrauchen nicht viel Zeit und sind trotzdem effektiv, weil sie erstens sofort entspannend wirken und zweitens unseren Tiefschlaf in der Nacht boosten. Wenn du das Gefühl hast, du brauchst das Gegenteil, weil du müde wirst und am Nachmittag noch ein wichtiges Treffen ansteht oder du die Kinder mit dem Auto vom Nachmittagsunterricht abholen musst, verzichte besser auf Kaffee und mach stattdessen unsere 3-1-40-Atmung. Natürlich nicht im Auto, einfach kurz vorher. Allerdings auch nicht zu spät, denn diese Übung hebt unseren autonomen Erregungszustand an und bringt uns, wenn wir damit zu spät dran sind, weiter weg vom Tiefschlaf. Manche Klienten fragen allerdings: Was mache ich denn, wenn eine Nachtschicht ansteht, die ich nicht vermeiden kann? Dann hilft das Protokoll, damit du noch ein paar Stunden Zeit kriegst, um fitter zu bleiben. Und es funktioniert auch, wenn wir spätabends noch Auto fahren müssen und müde sind. Fahr einfach alle paar Minuten raus auf einen Parkplatz und mach diese Übung, damit du auf keinen Fall Gefahr läufst, in den Sekundenschlaf zu fallen. Das ersetzt zwar keinen Schlaf, aber in Ausnahmesituationen ist das immerhin die zweitbeste Lösung.

Abgesehen von den Micro-Breaks und unseren Übungen will ich jetzt mit dir ein paar Dinge besprechen, die uns viele Möglichkeiten liefern, um auch tagsüber unser Energielevel zu halten und in eine gute Tiefschlafnacht zu investieren.

ESSEN: DIE DREI ENTSCHEIDENDEN FRAGEN – BEANTWORTET!

Essen und Trinken gehört zu den elementarsten Punkten, an denen wir ansetzen können. Und zwar allein schon deshalb, weil Essen und Trinken bei jedem von uns dazugehört. Da können wir so viel falsch, aber auch so viel richtig machen. Mir geht es aber an dieser Stelle nicht um die optimale Ernährung schlechthin. Wie immer in diesem Buch richtet sich mein Blick darauf, was in einem fordernden Alltag machbar ist. Und: Es gibt zu dem Thema Ernährung, besonders auch mit Blick auf den Tiefschlaf, so viel zu besprechen, das wäre eigentlich ein eigenes Buch. Kommt ja vielleicht noch ...

Wir haben gesehen, dass es sich lohnt, abends vor dem Schlafengehen nicht mehr so viel zu trinken. Deshalb ist es wichtig, dass wir tagsüber ausreichend Wasser zu uns nehmen. Direkt morgens nach dem Aufstehen, wie besprochen, und dann kontinuierlich tagsüber. Beim Essen ist das anders, das sehen wir noch. Aber Trinken können wir über den Tag verteilt. Wie viel? Man hört ja immer zwei Liter, drei Liter – es gibt aber auch eine einfache Faustformel: 30 Milliliter pro Kilogramm Körpergewicht. Ob du dabei auf dem richtigen Weg bist, kannst du mit einem einfachen Test aus dem Leistungssport erkennen, wenn du gegen Mittag einmal zur Toilette musst. Ist dein Urin klar bis farblos, bist du sehr gut hydriert und hast die Stunden vorher optimal genutzt. Deshalb nimm wirklich vom Aufstehen an Flüssigkeit zu dir, und zwar nicht nur Kaffee. Manche meiner Klienten machen den Fehler, erst ab dem Nachmittag zu trinken, dann muss der Körper aber aufholen, und es wächst die Wahrscheinlichkeit, dass wir noch zu spät am Abend Durst haben.

Der andere elementare Punkt ist natürlich das Essen. Das hat auch in meiner persönlichen Geschichte eine krasse Rolle gespielt. Das Thema war bei meiner persönlichen Reise das Letzte, das ich knacken konnte, weil es für mich mit Abstand das schwierigste war. Deshalb verstehe ich alle, die sagen: »Das mit der Brille, der AAZ oder dem Aufstehen, das kriege ich alles hin. Aber die Ernährung umstellen, das ist echt schwer … Wie soll das gehen?« Die Schwierigkeit liegt darin, dass unsere Tage normalerweise so voll und hektisch sind, dass wir unter Zeitdruck stehen. Deshalb bedeutet gute Ernährung, gut zu planen. Was, wann, wo, wie? Selbst kochen, sich Sachen vom Vortag mitbringen, Delivery Service oder doch Kantine? Wie lange habe ich Zeit, oder muss ich sogar nebenher essen? Steht ein Business Lunch an, essen meine Kinder daheim oder in der Schule? Oder: Was ist im Budget und was nicht?

Das sind alles Fragen, die sich uns Tag für Tag stellen, und damit haben wir noch gar nicht über Unverträglichkeiten oder andere Spezialsituationen gesprochen. Aber wie gesagt: In dieser Session kümmern wir uns um die entscheidenden Facts Richtung Tiefschlaf, weil das Thema sonst zu umfassend ist. Als ich Student war, habe ich drei- bis fünfmal am Tag Nougat-Crunchies mit Milch gegessen. Stimmt wirklich! Ich habe teilweise zehn Liter Milch pro Woche getrunken, Wahnsinn aus heutiger Sicht. Auch als Berater gab es morgens Crunchies, mittags zwei Leberkässemmeln (billig und schnell!) und abends ein Sandwich oder auch nur Schokolade aus dem Automaten. Das zog sich, wenn ich ganz ehrlich bin, bis in die Phase hinein, in der ich meine Schlafgewohnheiten schon zum Teil umgestellt hatte. Vor einigen Jahren lief ich dann mit meiner Freundin (und jetzigen Ehefrau) mal wieder einen Halbmarathon. Ich hatte eine harte Trainingsphase hinter mir, war topfit und fühlte mich richtig gut. Beim Lauf ging ich ans Limit und war zufrieden mit meiner Leistung und dem Ergebnis. Fünf Tage später saßen wir beim Abendessen mit Freunden zusammen, die beste Gelegenheit, nach der Schufterei endlich mal wieder über die Stränge zu schlagen. Und auf einmal, ich wollte zur Toilette, merkte ich: Du kannst nicht mehr aufstehen. Da ging gar nichts mehr, Stecker gezogen. Irgendwie konnte ich mich noch hochhieven, als wäre ich ein Greis, und ich schleppte mich auf die Toilette. Zehn Minuten brauchte ich – nur für den Hinweg! Nach einer weiteren gefühlten Ewigkeit war ich zurück am Tisch. Die anderen dachten: »Der Chris verträgt auch nichts mehr!« Ich wäre dankbar gewesen, wenn es nur die Gin Tonics gewesen wären ... Am nächsten Tag musste ich deshalb zum Arzt, wir nahmen Blut ab und, um es kurz zu machen: Es war ein Desaster. Alle Werte, angefangen von den Aminosäuren bis zu den Vitaminen, waren so im Keller, dass die Basisfunktionen meines Bewegungsapparats nicht mehr funktionierten. Und zwar mehrere Tage, ich kriegte langsam wirklich Panik. Mental war ich komplett klar, ich war nicht müde, aber mein Körper hat trotzdem nicht mehr funktioniert. Warum?

Mein Puls steigt und ich kriege immer noch Gänsehaut, wenn ich an damals denke. Andererseits bin ich auch dankbar, denn diese Erfahrung war ein echter Aha-Moment. Mir wurde auf einmal klar, welche tiefen Spuren meine jahrelange völlig falsche Ernährung in meinem Körper hinterlassen hatte. Weil ich nie dick gewesen bin und immer Sport gemacht hatte, hatte ich das nie kapiert. Wir denken ja: schlank = gute Ernährung. Doch ich hatte buchstäblich am eigenen Leib erlebt, dass diese Gleichung nicht immer aufgeht. Ich habe danach meine Ernährung sehr grundlegend umgestellt.

Die Strategien und Facts, die für unseren Tiefschlaf entscheidend sind, zeige ich dir jetzt. Dabei stehen drei Fragen bei fast allen Menschen auf Prio 1:

- Was esse ich am besten?
- Wann esse ich am besten?
- Und wann besser nicht mehr?

Einige Antworten hatten wir schon in unserer Tiefschlafkiller-Session gehört, vor allem auf die erste Frage: Was esse ich am besten für guten Tiefschlaf? Hier wollen wir uns mit einem unserer Lieblingsthemen überhaupt beschäftigen, mit der Frage nach dem richtigen Timing. Wie entscheidend das ist, haben wir ja schon an vielen Stellen auf unserem Weg in den Tiefschlaf gesehen. Und Essen gehört natürlich auch dazu. Viele kennen dazu unterschiedlichste Weisheiten, zum Beispiel ab 18 Uhr keine Kohlenhydrate mehr. Fast immer geht es dabei ums Abnehmen. Wir wollen uns aber mit dem Timing beschäftigen, das für unsere innere Körperuhr und unseren Tiefschlaf optimal ist.

Einen entscheidenden Punkt hatten wir schon angesprochen: Trinken können wir tagsüber kontinuierlich. Beim Essen ist das anders, denn unsere Verdauung arbeitet über die 24 Stunden des Tages nicht linear, sondern folgt unserer inneren Körperuhr. Sobald nämlich Melatonin im Spiel ist, macht das nicht nur uns müde, sondern auch unseren Verdauungsapparat und das Pankreas, die Bauchspeicheldrüse. Das Pankreas produziert Insulin, das wir vor allem brauchen, um Essen, ganz besonders Kohlenhydrate, zu »verstoffwechseln«. Wenn wir also abends einen großen Berg Kartoffeln oder Nudeln in uns hineinschaufeln, kriegt unser Stoffwechsel richtig Probleme, weil der ganze Apparat eigentlich schon am Einschlafen ist. Deshalb muss alles wieder hochgefahren werden, mehr Blut muss zum Darm (unserem Körperkern) geführt werden, damit der verdauen und Nährstoffe aufnehmen kann. Das erzeugt Wärme im Körperkern, und unsere Körperkerntemperatur steigt – es passiert also genau das Gegenteil von dem, was wir eigentlich vor dem Schlafen erreichen wollen. Wir heizen auf, unsere Herzfrequenz steigt, und wir geben unserem Körper ein falsches Signal. All das entfernt uns vom Tiefschlaf und es dauert deutlich länger, bis wir die erste und wichtigste Tiefschlafphase erreichen.

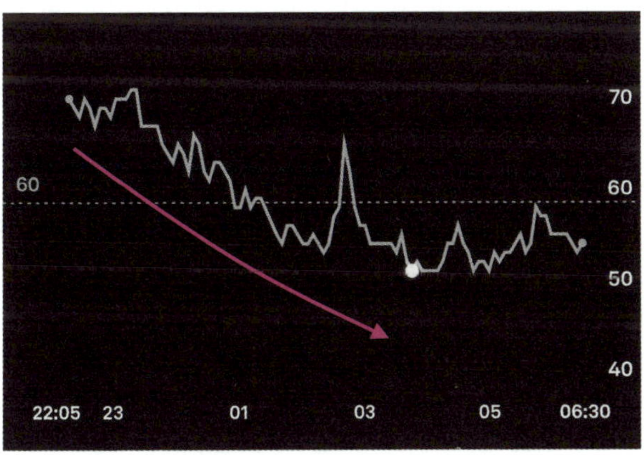

Abbildung 25: Typischer Verlauf der Herzfrequenz nach spätem, üppigem Abendessen

Aus all dem wird klar: Wenn es uns gelingt, drei Stunden vor dem Einschlafen mit dem Abendessen zu Ende zu sein, sind wir auf der sicheren Seite. Aber wirklich damit zu Ende sein und nicht erst damit anfangen. Ich gebe dir ein Beispiel: Du willst um 23 Uhr schlafen – um 20 Uhr fertig mit Abendessen sein; dauert das Abendessen 30 Minuten – spätestens 19:30 Uhr anfangen.

Brain Tattoo # 17

Drei Stunden vor dem Einschlafen mit dem Abendessen zu Ende sein. Nicht damit anfangen, sondern fertig sein.

Ich weiß, das ist nicht immer ganz einfach, jeder von uns hat seine alten Routinen und sozialen Rituale. Das betrifft zum Beispiel das Abendessen mit der Familie, das oft die erste Gelegenheit am Tag ist, bei der die komplette Familie zusammenkommt. Viele von uns haben auch noch den Spruch im Kopf: Erst die Arbeit, dann das Vergnügen. Wobei hier Arbeit im weiteren Sinne zu verstehen ist, sodass auch Haushalt, Einkaufen und der ganze Papierkram dazuzählen. In der Corona-Zeit konnten wir sehr intensiv erfahren, dass die Grenzen verschwimmen, und das wirkt sich vor allem auf unsere Routinen und Gewohnheiten aus. An unserem Schlafrhythmus geht das nicht spurlos vorbei und kann gravierende Auswirkungen haben, über die wir schon gesprochen haben. Da wir völlig unabhängig von Corona im digitalen Zeitalter immer öfter im Homeoffice sind und das hybride Arbeiten wichtiger und häufiger wird, brauchen wir neuen Strategien. Das gilt auch für unsere Essensgewohnheiten. Wie wäre es, wenn wir den alten »Erst die Arbeit, dann das Vergnügen«-Gedanken modernisieren und an das, wie es viele nennen, New Normal anpassen. Wenn wir denken: Erst kommt die Arbeit, dann kommt das Abendessen drei Stunden vor dem Schlafen, und dann zur Not noch einmal die Arbeit – oder was sonst so anfällt. Wir können oft nicht beeinflussen, was wir alles erledigen müssen. Aber wir können meistens die Reihenfolge gestalten. Ein ganz einfacher Trick: Stell dir einen Terminblocker für das Abendessen ein, und lade deine Familie dazu ein. Das sorgt nicht nur dafür, dass du die Drei-Stunden-Formel einhältst. Es zeigt dir und der Familie außerdem, wie zentral euch das gemeinsame Essen ist. Gerade in Homeoffice-Zeiten schaffst du damit ein wichtiges Ritual, wie ihr gemeinsam den Tag feiert. Und wenn dafür keine Zeit ist, kein Problem: Dann eben schnell etwas essen, Hauptsache, du bleibst in dem Zeitfenster. Denn innerhalb dieses Slots kannst du so lange essen, wie du willst, ganz ohne schlechtes Gewissen. Und wenn dann wirklich noch etwas ansteht, kein Problem – die Strategien für das Power-Down-Protokoll kennen wir ja schon.

Zum richtigen Timing gehört auch die Frage, wann wir wie viel essen. Dass und warum wir abends nicht mehr einen Berg Nudeln verputzen oder direkt vor dem Schlafen auch keinen Salat, das haben wir gesehen. Aber auch tagsüber können das richtige Timing, die Auswahl und die Menge einen großen Einfluss haben. Viele begehen den Fehler, dass sie morgens fast gar nichts oder nur ein bisschen essen, weil keine Zeit ist, dann mittags ein Sandwich auf die Hand, es muss in der Mittagspause mal wieder schnell gehen, und dann abends ein üppiges Abendessen, man hat ja einen Riesenhunger und will sich auch ein bisschen für den harten Tag belohnen. Man gönnt sich ja sonst nichts.

Das gleicht einer Pyramide, die ihre Spitze mit dem wenigen Frühstück am Morgen hat und ihre breite Basis am Abend. Wir können diese Pyramide aber auch umdrehen und die Energiezufuhr unserem Energiebedarf angleichen. Da wir die Energie tagsüber brauchen, ist meine Empfehlung, einen Großteil der Kalorien vor dem Nachmittag zu essen. Es muss ja nicht immer das Frühstück sein, aber wir können zumindest versuchen, mittags damit fertig zu werden. Nachmittags und abends wäre dann eher leichtes Essen angesagt. Dadurch wird deine innere Körperuhr angepasst. Wenn du nämlich abends den Großteil der Energie zu dir nimmst, denkt die innere Körperuhr, du brauchst diese Energie am Abend. Das stimmt aber nicht. Deshalb den Großteil der Kalorien vor dem Abendessen zu dir nehmen. Und noch ein Tipp: Bist du beim Abendessen zu gefühlt 80 Prozent satt, dann mach Schluss. Gerade beim Abendessen brauchst du nicht an die 100-Prozent-Marke ran oder sogar darüber hinaus. Das ist vielleicht am Anfang etwas ungewohnt, aber das geht sehr schnell vorüber. Und wenn du trotzdem noch kurz vor dem Schlafengehen Hunger hast oder einfach Appetit, dann erinnere dich daran, was ich immer im Kühlschrank habe; genau, Mandelmus, ein Teelöffel gibt dir genug und lang anhaltend Energie für die ganze Nacht, ohne den Verdauungstrakt zu sehr zu belasten.

Eine Frage kommt an dieser Stelle ganz oft: Was ist denn, wenn ich jetzt doch mal zu spät zu viel gegessen habe? Das ist erst mal kein Problem, denn Ausnahmen sind nie ein Problem. Spätes und gutes Essen mit Freunden gehört zum Leben dazu und macht es ja erst richtig lebenswert. Natürlich wird es dann nicht die beste Nacht, und das sollten wir auch nicht erwarten. Aber wenn du drei Dinge machst, dann kannst du den negativen Effekt des späten Essens zumindest einigermaßen abschwächen:

1. Warme Dusche, um die Körperkerntemperatur zu senken.
2. 20 Minuten Spaziergang; klingt irgendwie total abgedroschen, aber die Verdauung funktioniert im Aufrechten viel, viel besser als im Sitzen oder im Liegen. Deshalb lieber ein bisschen später ins Bett gehen und dadurch die Verdauung noch unterstützen.
3. Selbst wenn man vielleicht später heimkommt und die drei Stunden Abstand nicht möglich sind, zumindest einen Schlafzyklus (90 Minuten!) zwischen Abendessen und Schlafzeit legen.

Wie gesagt: Einmal zu spät zu viel essen ist null Stress. Es soll nur nicht zum Standard werden. Deshalb sollten wir die drei Stunden zur Routine werden lassen, dann sind solche Ausnahmen kein Grund für ein schlechtes Gewissen und ein tolles Stück Lebensqualität.

Ein cooler Nebeneffekt der Drei-Stunden-Faustformel ist übrigens etwas, was derzeit sehr modern ist. Stichwort: Intervallfasten. Denn wenn du die drei Stunden einhältst, dann 7,5 Stunden (5 x 1,5 Stunden) schläfst und nach einer halben Stunde nach dem Aufwachen frühstückst, dann bist du schon in einem Setting, in dem du elf Stunden nichts gegessen hast. Isst du sogar erst 1,5 Stunden später, liegt das Zeitfenster schon bei zwölf Stunden ohne Nahrungsaufnahme. Wartest du dann sogar bis Mittag, bist du bei 14 oder sogar 16 Stunden. Warum das interessant ist? Weil es eben automatisch der erste Schritt ins Intervallfasten ist, obwohl du das so gar nicht angepeilt hast.

Intervallfasten wird vor allem im Zusammenhang mit Abnehmen diskutiert, was uns hier etwas vom Thema abbringen würde. Doch ich wollte es kurz ansprechen, weil viele meiner Klienten durch Intervallfasten sehr gute Fortschritte bei ihrem Tiefschlaf gemacht haben und weil der Weg dorthin, wenn wir drei Stunden vor dem Schlafengehen mit dem Essen fertig sind, nicht weit ist. Ein Mythos besagt ja, dass zum Intervallfasten zwingend weniger essen gehört. Aber das stimmt einfach nicht. Intervallfasten bedeutet schlichtweg nur, dass man in einem kürzeren Zeitfenster isst, also statt 16 Stunden zum Beispiel nur acht oder zehn Stunden. Für unseren Schlaf hat das einen wertvollen Impact, denn bei einem Zeitfenster von zehn Stunden verbessert sich nach mehreren Studien die Schlafqualität signifikant. Das liegt erstens daran, dass Intervallfasten unsere innere Körperuhr stabilisiert und damit direkt Einfluss auf unseren Schlafrhythmus hat. Zweitens wird ein Prozess aktiviert, den wir *Autophagie* nennen. Vereinfacht gesagt ist das ein körpereigenes Detox-Programm in unseren Zellen. Autophagie ermöglicht zum Beispiel, dass beschädigte Zellen abgebaut und entsorgt werden. Quasi ein täglicher Frühjahrsputz in unserem Körper. Dieser Prozess wird nach heutigen Erkenntnissen aber nur aktiviert, wenn wir mindestens 14 Stunden keine Nahrung zu uns nehmen.

Als ich damals so am Ende war, wusste ich natürlich noch nichts von Autophagie. Als ich danach mehr ins Thema einstieg und dieses Prinzip entdeckte, war ich geflasht. Mein Körper konnte seit Jahren nicht mehr richtig aufräumen. Ich war ständig am Essen, dazu dann auch noch Schund und hatte damit im Körper den gesamten Zellabfall angehäuft. Ich dachte: Krass, da hat die Evolution ein Reinigungsprogramm in deinem Körper eingebaut, und du nutzt es nicht?! Und ich überlegte: Chris, wann hast du zum letzten Mal für 14 Stunden oder länger nichts gegessen? Ich hatte keine Ahnung. Aber mir war klar: Wann auch immer das war, seitdem hat dein Körper keine Möglichkeit mehr gehabt, in den Autophagie-Modus zu schalten und auszumisten. Ich habe damals angefangen und jeden Dienstag in dem Acht-Stunden-Fenster gegessen. Und das kann ich nur weiterempfehlen. Wie gesagt, ich habe nicht weniger gegessen und auch nicht auf mein geliebtes Frühstück verzichtet. Ich habe es nur von 7 Uhr auf 10:30 Uhr verschoben. Es ging mir damit aber so gut, dass ich das bald ausgeweitet habe und es jetzt meistens Montag bis Freitag mache. Das Ergebnis ist großartig. Aber ganz ehrlich: Auch ohne Intervallfasten kannst du mit den Strategien, die wir kennengelernt haben, deinen Tiefschlaf verdichten. Wenn das Frühstück am Morgen mit der Familie ein wichtiges Ritual ist, dann ist es völlig okay, dass das vorgeht. Du kannst es mit dem Intervallfasten ja auch so halten wie ich am Anfang: nur einmal in der Woche. Oder alle zwei Wochen. Einfacher Trick: Wenn wir morgens unterwegs sind, am Bahnhof oder Flughafen oder sonst wo, lieber einmal auf »Schrott« verzichten, wir nehmen dann nicht nur weniger Mist zu uns, sondern tun auch etwas für die Stabilisierung unserer inneren Körperuhr.

WAS ESSEN?

Was sollen wir essen? Gute Frage. Stell dir einmal zwei Kaminöfen vor. Der eine wird mit Papier befeuert und der andere mit Briketts. Beim einen schmeißt du nach und schmeißt nach, beim anderen reicht es, gelegentlich nachzulegen. Was würdest du machen? Vermutlich die Briketts nehmen. Und so ist es auch mit unserem Körper. Wenn wir ihm nur Papier geben, wachen viele zum Beispiel nachts auf, weil unser Blutzuckerspiegel zu niedrig ist. Um das zu vermeiden, nehmen wir die Briketts, das richtige Baumaterial für die notwendigen Hormone und Neurotransmitter, damit wir guten Schlaf bekommen und genügend Energie bis zur nächsten Mahlzeit haben.

DREI DAUMENREGELN

1 Gramm Protein

Das wichtigste Brikett an dieser Stelle ist Protein. Die Daumenregel ist, dass wir 1 Gramm Protein pro Kilogramm Körpergewicht brauchen. Das gilt nicht nur für Bodybuilder oder Leistungssportler, sondern für jeden, der genügend Tiefschlaf haben will. In sehr stressigen oder fordernden Phasen können es auch 1,5 Gramm sein. Wir sollten dabei auf hochwertiges Protein achten, das wir an dem Anteil der essenziellen Aminosäure Tryptophan erkennen können, die du zum Beispiel in Hühnchen, Mandeln oder Kürbiskernen findest. Ideal sind 1 bis 1,5 Prozent. Und es sollte möglichst wenig Zucker dabei sein. 1 Gramm Protein wirst du sagen, das ist nicht viel. Und das ist es im Prinzip auch wirklich nicht, mit einer bewussten Ernährungsweise schaffst du das locker. Trotzdem kommen viele meiner Klienten am Anfang oft nur auf 0,2 oder 0,3 Gramm. Kein Wunder, dass die Energie im Keller ist.

2 bis 3 Gramm Fett

Im Ernst? Ja, im Ernst. Viele wurden vermutlich noch so erzogen, dass Fett fett macht. Das ist aber nur ein Mythos. Wir brauchen gesunde Fette für ganz viele Dinge in unserem Körper: für alles, was mit Erholung zusammenhängt, für unsere Gehirnfunktionalität, das zentrale Nervensystem, für Vitaminaufnahme und, und, und, und, und. Wertvoll sind vor allem ungesättigte Fette. Nur: Wie erkenne ich die? Ganz einfach daran, dass sie bei Raumtemperatur weich oder flüssig sind. Wir finden sie in der Avocado, im Olivenöl, in Nüssen und vielen Samenarten. Eine ausführliche Liste findest du kostenlos zum Download unter *www.tiefschlaf-formel.de/bonus*.

Langsame Kohlenhydrate

Darüber haben wir schon in unserer Roadblock-Session gesprochen, deshalb hier nur kurz als Reminder: Mit der Carb-to-Fibre-Ratio können wir schnell erkennen, ob es sich um langsame oder schnelle Kohlenhydrate handelt. Setz abends vor allem auf die langsamen Kohlenhydrate, das stabilisiert deinen Blutzucker, und wir laufen weniger Gefahr, dass uns nachts die Energie ausgeht und wir aufwachen.

HOCKE-ZÄHNEPUTZEN & CO: MIT SMARTER BEWEGUNG MEHR TIEFSCHLAF

Nicht zu spät zu hart trainieren, das haben wir bereits gesehen. Aber generell gilt tagsüber: Ermüde deinen Körper! Ein müder Geist reicht für tiefen Schlaf nicht aus, wir brauchen auch einen müden Körper. Müde macht natürlich Sport, im Fitnessstudio, beim Joggen oder bei anderen Aktivitäten. Müde werden wir aber auch schlicht und einfach durch Bewegung. Wir können einen echten Durchbruch erleben, wenn wir prinzipiell nicht in erster Linie in Sporteinheiten denken, sondern in Bewegung. Nicht um in Form zu bleiben, sondern weil wir damit genug Tiefschlaf kriegen, was wiederum für die optimale Erholung sorgt und für voll aufgeladene Batterien.

Bewegung gibt uns Energie, weil wir mehr Sauerstoff aufnehmen. Es hat eine positive Auswirkung auf unsere Stimmung und Produktivität, reduziert Stress, weil es den Cortisolspiegel dann senkt, wenn wir ihn nicht brauchen. Wir lernen auch schneller. Bewegung kann unseren *Racing Mind* beruhigen und unsere sexuelle Lust steigern. Und eben: Bewegung hilft uns dabei, unseren Tiefschlaf zu verdichten.

Brain Tattoo # 18

Ein müder Geist reicht für tiefen Schlaf nicht aus, wir brauchen auch einen müden Körper.

Wir wollten realistische Strategien, die jede und jeder anwenden kann. Bewegung ist deshalb so ideal, weil wir sie in unseren Alltag integrieren können, ohne großen Aufwand zu betreiben. Am Anfang schwitzen wir vielleicht noch im Anzug oder unter der Winterjacke, wenn wir in der U-Bahn oder dem Treppenhaus nicht den Aufzug, sondern die Stufen nehmen. Aber eben nur am Anfang, nach kurzer Zeit nicht mehr. Und selbst wenn, wir können ja auch nur zwei Stockwerke treppauf laufen und nicht gleich alle sieben. Auch sehr effektiv: Meetings oder Telefonate so viel wie möglich im Gehen erledigen, das hat einen großen Impact. Gerade in Homeoffice-Zeiten wird das immer wichtiger. Der Druck, Videocalls zu machen, ist deutlich gestiegen. Natürlich gibt es die Meetings oder Konferenzen, für die es wichtig ist, sich zu sehen. Aber über die rede ich nicht, sondern über die 80 Prozent, bei denen wir auf Videos verzichten können. Bitte so viel wie möglich über Telefon, das ist auch viel energieschonender für unser Gehirn, weil wir viel weniger Reize verarbeiten müssen. Wunderbar funktioniert es auch, wenn wir uns in der Freizeit Anreize setzen, zum Beispiel mit dem Hund Wettrennen spielen oder mit den Kids auf Schnitzeljagd gehen. Und für den Abend ein besonderer Tipp: Zähneputzen in der Hocke mit dem Rücken an der Wand. Anfangs gehen vielleicht nur 15 Sekunden, nach ein paar Wochen wirst du das komplette Programm in der Hocke durchziehen können. Überleg einmal, wie dein Po und deine Oberschenkel in 30 Jahren aussehen, wenn du ab heute jedes Zähneputzen im Wandsitzen machst. Oder wenn du es nicht tust. Einfach mal kurz den Unterschied vorstellen ...

Das alles sind keine sportlichen Höchstleistungen, sondern Bewegung, die wir in unseren Alltag integrieren. Ich empfehle meinen Klienten immer: Move every hour, was immer Moving ist! Setz einen Trigger, zum Beispiel: Jedes Mal, wenn du dich vom Tisch erhebst, dehnst du deinen Hüftbeuger und Brustmuskel – die Muskelpartien, die beim Sitzen am meisten verkürzen. Und stell dir noch einmal vor, wie deine Haltung in 30 Jahren aussieht, wenn du jedes Mal nach dem Aufstehen das tust – oder nicht tust. So suchen wir uns Trigger, die uns helfen, Bewegung im Autopilotmodus zu machen. Natürlich kommt es auch hier wieder auf das Timing an, denn kurz vor dem Schlafen wollen wir unsere Körpertemperatur oder unsere Herzfrequenz nicht mehr erhöhen. Deshalb nicht übertreiben und drei Stunden vor dem Schlafen nicht mehr über eine Frequenz von 125 bpm (Beats pro Minute) gehen.

Brain Tattoo # 19

Move every hour – bewege dich jede Stunde!

Das gehört auch schon fast zu unserem Power-Down-Protokoll, das wir in der Abschalt-Session geübt haben. Dazu noch ein Tipp, der darauf zielt, was wir tagsüber noch machen können, bevor wir ins PDP gehen. Am Morgen gibt uns das Beobachten des Sonnenaufgangs den Boost, den wir brauchen. Aber auch am Abend hilft es, wenn wir die Sonne beobachten, diesmal natürlich beim Untergehen. Unser Auge erkennt wieder die spezielle Zusammensetzung von Rot, Gelb und Blau – und wieder gibt es einen Zeitstempel, den sich unsere innere Körperuhr merkt. Wahnsinn oder, wie genial unser Körper ist?

26 MINUTEN FÜR MEHR POWER UND ENERGIE

Ein Special, das wir im Tagesablauf auf jeden Fall vor den Nachmittag platzieren sollten, ist etwas, worum es viele Kontroversen gibt: der Mittagsschlaf. Ist Mittagsschlaf nur etwas für Kinder? Kann jemand, der einen Nap braucht, auch ein High-Performer sein? Passt es zu einer Mutter mit drei Kindern, oder hat sie für so etwas keine Zeit? Napping ist eine absolut wertvolle Strategie für Menschen, die mit einem hohen Energielevel durchs Leben gehen wollen. Ich kenne noch die Sprüche von Beraterkollegen: »Napping, was bist du denn für ein Softy?!« Oder: »Wirst du fürs Arbeiten bezahlt oder fürs Schlafen?« Das ist nach wie vor verbreitet, aber letztlich total Oldschool und ändert sich langsam. Erste Unternehmen, die ich berate, richten Napping-Räume ein. Werden die Räume benutzt, vor allem auch von Führungskräften und der Geschäftsleitung, dann signalisiert man damit, dass Napping für den Einzelnen, die Arbeitsleistung und damit das gesamte Unternehmen hilfreich und gewünscht ist. Ein wichtiges Signal für die Unternehmenskultur, dass Pausen und Erholung unterstützt werden, nicht nur nach der Arbeit, sondern auch währenddessen.

Was passiert beim Nap? Zunächst einmal wird der Schlafdruck, also das Adenosin im Gehirn, reduziert. Deshalb fühlen wir uns danach sofort wacher und frischer. Die NASA hat dazu ziemlich viel geforscht. Für Astronauten, die sich gerade im Einsatz befinden, ist der Nap essenziell, weil sie im Weltall keinen Tag-Nacht-Rhythmus haben. Die kognitive Fähigkeiten steigen signifikant, die Produktivität um über 30 Prozent und die Alertness, also unsere Wachheit, sogar um mehr als 50 Prozent. Cathrine Paddock schrieb in der *Medical News Today* über ein Experiment von Matthew Walker: Um 14 Uhr legten die Freiwilligen der Nap-Gruppe für etwa 1,5 Stunden einen Nap ein, während die No-Nap-Gruppe wach blieb. Um 18 Uhr machten sie eine neue Reihe von Lernübungen. Die Ergebnisse zeigten, dass die Gruppe, die nachmittags einen Nap machen konnte, bei der Abendübung besser abschnitt als die Gruppe, die den ganzen Tag wach bleiben musste. Und die Nap-Gruppe schnitt nicht nur besser ab als die Gruppe ohne Nap, sie schnitt auch besser ab, als sie es früher am Tag, vor ihrem Nickerchen, getan hatte. Walker erklärte dazu selbst: »Schlaf korrigiert nicht nur den Fehler einer längeren Wachphase, sondern bringt dich auf neurokognitiver Ebene über den Punkt hinaus, an dem du vor dem Nap warst.«

Zwei Punkte sind beim Nap wichtig:

Erstens die Dauer, bitte nicht länger als 26 Minuten nappen. Ansonsten wachst du eventuell mitten in einer Tiefschlafphase auf und bist schlaftrunken. Selbst wenn du 30 Minuten hast, stell am besten den Wecker, damit du maximal 26 Minuten schläfst. Ich höre immer wieder: »Mittagsschlaf ist nichts für mich, ich fühle mich danach immer so gerädert.« Das können wir vermeiden, wenn wir nicht länger als 26 Minuten nappen. Oder, immer auf den zirkadianen Rhythmus abgestimmt: 90 Minuten, wenn du so viel Zeit hast. Allerdings sollten wir dann dafür sorgen, dass wir nicht gestört werden und zum Beispiel nach 60 Minuten mitten in einer Tiefschlafphase aufwachen.

Zweitens das Timing: Beim Nap sinkt der Adenosin-Spiegel. Abends brauchen wir den gesunden Schlafdruck durch Adenosin, um zügig einzuschlafen. Deshalb sollte zwischen Nap und Schlaf genügend Zeit sein, damit das Adenosin-Level wieder relevant ansteigt. Wir sollten also idealerweise sieben bis acht Stunden vor der eigentlichen Bettgehzeit den Nap beendet haben. Wenn du Einschlafprobleme hast, dann bitte ganz weglassen, auch bei einem Nachmittagstief. Ein anderer Fehler: keine späten Naps. Der Klassiker ist der Nap am frühen Abend auf der Couch, der senkt dein Adenosin-Level zu spät. Wenn wir dann aufwachen und rüber ins Bett gehen, sind wir oft wieder hellwach – erleben den sogenannten Second Wind, und der zirkadiane Rhythmus gerät aus dem Tritt.

Was aber, wenn du nicht nappen kannst? Entspann dich. Das ist erst einmal kein Wunder und völlig normal, wenn du über Jahre oder Jahrzehnte keinen Nap gemacht hast. Und selbst wenn du am Anfang nicht einschläfst, dann lohnt es sich trotzdem, einfach nur 20 Minuten die Augen zu schließen und ein bisschen runterzufahren. Allein das ist schon erholsam. Was sich hier gut eignet, ist das 4-8-4-Protokoll oder binaurale Töne hören. All das reduziert deinen Stresslevel und den autonomen Erregungszustand. Einfach genießen!

Nur: Wo soll ich den Nap machen? Die Frage kommt oft und ist, wenn wir ehrlich sind, meistens eine Ausrede. In Zeiten von New Work werden immer mehr Büros dafür zur Verfügung gestellt. Wenn nicht, kann man im Auto nappen, wenn es zum Beispiel in der Tiefgarage steht. Oder in der Toilette, einfach ein oder zwei Rollen unter den Nacken und hinlegen. Manche Leute machen sich Gedanken darüber, was die Kollegen wohl darüber denken, wenn man zehn Minuten auf der Toilette ist. Ja, das erfordert natürlich ein bisschen Mut, darüber brauchen wir gar nicht diskutieren. Wobei immer mehr Firmen und Führungskräfte wissen, dass alle davon profitieren, wenn die Mitarbeiterinnen und Mitarbeiter in der zweiten Arbeitshälfte immer noch fit und performant sind – und die Chefinnen und Chefs übrigens auch. Denn gute Entscheidungen treffen wir dann, wenn wir wach, konzentriert und fokussiert sind. Im Homeoffice ist es einfacher, wir müssen uns nur die Zeit nehmen. Das ist ja das Faszinierende am Nap: Schon ein paar Minuten reichen, und wir heben unsere Energie direkt auf ein neues Level. Für uns, für unsere Familie oder unsere Kollegen.

SESSION HIGHLIGHTS

1. Gleich nach dem Aufstehen können wir schon beeinflussen, wie gut und tief wir am nächsten Abend schlafen.
1. Let the sunshine in! Sonnenlicht am Morgen ist der stärkste Zeitgeber für unsere innere Körperuhr.
2. Mit der 3-1-40-Resistance-Atmung oder einem Warm-up im Eisbad kommst du am Morgen schnell in Schwung.
3. Micro-Breaks tagsüber boosten deine Energie – und deinen Tiefschlaf.
4. Richtig getimte Naps boosten deine Performance in der zweiten Tageshälfte erheblich!

Zoom-In 3

CORONA UND NEW WORK: TIEFSCHLAF-STRATEGIEN FÜR JETZT UND DIE ZUKUNFT

Ich schreibe diese Zeilen Mitte Juli 2021, und es geht natürlich auch um Corona. Wie seit Monaten schon. Die Inzidenzwerte steigen, schon wieder. Neue Testregeln werden eingeführt, schon wieder. Die vierte Welle rollt an, wird größer, die Alarmglocken schrillen immer lauter. Corona hat unser gesamtes Leben beeinflusst und damit natürlich auch unseren (Tief-)Schlaf. Und das nachhaltig. Denn Corona hat viele Entwicklungen beschleunigt, im Beruflichen wie im Privaten. Vor allem für *New Work* war die Pandemie Fluch und Segen zugleich, wobei angesichts der verheerenden Folgen und schlimmen Schicksale der Fluch weitaus größer ist. Doch spätestens seit Corona ist klar: Ganz besonders die Digitalisierung hat unser Leben in vielen Facetten für immer verändert und wird es noch weiter tun. Deshalb ist diese Session nicht in erster Linie auf Corona bezogen, sondern auf die Zukunft und die

Veränderungen, die unseren Schlaf vor neue Herausforderungen stellen. Das ist eine Session für das Jetzt und die Zukunft.

Ich bekomme derzeit extrem viele Anfragen meiner Firmenkunden zum Thema Umgang mit Corona und New Hybrid Work. Die letzten Monate haben Homeoffice im breiten Stil und digitale Kommunikation als Must selbst in denjenigen Unternehmen etabliert, die damit noch etwas hinterher waren. New Work ist längst nicht mehr nur etwas für Startups in Berlin-Mitte oder dem Silicon Valley. Mit drastischen Folgen.

Da ist zum Beispiel der Deutschland-Chef einer der größten Unternehmensberatungen, der mir erzählt: »Chris, wir haben immer mehr Burnout-Fälle durch Corona, vor allem auch bei den Jüngeren. Klar, die gehen ja nicht mehr vom Schreibtisch weg.« Und dann sagt er: »Ich bin froh, wenn die endlich wieder rauskommen und soziale Abwechslung haben, ihre Familien wieder sehen können, ihre Freunde, wenn sie feiern können.«

Oder die verzweifelte Ehefrau eines Inhabers einer Kreativagentur mit 140 Mitarbeitern, die mich kontaktiert. Sie erzählt mir, dass sie ihren Mann gar nicht mehr wiedererkenne. Zynisch sei er geworden, ständig schlecht gelaunt und überanstrengt. Sie brauche meine Hilfe – oder vielmehr er.

Mich kontaktiert eine Junior Consultant einer sehr renommierten Unternehmensberatung, die ohne irgendwelche Anzeichen drei Monate krankgeschrieben ist, weil sie urplötzlich kein Auge mehr zukriegt und nächtelang wach liegt.

Und schließlich der HR-Chef eines DAX-Konzerns, der anfragt, ob wir für alle ein Soforthilfeprogramm auflegen können, die im Unternehmen während Corona gestartet haben.

Ich könnte diese Liste noch fortführen. Die Direktnachrichten auf Instagram, Facebook, TikTok und LinkedIN haben immer häufiger den Inhalt, der, so oder anders formuliert, im Kern besagt: »Durch Corona kann ich nicht mehr richtig schlafen. Kannst du mir helfen?« Und auch die Presseanfragen drehen sich im Moment sehr häufig um die Frage, was Corona mit unserem Schlaf macht – und welche Veränderungen Digitalisierung und Globalisierung bringen.

Corona hat jede und jeden beeinflusst und beschränkt, egal, ob alt oder jung, egal, ob Rentner oder Mitarbeiterin. Die Angst und Ungewissheit, ob um die eigene Gesundheit oder die von Angehörigen und Freunden, ob um den Arbeitsplatz oder etwas ganz anderes, all das bedeutet massiven Stress. Und zwar nicht den »guten« Stress, den wir haben wollen, sondern den »schlechten«, der unseren Schlaf zerstört. Zusätzlich hat Corona vor allem für Menschen mit Büroberufen, für Schüler und für Eltern in Doppelbelastung gravierende Veränderungen in Bezug auf den Tiefschlaf gebracht. Homeoffice und Homeschooling sind hier die Stichworte. Fast alles, was guten Schlaf begünstigt, wird geschwächt. Für viele haben die veränderten Gegebenheiten zu einer Kernschmelze der inneren Körperuhr und damit des gesamten Schlafsystems geführt. Die Folge: ein rasanter Anstieg der Schlafprobleme, mehr Burnouts, gerade auch bei jungen Menschen und Eltern. Im *Spiegel* erzählte eine Mutter im Juli 2021, wie fertig sie gewesen sei, so sehr, dass sie schließlich ins Krankenhaus musste. Sie wachte jeden Morgen ohne Energie auf und war komplett platt, der Zusammenbruch kam dann direkt nach dem Aufstehen. Ihr bezeichnendes Statement dazu: »Wir Frauen mussten Lehrerinnen, Spielkameradinnen und Therapeutinnen für unsere Kinder sein.« Das hat nicht nur etwas mit Schlaf zu tun, klar. Aber auch in dieser Hinsicht ist es kein Einzelfall und eine Herausforderung für die Zukunft. Denn bezogen auf den Schlaf ist das keine Überraschung, wenn wir uns mal ansehen, welche Veränderungen diese neue Arbeitswelt genau verursacht hat:

DER WEG ZUR ARBEIT FÄLLT WEG, DAS BEDEUTET:

- Viel weniger Licht am Morgen: Der Cortisol-Boost bleibt deshalb aus und damit das starke Signal, dass der Tag beginnt. Der Weg zur Arbeit morgens ist für viele Menschen oft die einzige Möglichkeit, Tageslicht auf ihre Netzhaut zu bekommen und damit ihrer inneren Körperuhr das Startsignal zu geben. Bleibt das aus, haben wir am Tag weniger Energie, und unser Schlafrhythmus leidet.
- Viel weniger Bewegung: Viele meiner Klienten kommen ohne den Weg zur Arbeit, die Schritte im Büro oder auf Reisen nicht einmal mehr auf 1000 Schritte am Tag; fatal für unseren Tiefschlaf, der nicht nur einen müden Geist braucht, sondern auch einen müden Körper.
- Viel seltener vor der Tür: Dadurch fehlt eine weitere wichtige Funktion, um unser autonomes Erregungslevel zu managen: der *optische Flow*. Den erleben wir, wenn wir zu Fuß gehen oder zur Arbeit oder in den Kindergarten radeln. Die Umwelt »fließt« an uns vorbei, und dieser Flow reduziert die Aktivität der Amygdala. Das ist die Hirnregion, die Angst, Sorgen etc. auslöst. Fehlt das, fehlt ein wichtiger Stressregulierer.
- Das Abschalten fällt uns sehr viel schwerer, weil unser Gehirn sehr assoziativ arbeitet, denk nur an unsere Session zum Thema Einschlafen zurück. Für viele Menschen ist der Weg von der Arbeit, egal, ob mit dem Auto, Zug oder dem Fahrrad, ein Trigger, um runterzufahren und umzuschalten in den Feierabendmodus. Der fehlt jetzt, weil kein Locati-

onwechsel stattfindet. Zusätzlich negativ verstärkt sich das, wenn das Bett im selben Zimmer steht wie der Schreibtisch.

- Es fehlt der Blick in die Weite. Wir hatten das den Panorama-View genannt, der das Abschalten begünstigt. Gerade junge Menschen, die in einer WG oder einer Einzimmerwohnung in teuren Großstädten leben, erleben diesen Blick in die Weite nur draußen und das eben oft beim Weg zur und von der Arbeit. Ist man ständig im Homeoffice, kann sich das schnell wie eine Gefängniszelle anfühlen, in der Abschalten so gut wie unmöglich wird. Die Trennung von Home und Work ist essenziell und hat direkten Impact auf unser Tiefschlaflevel. Das bedeutet nicht, dass gelegentliches Homeoffice schädlich ist. Aber als einzige Alternative und Dauerzustand ist das ein hohes Risiko für unsere Schlafqualität, das wir managen müssen.

UNSER STRESSLEVEL IST MASSIV GESTIEGEN

- Viele Menschen arbeiten mehr:
  - Fahrtwege werden kürzer, können schneller bewältigt werden oder fallen ganz weg.
  - Reisezeit entfällt oder ist kürzer.
  - Es gibt keine Grenzen mehr, örtlich, aber durch die Digitalisierung auch zeitlich.
- Viele Menschen arbeiten länger und bis spätabends, dadurch bleibt weniger Zeit bis zum Einschlafen und kaum noch Platz für gute Power-Down-Routinen. Direkt vom Schreibtisch ins Bett, so sieht stattdessen für viele die neue Abendroutine aus.
- Homeschooling kommt als zusätzliche Belastung dazu. Das ist direkter Stress, bedeutet aber außerdem, dass sich

viele spätabends noch mal an den Rechner setzen müssen, um die Arbeit zu erledigen, die sie am Tag nicht geschafft haben.

- Gerade Mitarbeiter, die neu in einer Firma und eventuell noch in der Probezeit sind, haben im Homeoffice noch mehr und öfter das Gefühl, beweisen zu müssen, dass man auch wirklich arbeitet. Typische Anzeichen: Mehr E-Mails, späte E-Mails – oder ganz frühe. Die Folge ist noch mehr Stress durch die Mehrarbeit und ein latent schlechtes Gewissen.
- Videokonferenzen sind in den meisten Unternehmen nicht mehr die Ausnahme, sondern die Regel. Dadurch steigt die Anzahl der Informationen, die auf uns einprasseln, fast schon exponentiell. Plus: Die Versuchung, zeitgleich E-Mails zu erledigen oder Ablage zu machen, ist groß. Wir haben so die doppelte Belastung, weil wir ständig mehrgleisig fahren.
- In kleinen Wohnungen mit mehreren Familienmitgliedern oder WGs ist das Potenzial für Zoff größer, weil wir mehr Zeit miteinander verbringen, was wir nicht gewohnt sind. Oft erst am Abend, wenn sich die Anspannungen des Tages entladen. Das setzt Stresshormone frei, und zwar kurz vor dem Schlafen, was wir nicht mehr regulieren können.

All diese Punkte zeigen, dass Arbeitgeber, die jetzt auf Remote Only umstellen, ein großes Risiko eingehen. Vor allem dann, wenn es nur darum geht, die Mietkosten für Büros unter dem Deckmantel der Flexibilität und Agilität zu senken. Kann sein, dass der Kostenblock dadurch sinkt. Die Produktivität und Gesundheit vieler Mitarbeiter aber auch, wenn es kein ausgefeiltes Gesamtkonzept gibt.

WIR HABEN WENIGER ENTSPANNUNG

Das autonome Erregungslevel steigt und damit auch der Stress. Zugleich – und das ist das Fatale – werden unsere Pausen und Erholungsphasen weniger. Und oft sind sie voll mit Dingen, die uns vielleicht ablenken und auch Spaß machen, aber keine Erholung bedeuten und uns nicht dabei helfen abzuschalten. Denn Abschalten heißt nicht von Arbeit zu Nicht-Arbeit zu switchen, sondern vom Stressmodus in den Erholungsmodus. Und genau das kommt zu kurz, wenn wir keine entsprechenden Konzepte und Strategien anwenden.

Lass uns noch einige Besonderheiten genauer angucken, die sich in den letzten Monaten herauskristallisiert haben und die auch in Zukunft noch mehr Impact haben.

- Netflix, Amazon Prime, Disney+: Die Streamingdienste gehörten zu den großen Gewinnern der Krise. Sendungen und Filme sind inzwischen so realistisch produziert, dass sie sich fast schon wirklich anfühlen. Ist man auf diese Weise »live« und in Großaufnahme dabei, wie zum Beispiel nach einem Schusswechsel eine Kugel aus der Milz der Hauptdarstellerin rausoperiert wird, dann macht das etwas mit uns: Das autonome Erregungslevel wird erhöht, unser Puls steigt und Stresshormone werden ausgeschüttet. Meistens gucken wir so was am Abend kurz vor dem Schlafen und beeinflussen damit direkt unser Tiefschlaflevel.
- Social-Media-Feeds machen Spaß, und gerade in Lockdown-Zeiten waren sie oft der einzige Weg, Kontakt zu halten. Nur: Wir müssen dabei Tausende von kleinen Entscheidungen treffen: Relevant – nicht relevant?! Liken – nicht liken?! Kommentieren – nicht kommentieren?!

Teilen – nicht teilen ... Auch wenn es sich dabei nicht um Arbeit handelt, für die wir bezahlt werden – für unser Gehirn ist es keine Erholung. Für unser autonomes Nervensystem ist das teilweise noch anstrengender als unsere »echte« Arbeit.

- Während des Lockdowns war die Versuchung größer, am Wochenende länger auszuschlafen, weil nichts zu tun war. Die Folge: Social Jetlag
- Der Alkoholkonsum ist in den letzten Monaten massiv angestiegen. Statista zitierte eine internationale Studie in mehreren Ländern, darunter auch Deutschland, nach der 43 Prozent während der Pandemie häufiger Alkohol getrunken haben als zuvor und 36 Prozent mehr Alkohol konsumierten. Als häufigste Gründe wurden »mehr Zeit« (42 Prozent) und »Langeweile« genannt (41 Prozent). Andere Gründe waren das Trinken wegen Ängsten und Sorgen oder das gemeinsame Trinken mit dem Partner oder einer Mitbewohnerin (37 Prozent). Die Folgen von Alkohol für unseren Tiefschlaf haben wir bei den Tiefschlafkillern besprochen.
- Soziale Isolation und Einsamkeit verursachten eine Reihe negativer neurophysiologischer Effekte. Zum Beispiel schüttet unser Körper ein Molekül namens *Tachykinin* aus, es gehört zu den ältesten Neurotransmittern. Das macht uns ängstlicher, paranoider und schwächt unser Immunsystem. Es ist wie eine *interne rote Karte,* die uns sagt: »Du verbringst zu wenig Zeit mit anderen Menschen. Du machst zu wenig Dinge, die dich glücklich machen – ändere das sofort! Nur: Im Lockdown ist das leichter gesagt, als getan.

SCHLECHTERE ERNÄHRUNG – WENIGER BEWEGUNG

Mehr Stress, weniger Erholung – und dann auch noch weniger Reserven, weil wir uns selbst »schwächen«. Viele ernähren sich schlechter, weil sie zu Hause näher am Kühlschrank sind. Das Essen aus Langweile nimmt zu und auch das Bedürfnis, sich durch Essen zu belohnen und Abwechslung zu verschaffen. Dadurch steigt die Kalorienzufuhr, auch spät noch, was sich negativ auf unseren Tiefschlaf auswirkt. In Kombination mit weniger Bewegung führt das sukzessive zu weniger Tiefschlaf – ein Teufelskreis.

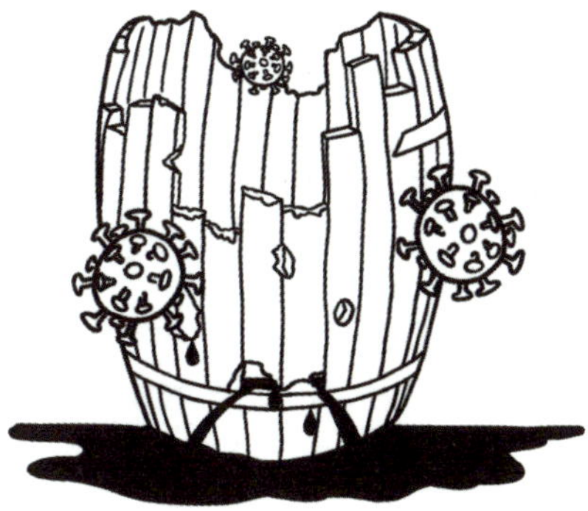

Das Corona-Virus, aber auch die neuesten Veränderungen unseres Lifestyles, die unabhängig von Corona passieren, attackieren direkt und indirekt fast alle Gewohnheiten, die wichtig sind für guten, tiefen Schlaf. Sie schwächen alle Glieder des Schlafsystems gleichzeitig.

Aber: Es muss nicht so sein. Corona hat nicht alle Menschen gleichermaßen runtergezogen.

In einer Schnellumfrage in unserer Community auf LinkedIN haben immerhin 30 Prozent der Befragten angegeben, dass sich ihr Energielevel erhöht hat.

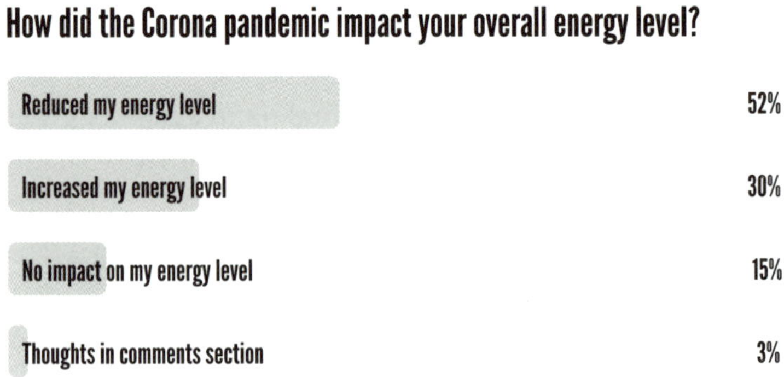

Das deckt sich auch mit meinen Beobachtungen. Denn: Es gibt auch die, die ihre neuen Freiheiten und wegfallenden Anfahrtszeiten genutzt haben, um

- endlich mal Mittagsschlaf zu machen,
- ihre Morgenroutine konsequent umzusetzen,
- ihre Abendroutine zu verfeinern,
- sich zwischen den Meetings mehr zu bewegen,
- sich besser zu ernähren und nicht mehr von der Kantine abhängig zu sein,
- früher ins Bett zu gehen.

Das zeigt: Weniger Stress und mehr Erholung sind möglich. Mit den richtigen Strategien, Methoden und vor allem Gewohnheiten. Wir haben gelernt, Autopiloten anzupassen. Das funktioniert auch jetzt. Wir haben Strategien verinnerlicht, die unter allen Umständen klappen, weil sie unsere physiologischen Gegebenheiten nutzen. Auf genau diese greifen wir auch jetzt zurück, um uns auf die neue Situation einzustellen. Das heißt, dass wir zum Beispiel neue Trigger setzen:

Für eine Session binaurale Atmung:

- anstatt *»Einsteigen in die S-Bahn«*,
- jetzt *»direkt nach dem Aufstehen«*.

Für »Feierabend einleiten«:

- anstatt *»ins Auto setzen und Radio an«*,
- jetzt *»direkt nach der Arbeits-Ende-Zeit (AEZ) Kopfhörer ins Ohr und zehn Minuten nach draußen gehen«*.

Auch wenn wir das Corona-Virus hoffentlich bald besiegen und die Pandemie endgültig eindämmen werden, hybrides Arbeiten wird bleiben. Viele Berufsgruppen werden zukünftig mehr Zeit im Homeoffice verbringen. Deshalb lass uns nicht auf das Ende der Pandemie warten, die neue Zeitrechnung hat schon begonnen. Sondern lass uns einfach mal überlegen, wie wir besser mit dem Homeoffice umgehen können. Dazu acht Tipps.

DIE 8 WICHTIGSTEN TIPPS FÜR ARBEITEN IM HOMEOFFICE

1. Vor der Arbeit immer rausgehen und Licht in die Augen, damit deine innere Körperuhr weiß, dass der Tag beginnt.
2. Gönne deinem Gehirn ein paar Minuten optischen Flow mit Spazieren, Joggen oder Radfahren, um deine Dramaqueen im Kopf namens Amygdala in Schach zu halten.
3. Trenne, wenn möglich, deinen Arbeitsplatz räumlich von deinem Schlafzimmer.
4. Plane für Samstag/Sonntag morgens Aktivitäten, die dir große Freude bereiten, auch in einem Lockdown; damit wirst du deine Anker-Aufsteh-Zeit auch am Wochenende einfach einhalten.

5. Definiere jeden Morgen deine Arbeits-Ende-Zeit (AEZ) und halte dich, so gut es geht, daran.
6. Beweg dich im Homeoffice jede Stunde: Mit einer Matte neben dem Schreibtisch als Trigger vergisst du es auch nicht.
7. Häng dir ein Bild mit einem Blick in die weite Natur über deinen Schreibtisch. So simulierst du den so wichtigen Panorama-View.
8. Bonus-Tipp: Hol dir einen Hund. Er strukturiert deinen Tag, und für viele ist es durch hybrides Arbeiten jetzt viel leichter geworden, einen zu halten.

Das Elixier, das wir vom ersten bis zum letzten Atemzug brauchen …

Session 8

TIEFSCHLAF IM LAUFE DES LEBENS

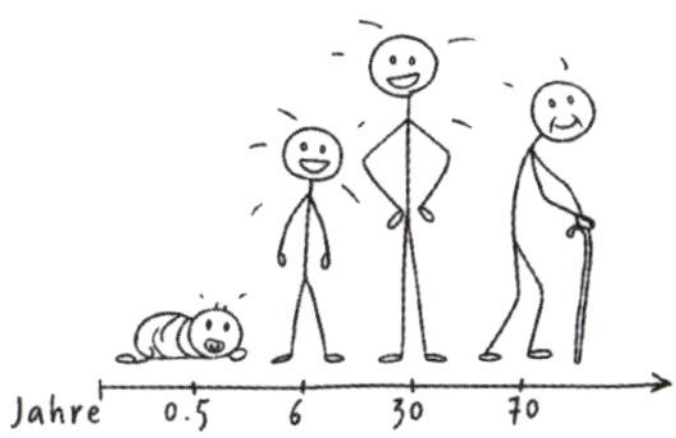

Du hast jetzt alle Essentials über den Tiefschlaf erfahren, du weißt, weshalb er so wichtig ist und wie wir ihn optimal nutzen können. In dieser Session schauen wir auf die einzelnen Lebensphasen und darauf, wie wir mögliche Abweichungen erkennen und damit umgehen können. Keine Sorge, wir steigen nicht in medizinische Feinheiten ein, sondern kümmern uns wirklich nur darum, was uns konkret in den jeweiligen Phasen betreffen könnte. Ganz basic und mit direktem Nutzen.

Altersgruppe	Tiefschlafbedarf (Std.)
bis 3 Monate	2,4–3,6
3 Monate bis 1 Jahr	2,8–3,0
1 bis 3 Jahre	2,4–2,8
3 bis 5 Jahre	2,2–2,6
5 bis 12 Jahre	2,0–2,2
12 bis 18 Jahre	1,7–2,0
über 18 Jahre	1,5–1,8

Abbildung 26: Tiefschlafdauer in unterschiedlichen Lebensphasen

Die Grafik zeigt es gut: Wenn wir jung sind, brauchen wir viel Tiefschlaf, und unser Bedarf wird im Laufe der Zeit immer weniger, bis er sich im Erwachsenenalter idealerweise auf die 1,5 Stunden einpendelt. Das gilt für jeden von uns. Mit zunehmendem Alter nimmt die Tiefschlafzeit ab.

Du kennst das vielleicht von dir selbst oder von deinen Großeltern, die über Schlafprobleme klagen oder einfach nicht mehr so lange und tief schlafen. Das ist erst einmal überhaupt kein Grund zur Sorge, sondern ein völlig normaler physiologischer Prozess. Je älter wir werden, desto schwächer werden die Signale unseres zirkadianen Rhythmus. Das liegt daran, dass unser Gehirn mit zunehmendem Alter weniger Melatonin ausschüttet. Die Folgen: Wir sind tagsüber weniger wach und nachts weniger müde, schlafen also schlechter ein oder wachen häufiger auf. Ein anderer natürlicher Prozess: Die elektrische Signatur unserer Gehirnwellen im Tiefschlaf wird im Alter schlechter (siehe Abbildung 27) und damit nimmt die Qualität des Tiefschlafs ab.

Schneller Reminder hier: Im Tiefschlaf arbeitet unser glymphatisches System auf Hochtouren und reinigt unser Gehirn. Das sorgt dafür, dass die toxischen Beta-Amyloide ausgespült werden und keine Plaquestrukturen entstehen. Sinken im Alter der Anteil und die Qualität des Tiefschlafes, steigt das Risiko, dass unsere interne »Putzkolonne« nicht mehr so oft und so gut durchkommt und sich Plaqueablagerungen bilden – eine der Hauptgründe dafür, dass im Alter unser Alzheimerrisiko signifikant steigt.

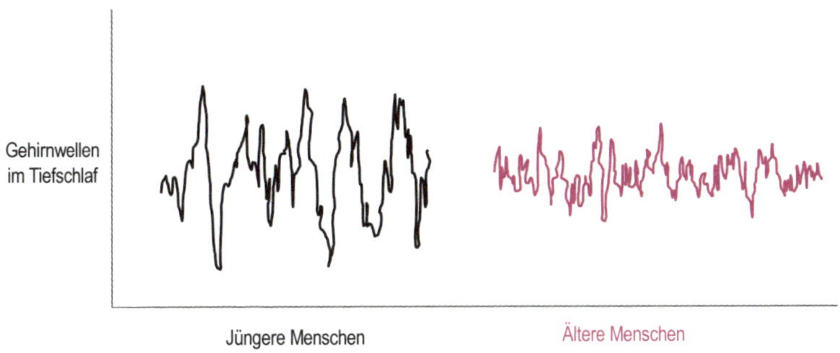

Abbildung 27: Abnahme der elektrischen Qualität des Tiefschlafs

Die natürliche Abnahme unseres Tiefschlafs ist eine der einschneidendsten physiologischen Veränderungen, wenn wir älter werden. Bei Männern übrigens stärker ausgeprägt als bei Frauen. Der genaue Grund dafür ist wissenschaftlich noch nicht gefunden. Diese Veränderung beginnt schon relativ früh, ungefähr ab dem 35. Lebensjahr. Das heißt: Wir können schon im mittleren Lebensabschnitt etwas für unsere Gesundheit im Alter tun, nur indem wir uns um unseren Tiefschlaf kümmern. Wenn du jetzt etwas tust, investierst du in alles, was später noch kommt. Weg vom reinen Behandeln, wenn wir krank sind, hin dazu, unsere Gesundheit länger zu erhalten (von *Sickcare* zu *Healthcare*). Das kann ein massiver Wendepunkt in deinem Leben sein: Du verbesserst nicht nur deine Lebensqualität jetzt im Moment, sondern auch noch im Alter. Ein besseres Invest gibt es gar nicht, oder?! Und wenn ich kurz etwas Persönliches sagen darf: Diese Erkenntnis war für mich eine echte Erleuchtung und treibt mich bei meiner Arbeit an, weil wir so das große gesellschaftliche Thema Alzheimer und Demenz bereits im frühen Stadium angehen können. Wir müssen uns nicht nur darum kümmern, wie wir später Symptome lindern, sondern können Jahre vorher präventiv agieren. Das motiviert mich jeden Tag aufs Neue.

Der kausale Zusammenhang von Tiefschlaf und anderen physiologischen Vorgängen macht klar, dass das alte Vorurteil, ältere Menschen bräuchten weniger Schlaf, nicht stimmt. Du kannst das mit deiner Muskulatur vergleichen, die wird im Alter auch weniger und schwächer. Brauchen wir sie daher nicht mehr? Natürlich brauchen wir sie, um uns vor Unfällen, Verletzungen und Verschleiß zu schützen. Gymnastik und andere Übungen sind deshalb für ältere Menschen mindestens so wichtig wie für jüngere. Mit dem Tiefschlaf ist es genauso. Wir brauchen nicht weniger Tiefschlaf im Alter, sondern es funktioniert nur nicht mehr so gut.

BEI KINDERN UND JUGENDLICHEN IST ALLES ANDERS

Was wir im Alter tun können, um trotzdem auf ausreichend Tiefschlaf zu kommen, das besprechen wir gleich. Lass uns aber chronologisch vorgehen und mit der Lebensphase als

Kinder oder Jugendliche beginnen. Ich starte gleich einmal mit einem Statement, das die meisten Schüler lieben, die meisten Lehrer, Eltern und auch viele Politiker aber ablehnen werden: Die Schule beginnt viel zu früh. Warum das so ist, haben wir in den vorherigen Sessions besprochen: Stichwort »innere Körperuhr«, Stichwort »Licht«. Unterricht um 8 Uhr bedeutet für die meisten Schüler, dass sie zwischen 6 und 7 Uhr aufstehen müssen. Wir sind abhängig von Busfahrplänen, von unseren Arbeitszeiten und anderen Faktoren. An denen können wir meist nichts ändern, und die Diskussion über einen späteren Schulstart muss auch erst einmal richtig losgetreten werden. Bis dahin ist es umso essenzieller, dass wir gute Lösungen für unsere Kinder finden. Das National Center for Biotechnology Information, dessen Datenbank zahlreiche medizinische Studien und Artikel zur Verfügung stellt, hält unmissverständlich fest: »Most of the studies saw a significant increase in sleep duration even with relatively small delays in start times of half an hour or so. Later start times also generally correspond to improved attendance, less tardiness, less falling asleep in class, better grades, and fewer motor vehicle crashes.« Knapp zusammengefasst: Bei späterem Schulstart steigt die Schlafdauer, was dazu führt, dass weniger Schüler im Unterricht einschlafen, die Noten sich verbessern und auch weniger Autounfälle passieren. Braucht man noch mehr Fakten, um ernsthaft über einen späteren Unterrichtsbeginn nachzudenken?

Brain Tattoo # 20

Ein Schulstart vor 9 Uhr ist für die innere Körperuhr von Jugendlichen viel zu früh.

Selbst 16- bis 18-Jährige brauchen immer noch achteinhalb bis zehn Stunden Schlaf. Allerdings kommen nach neuesten Erhebungen lediglich elf Prozent auf diese Zeit. Im Durchschnitt schlafen Jugendliche nur sieben Stunden, das ist im Verhältnis zu der benötigten Schlafzeit eines Erwachsenen prozentual ein deutlich höheres Defizit. Beunruhigend dabei: 72 Prozent der Eltern denken, dass ihre Kinder genug schlafen. Ich zeige dir einmal einige Quotes von meinem TikTok-Channel, da wird das Problem schnell klar:

»Dann muss die Schule später anfangen. Soll ich etwa um 22 Uhr schon schlafen? Ich liege da dann nur 3 h rum.«

»6 Stunden schlafen? Schule sagt Nein, ich schlafe 4–5 Std. am Tag.«

»Hat doch heutzutage keiner mehr Zeit, 8-10 Std zu schlafen.«

Wenn die Eltern die Bedeutung von Schlaf für sich selbst nicht richtig einschätzen, besteht eine hohe Wahrscheinlichkeit, dass sie das Problem auch für ihre Kinder unterschätzen. Und zwar ausgerechnet, wenn sich die Kinder in einem Alter befinden, in dem Entwicklung und Wachstum so wichtig sind. Erinnerst du dich noch an Session 2 und wie entscheidend Tiefschlaf für Wachsen und Regenerieren ist? Du weißt jetzt, weshalb zu wenig Schlaf ganz allgemein und insbesondere zu wenig Tiefschlaf bei Jugendlichen ernste Konsequenzen haben kann – und was sich dagegen tun lässt. Für Eltern sind die Tiefschlafstrategien von vorhin nicht nur für ihr eigenes Leben ein Gewinn, sondern auch für das Leben ihrer Kinder. Wenn wir die Infos aus unseren Sessions teilen, tun wir nicht nur uns etwas Gutes, sondern unserer ganzen Familie, ob Kinder, Eltern oder Großeltern.

Wir hatten am Anfang dieser Session ausgemacht, dass wir uns nur auf die allerwichtigsten Besonderheiten fokussieren. Eine der allerwichtigsten im Jugendlichenalter ist die Pubertät. Die ist in vielerlei Hinsicht speziell, jeder erinnert sich da sicher noch dran; das gilt nicht nur äußerlich, sondern auch innerlich. Physiologisch verschiebt sich in der Pubertät unsere innere Körperuhr um zwei bis drei Stunden nach hinten. Die Melatoninproduktion setzt später ein, und dein Sohn oder deine Tochter werden später müde. – Kommt dir bekannt vor? Dann weißt du jetzt, dass das nicht Trotz oder Faulheit ist, sondern reine Physiologie. Du hast nichts falsch gemacht in der Erziehung, das ist die Natur. Idealerweise beginnt dein Kind deshalb in dieser Lebensphase, später (zwischen 22 und 0 Uhr) ins Bett zu gehen und auch später aufzustehen (8:30 und 10 Uhr). Am Wochenende ist das kein Problem, unter der Woche allerdings kommt wieder der frühe Schulstart ins Spiel, um 8:30 Uhr hat für die meisten schon die erste Stunde begonnen. Die Konsequenz ist ein dauerhafter Social Jetlag mit all den vorhin besprochenen Folgen. Deshalb, liebe Eltern: Lasst eure Jugendlichen am Wochenende ausschlafen. Sie sind nicht faul, sondern einfach nur in einer vorübergehenden Umstellung ihrer inneren Körperuhr. Mit Eintritt in das Erwachsenenalter normalisiert sich das wieder. Und sollte ein Jugendlicher gerade diese Zeilen lesen: Wenn dich deine Eltern das nächste Mal um 21 Uhr ins Bett schicken wollen, einfacher Konter: »Klar, wenn du dann um 19 Uhr ins Bett gehst, kein Thema.« Mal sehen, ob das deine Mutter oder dein Vater macht …

Den Unterrichtsbeginn können wir als Einzelne leider nicht nach hinten verlegen. Deshalb sind andere Strategien umso wichtiger und gut umsetzbar. Das beginnt schon vor dem Schlaf mit dem Abendessen. Für viele Familien ist gerade das Abendessen das soziale Highlight des Tages, untertags macht ja jeder sein eigenes Ding. Also zahlt es sich hier aus, nicht nach der alten Devise zu leben: Erst die Arbeit, dann das Vergnügen. Nein, lieber gleich das Vergnügen, Teenager brauchen drei bis vier Stunden vor dem Schlafen das Essen. Deshalb etwas früher zusammensitzen und das Abendessen gemeinsam genießen – und wenn danach wirklich noch Sachen erledigt werden müssen, dann ist genug Abstand zum Schlafengehen. Nach dem Abendessen empfehle ich, die Lichter abends in der gesamten Wohnung zu dimmen, damit die Melatoninproduktion einsetzen kann. Gerade Jugendliche reagieren am Abend sensitiver auf helles Licht. Wollen wir unseren Kids etwas Gutes tun, lohnt es sich, in den Kinder- und Jugendzimmern zu starten. Dort werden oft besonders grelle Deckenlampen ohne Dimmfunktion verwendet. Einfach auswechseln, und schon habt ihr einen Quick Win. Werden spätabends noch Hausaufgaben gemacht, ist indirektes Licht von Tischlampen, die auf den Schreibtisch leuchten, ideal, statt Deckenlampen, die in die Augen deiner Kinder strahlen und dort ihre Melanopsinzellen aktivieren.

Wir können außerdem dafür sorgen, dass Blaufilter und Nightshifts auf elektronischen Geräten mindestens 2,5 Stunden vor dem Schlafen eingeschaltet sind. Ich empfehle, mit deiner Tochter oder deinem Sohn darüber zu sprechen, wie sich Blaulicht auf ihren Schlaf auswirkt und wie einfach ihr das umgehen könnt, ohne mit einem Verbot zu reagieren. Statt: »Okay, dann zockst du eben weniger«, eher: »Dann setz doch 'ne Gamer-Brille auf« (so nennen Jugendliche die Blaulichtbrillen). Das zieht viel mehr. Und die Tatsache, dass du selbst so eine Gamer-Brille ins Spiel bringst, verstärkt noch den Eindruck, dass du eine coole Mum oder ein genau so cooler Dad bist. Warum nicht eine Gamer-Brille zum nächsten Geburtstag? Kommt bestimmt gut.

Meine Klienten machen überhaupt sehr gute Erfahrungen damit, dass sie nicht auf Verbote setzen, sondern auf Argumente. Wer hat als Kind nicht diesen Satz gehasst: »So, ab ins Bett, morgen ist Schule.« Toll! Besser, wenn dein Kind selbst die Vorteile von ausreichend Tiefschlaf erkennt und kapiert, wie viel cooler das Leben dann untertags ist. Gerade bei Jungs zieht zum Beispiel das Argument Wachstum. Denn wer will nicht größer und kräftiger werden? Viel besser als irgendeine Moralpredigt gegen Handynutzung oder andere Roadblocks. Ach, ja: Die Lösungen aus der Schlafkiller-Session helfen natürlich auch Kindern und Jugendlichen, egal, ob es eben die ideale Zimmertemperatur ist oder Ohrenstöpsel. Was für dich gut ist, ist auch für deine Kids gut. Ausnahme: Motivier deine Kids bitte nicht dazu, so früh wie möglich Alkohol zu trinken …

INSIDER-TIPPS FÜR JUNGE ELTERN

Lass uns kurz darüber sprechen, wie sich der Schlaf bei Eltern verändert. Ein paar Dinge haben wir schon vorher bei den Kids besprochen, aber es gibt noch einige Sachen mehr. Ich höre von jungen Eltern immer wieder: »Ich habe seit Jahren nicht mehr richtig gut geschlafen. Aber das ist halt so mit Kindern.« Ist es nicht und muss es auch nicht sein. Zuallererst empfehle ich einen einfachen Trick: Wechselt euch ab. Damit holt jeder von euch an mindestens drei Tagen die Woche das Maximale aus seinem Schlaf heraus. Viel besser, als wenn keiner von euch auch nur einen einzigen Tag voll in den Tiefschlaf gehen kann. Abwechseln ist völlig in Ordnung, und du brauchst deswegen kein schlechtes Gewissen haben. Im Gegenteil: Teamgeist ist in einer Partnerschaft wichtig, aber es nützt niemandem etwas, wenn sich beide Partner gleichzeitig jeden Tag um den Kleinen kümmern. Das bringt nichts, höchstens euch beide um den Schlaf. Wechselt ihr euch dagegen ab, hast du und dein Partner oder deine Partnerin immer mal wieder Zeit, um sich etwas zu erholen. Das ist für die Kinder gut, weil du geduldiger, kreativer und belastbarer bist. Und es hilft der Partnerschaft, weil mehr Energie für euch bleibt. Deshalb: Kein schlechtes, sondern ein gutes Gewissen haben, weil du wirklich etwas für dich und die Familie tust.

Brain Tattoo # 21

Teamgeist ist nicht nur gut für die Kinderbetreuung – sondern auch für euren Tiefschlaf.

Hilfreich sind auch die Empfehlungen aus der Roadblock-Session, vor allem in Phasen, in denen wir weniger Schlaf kriegen. Besonders wenn wir uns abwechseln: Ohrstöpsel rein, Blackout-Maske auf, dann erhöhen wir die Chance auf etwas Tiefschlaf signifikant. Mittags der Nap, eventuell auch abwechselnd, das hat direkten Impact. Und, wenn es irgendwie geht: Holt euch Unterstützung! Das können Oma oder Opa sein, andere Familienmitglieder oder auch Freunde. Und da das vermutlich nicht immer klappt, denkt an eine Haushaltshilfe, Nanny oder Babysitterin.

Außerdem: Besser deine Augen funkeln und glänzen als das Bad oder das Auto. Wenn es mit der Unterstützung nicht klappt, ermutige ich euch deswegen, auch mal den Haushalt ein bisschen weniger auf Hochglanz zu bringen und dafür auf euch selbst zu achten, um eine bessere Mutter, ein besserer Partner zu sein – einfach weil ihr ausgeschlafen seid.

Und noch etwas solltest du als Vater oder Mutter beherzigen: Natürlich ist es schön, das Baby möglichst viel bei sich zu haben. Trotzdem hilft es enorm, wenn der oder die Kleine möglichst bald nicht mehr im Schlafzimmer schläft. Das bedeutet nicht, dass ihr schlechte Eltern seid, im Gegenteil: So sorgt ihr dafür, dass ihr genügend Tiefschlaf bekommt und euch mit voller Energie um euer Kind kümmern könnt.

AUCH IM ALTER BRAUCHEN WIR DRINGEND UNSEREN TIEFSCHLAF

Über die physiologischen Veränderungen im Laufe des Lebens haben wir schon gesprochen.

Ein Resultat dieser Veränderungen ist, dass unsere Schlafeffizienz (also der Anteil der Zeit im Bett, die wir wirklich auch schlafen) von 90 Prozent als Mittvierziger auf 80 bis 70 Prozent im Alter von 80 Jahren sinkt. In Zahlen: 7,5 Stunden Schlaf entsprechen 450 Minuten. Die hätten wir erreicht, wenn unsere Schlafeffizienz bei 100 Prozent läge. Liegt sie aber nur bei 80 Prozent, also 20 Prozent niedriger, dann ist das so, als würde man von diesen 450 Minuten ganze 90 Minuten wach liegen, also 1,5 Stunden. Bei einer Schlafeffizienz von 70 Prozent sind das schon 135 Minuten, also mehr als 2 Stunden. Das ist ein deutlicher Unterschied. Die Veränderungen betreffen verschiedene Bereiche, zum Beispiel die Teile unseres Gehirns (*medialer präfrontaler Kortex*), die unseren Tiefschlaf betreffen. Sie werden kleiner und weniger produktiv. Die Zirbeldrüse produziert weniger Melatonin, bei einem 60-Jährigen ist es nur noch die Hälfte oder sogar nur ein Drittel der Menge, die bei einem Zehnjährigen anfällt. Das Melatonin, das produziert wird, wird wiederum früher ausgeschüttet. Deshalb sind wir im Alter tendenziell früher müde und wollen eher ins Bett gehen. Weitere Gründe für eine schlechtere Schlafeffizienz im Alter sind zudem weniger Bewegung, die Einnahme von Medikamenten oder altersbedingte Schmerzen. Sie alle beeinflussen unseren Tiefschlaf.

Die physiologischen Veränderungen an sich können wir nicht aufhalten. Doch wir können lernen, damit umzugehen – und das lohnt sich. Gerade diese Lebensphase schenkt uns so viele Möglichkeiten, die wir perfekt nutzen können, wenn wir genügend Energie haben. Bitte vergiss nie: Du bist nie zu alt für guten Tiefschlaf. Deshalb meine Bitte: Probier die Strategien aus, um die wohlverdiente Zeit genießen zu können. Und wenn du selbst noch nicht in dem Alter bist, teile diese Tipps mit deinen Eltern oder Großeltern. Lass dich bitte nicht von ihrem Argument aufhalten, dass sie das schon immer so gemacht haben. Sie können über Jahre oder sogar Jahrzehnte ihre Lebensqualität auf ein ganz neues Level heben. Das ist ein Geschenk für sie, für dich – und vielleicht auch für deine Kinder als Enkel.

Brain Tattoo # 22

Wir sind nie zu alt für mehr Tiefschlaf, mehr Energie und mehr Lebensqualität.

- Ich empfehle besonders im Alter viel Tageslicht, vor allem morgens.
- Abends dagegen das Licht dimmen, weil der zirkadiane Rhythmus nicht mehr so in die Extreme geht. Das heißt, wir müssen noch präziser bei den Signalen sein.
- Sport klar, am besten draußen, körperliche Betätigung ist gerade im Alter ein echter Faktor.
- Werden Medikamente dauerhaft eingenommen, überprüft sie, ob sie Einfluss auf den Schlaf haben. Ärzte haben das nicht immer im Blick, und vielleicht findet ihr Alternativen.
- Weil die Blase oft schwächer wird, ist es noch wichtiger, zwei bis drei Stunden vor dem Schlafen nichts mehr zu trinken und dafür untertags genügend.
- Ein Punkt, der oft unterschätzt wird: Wehwehchen, an die wir uns gewöhnt haben und die uns gar nicht mehr auffallen. Der Schmerz ist nicht so stark, dass wir davon aufwachen würden. Nur kann es trotzdem sein, dass er ausreichend stark ist, um uns aus dem Tiefschlaf in den Leichtschlaf zu reißen, die Folge ist wieder Junk Sleep. In solchen Fällen lohnt sich ein Gespräch mit Ärzten, um eventuell durch sanfte und temporäre Schmerzmittel die Schlafqualität immer wieder einmal zu boosten.
- Eine andere sehr effektive Methode betrifft die reduzierte Melatoninproduktion. Physiologisch können wir daran nichts ändern. Doch wir können, wiederum mit medizinischer Abstimmung, Melatonin zu uns nehmen. Das gilt nicht nur für Menschen älteren Semesters, sondern für jeden. Doch gerade im Alter reduzieren wir so die Einschlafzeit, verbessern die Schlafqualität und erhöhen unser Energielevel am Morgen. Aber, Achtung, auf eine Sache würde ich aufpassen: Die Einnahme von Melatonin beein-

flusst unsere Blutzuckerregulation. Melatonin verlangsamt das Absinken des Blutzuckerspiegels. Deshalb ist es am besten, Melatonin nicht direkt nach dem Abendessen zu nehmen, wenn der Blutzuckerspiegel gerade gestiegen ist. Besser etwa zwei Stunden warten und dann einnehmen. Idealerweise zwei bis 2,5 Stunden vor dem Schlafengehen. Beispiel: Wollen wir um 22 Uhr einschlafen, empfiehlt es sich, um 18 Uhr zu Abend zu essen und um 20 Uhr Melatonin einzunehmen. Wie viel, das ist sehr individuell, manchen Menschen reicht 1 Milligramm, andere brauchen bis zu 5 Milligramm. Wir können etwas experimentieren, um die optimale Dosis für uns herauszufinden, am besten so niedrig wie möglich und trotzdem effizient. Die Dosierung solltet ihr in regelmäßigen Abständen überprüfen. Im Alter brauchen wir möglicherweise etwas mehr.

Dir ist vielleicht aufgefallen: Jede Lebensphase hat ihre eigenen Herausforderungen, für die wir Lösungen finden können. Physiologisch gesehen ist der Aufwand im Alter etwas höher. Aber wir haben dann ja häufig mehr Zeit und weniger Stress und können uns besser um unser Energielevel kümmern. Damit belohnen wir uns für die Jahrzehnte, in denen wir uns in erster Linie um die Arbeit oder auch die Familie gekümmert haben. Und wenn deine Eltern am Anfang etwas skeptisch sind, kein Problem: Du hast jetzt alle Argumente, um sie zu überzeugen. Weil sie es sich verdient haben. Denn das ist die großartige Nachricht, die wir mit anderen teilen dürfen: Es ist nie zu spät für mehr Tiefschlaf, mehr Energie und mehr Lebensqualität!

SESSION HIGHLIGHTS

1. Je älter wir werden, desto weniger Tiefschlaf brauchen wir. Ab 18 reichen 90 Minuten pro Nacht.
2. Wir wussten es schon immer: Die Schule beginnt viel zu früh! Die innere Körperuhr von Kindern tickt anders.
3. Junge Eltern wissen: Als Teamplayer können wir alle Belastungen besser meistern und auch meistens genügend Tiefschlaf finden.
4. Warum wir im Alter früher müde sind, hat einen Grund: Die Melatoninproduktion verändert sich mit den Jahren. Kein Grund zur Sorge. Wir können dennoch ein Leben voller Energie führen.

Disziplin bringt dich (vielleicht) bis zur nächsten Etappe.
Gewohnheiten bringen dich ans Ziel deiner Träume …

Session 9

EINFACHER GEHT'S NICHT: TIEFSCHLAF AUF AUTOPILOT

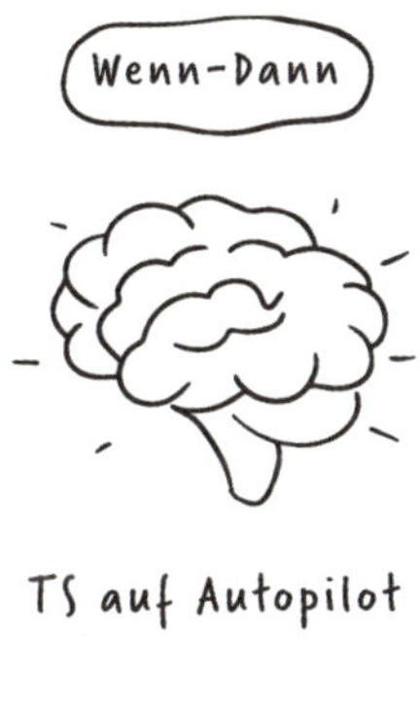

Wir befinden uns schon auf den letzten Metern unseres Weges hin zu mehr Tiefschlaf. Die sind aber noch einmal richtig wichtig, weil wir hier ein entscheidendes Geheimnis der Tiefschlaf-Formel erfahren. Lass uns dafür auf die Geschichte meiner Klientin Petra schauen, Teamleiterin, Mitte dreißig. Petra kontaktierte mich, es kam zu einem ersten Gespräch und dann zu einem Treffen. Wir messen den Tiefschlaf, das Level liegt bei ungefähr zehn Minuten pro Nacht – viel zu wenig. Wir machen ein Bedroom-Audit, bei dem eigentlich nichts Auffälliges herauskommt. Wir sprechen ihre Essgewohnheiten durch – völlig okay. Wie läuft's im Job? Super! Petra ist erfolgreich und arbeitet unter der Woche viel und lang, eine echte Powerfrau. Am Wochenende belohnt sie sich und schläft aus. Nur: Obwohl sie am Wochenende bis 10 oder 11 Uhr schläft, um Energie zu tanken, fühlt sie sich dauernd platt. Du hast bestimmt schon eine Vermutung ... Richtig, ihr Rhythmus war völlig hinüber. Petra erlebte jede Woche ihren eigenen Social Jetlag: Samstags ging's ab nach New York und Montags wieder zurück nach Europa. Und was war unsere erste Maßnahme? Genau, wir versuchten, eine AAZ zu etablieren, um die innere Körperuhr wieder in den Takt zu bringen. Wir vereinbarten außerdem im Rahmen des Coachings jeden Montag einen Accountability Call, um die Fortschritte abzuchecken. Nur: Welche Fortschritte? Meine erste Frage lautete immer: »Wann bist du Samstag aufgestanden?« Und ihre Antwort war jedes Mal: »Um 9:45 Uhr, um 10:30 Uhr, teilweise um 11 Uhr.« Aber nie um 7 Uhr! Das ging ein paar Wochen so, und irgendwann musste ich etwas tun. Ich wollte ihr ja helfen, aber so klappte das nicht. Noch einmal ein Treffen und ein Gespräch; ein sehr emotionales auf einmal. Ich hatte das überhaupt nicht erwartet, und plötzlich verstand ich, weshalb es bei Petra noch nicht klappte – und wie es klappen würde ...

Vier Wochen etwas durchzuhalten, ist relativ einfach, vor allem, wenn man motiviert von einem Vortrag kommt oder inspiriert ist von einem guten Buch. Aber jede Motivation verblasst irgendwann, und der Alltag kehrt zurück. Das Wichtigste ist es deshalb, einmal anzufangen. Das ist megawichtig, und mit diesem Buch hast du schon einen starken Auftakt hingelegt. Lass uns jetzt weiter daran arbeiten und nicht nach vier Wochen wieder aufhören. Denn die Kunst besteht darin, vier Jahre oder vier Jahrzehnte durchzuhalten, lange, nachdem das Buch oder das Coaching beendet wurde. Der Effekt der Tiefschlaf-Formel wirkt sofort. Aber natürlich wirkt er umso stärker, je länger du tief schläfst.

Das klingt dir nach zu viel Disziplin, nach zu viel Willenskraft? Das hört sich nach einem spaßbefreiten Leben an? Na ja, du hast ja schon gesehen, dass es uns darum geht, dass du in deinem Leben die schönen Seiten genießen und trotzdem effizient schlafen kannst. Und wir beide wissen, dass das Problem ist, dass Disziplin und Willenskraft begrenzte Ressourcen sind. Deshalb ganz ehrlich: Ich möchte, dass du deine Willenskraft für andere Dinge verwendest als für Tiefschlafverdichtung. Und daher habe ich einen besseren Vorschlag für dich: Lass uns eine fantastische Eigenschaft unseres Gehirns nutzen, die sogenannte *Neuroplastizität.* Neuroplastizität, das ist die Fähigkeit, dass sich unser Gehirn das gesamte Leben über verändern kann. Vor noch etwa 15 Jahren dachte man, dass Veränderungen im Gehirn irgendwann abgeschlossen seien. Heute weiß man, dass wir bis ins hohe Alter die Struktur verändern können. Und da wir gesehen haben, welche entscheidende Rolle unser Gehirn in Zusammenarbeit mit unserem Körper für unseren Tiefschlaf spielen kann, nutzen wir genau das. Das heißt: Wir brauchen keine Disziplin oder Willenskraft, sondern wir programmieren das Gehirn so, dass wir ganz smooth auf Autopilot in den Tiefschlaf steuern. Du kennst doch das Gefühl, wenn du mit dem Fahrrad oder Auto auf einer Straße fährst, die du schon ewig kennst. Du fährst fast wie von allein und hast Zeit, dir Gedanken zu machen, die Natur zu bewundern, laut zur Musik zu singen, was auch immer. Und solche Straßen sind auch unsere Tiefschlafverdichtungsroutinen und -gewohnheiten.

Unser Ziel ist Tiefschlafverdichtung, und zwar auf Autopilot. Doch was wir jetzt besprechen, gilt allerdings nicht nur für den Tiefschlaf, sondern für jede andere gute Routine, die du dir angewöhnen willst, oder für jede schlechte Gewohnheit, die du ablegen willst. Autopilot heißt, dass es am Ende so einfach ist wie das Zähneputzen oder das Gangschalten beim Autofahren. Es läuft automatisch ab, ohne anstrengend zu sein. Wir sprechen also über Gewohnheiten. Und was ist eine Gewohnheit? Eine Gewohnheit ist im Englischen ein *well-travelled neural pathway* – eine neuronale Verknüpfung, die oft benutzt wurde. Das erste Merkmal dieser Verknüpfung: Sie lässt uns Dinge sehr einfach und angenehm finden, was uns wiederum erstens wenig Energie und zweitens auch keine Willenskraft kostet. Das zweite Merkmal: Sie verbindet verschiedene Bereiche unseres Gehirns miteinander. Eben wie ein *pathway*, wie eine dieser Straßen, die wir schon so oft benutzt haben, dass wir sie auswendig kennen.

Jede dieser Verbindungen hängt mit einer Verhaltensweise, Gewohnheit oder Emotion zusammen. Und jedes Mal, wenn wir etwas davon wiederholen, verstärken wir diese neuronale Verknüpfung. Wir fahren also die Straße wieder und wieder runter oder, um ein anderes Bild von *pathway* zu gebrauchen: Wir laufen auf dem Pfad, und mit jedem Mal, mit jedem Schritt, wird dieser Pfad fester und breiter; es wird einfacher, dem Pfad zu folgen. Irgendwann ist er komplett eben, und es braucht überhaupt keine Energie mehr, es geht buchstäblich wie von selbst. Übertragen auf unser Gehirn heißt das, dass wir einen so gut ausgetretenen Tiefschlafgewohnheitenpfad in unserem Gehirn kreieren können, dass es uns leichtfällt, ihn täglich zu gehen. Und das funktioniert in drei einfachen Schritten.

IN 3 SCHRITTEN ZUR GEWOHNHEIT – DER 3-STEP-HABIT-LOOP

Im Englischen heißt dieser Pfad 3-Step-Habit-Loop. Lass uns den ersten Schritt darauf gehen und einen Blick in die Neurowissenschaften werfen.

SCHRITT 1: DER TRIGGER

Der neuronale Pfad hat einen klaren Aufbau, und wir haben genaue Abläufe, wie wir uns darauf bewegen müssen. Der erste Schritt ist immer der Trigger. Ein Trigger ist ein Auslöser, der unserem Gehirn das Signal gibt, den Autopiloten zu aktivieren. Damit ist letztlich die Funktion gemeint, dass eine ganz bestimmte, zu diesem Trigger passende Routine abgespult wird. Typische Trigger sind zum Beispiel ein Handyton oder auch die Dusche. Wir können auch einen Trigger setzen, wenn wir gezielt durch einen Türrahmen laufen oder einen bestimmten Raum betreten. Meinen Klienten, die viel unterwegs sind, empfehle ich oft, es als Trigger zu nutzen, wenn sie in ein Taxi steigen oder ein Flugzeug betreten. Das entspricht ihrem Alltag. Letztlich aber kann fast alles ein Trigger sein bzw. werden. Wichtig ist, dass es einen Akzent setzt und uns aus unserem aktuellen Film rausreißt. Vorbeiziehende Wolken zum Beispiel eignen sich nicht als Trigger, sie bieten uns keine Unterbrechung unseres aktuellen Verhaltens.

SCHRITT 2: DIE ROUTINE

Der zweite Schritt ist die Routine. Damit meinen wir eine automatisierte Verhaltensweise. Das kann eine physische Bewegung sein, ein Gedanke oder ein Gefühl. Das kennen wir alle: Kommen wir zum Beispiel an einen Ort, an dem wir als Kind häufig waren, stellt sich sofort ein besonderes Gefühl ein. Der Ort triggert uns, und wir assoziieren Gefühle, die unser Leben prägen. Genau dieses Prinzip nutzen wir jetzt, und zwar als Wenn-Dann-Methode.

Hier ein paar Anwendungsbeispiele:

Wenn *mein Handywecker um 21:30 Uhr klingelt* (Trigger),
dann *setze ich meine orange Tiefschlafbrille auf* (Routine).

Wenn *ich mich morgens an den Schreibtisch setze* (Trigger),
dann *mache ich meine Tageslichtlampe an* (Routine).

Wenn *ich in die S-Bahn steige und mich hinsetze* (Trigger),
dann *mache ich ein 4-8-4-Protokoll* (Routine).

Wenn *ich ins Bett gehe* (Trigger),
dann *drücke ich zwei Mal auf das Zirbenholzspray* (Routine).

Entscheidend ist, dass Trigger und Routine neuronal verknüpft werden. Nur dann kann der Autopilot-Modus auch wirklich eingeschaltet werden. Das bedeutet, dass die Routine direkt nach dem Trigger kommen muss, und zwar spätestens fünf Sekunden nach dem Trigger. Nehmen wir das obige Beispiel vom Handywecker um 21:30 Uhr und dem Aufsetzen der Tiefschlafbrille. Der Wecker klingelt, und innerhalb von fünf Sekunden setzen wir die Brille auf, also Trigger – 5, 4, 3, 2, 1 – Routine! Wenn wir länger warten und erst etwas anderes machen, dann bildet sich die Verbindung nicht oder sie kann, sollte die Verbindung von Trigger und Routine schon bestehen, wieder geschwächt werden. Deshalb ist das Prinzip Trigger-5-Routine maximal wichtig.

Auch hier gelten zwei grundlegende Prinzipien der Tiefschlaf-Formel:

1. Eine Ausnahme ist gar kein Problem, wenn die Ausnahme eine Ausnahme bleibt.
2. Entscheidend ist langfristige Konsistenz, nur so können Trigger und Routine verknüpft werden.

Kleiner Tipp für die Umsetzung: Wir sollten den richtigen Trigger zur richtigen Zeit aussuchen. Es ergibt beispielsweise keinen Sinn, einen Trigger auf 9:30 Uhr zu legen, wenn wir wissen, dass wir um diese Zeit immer abgelenkt oder beschäftigt sind. Oder wenn wir wissen, dass unser Kind um 14:30 Uhr nach Hause kommt und wir um diese Zeit unser 4-8-4-Protokoll und ein paar Atemübungen machen wollen. Das kann nicht klappen. Denn auch hier geht es um realistische Maßnahmen. Das ist viel effizienter und motivierender, als wenn wir uns zu schwere Vorgaben machen. Deshalb nicht den Trigger löschen, sondern lieber den Zeitpunkt ändern. Du findest schon einen Slot, und das macht es dir sofort leichter! Fehlt nur noch der letzte Schritt …

SCHRITT 3: DIE BELOHNUNG

Trigger gesetzt, Routine funktioniert – jetzt haben wir uns auch eine Belohnung verdient. Sie gehört unbedingt dazu und stabilisiert das neuronale System. Die Belohnung kriegen wir zum Beispiel in Form eines Dopaminkicks. Hinter dem Kick und der Belohnung stecken immer zwei Grundtypen:

1. Freude/Wohlgefühl steigern.
2. Schmerz reduzieren/vermeiden.

Diese beiden Grundtypen sind die ganz großen Grundmotivationen in unserem Leben. Du kannst mal Situationen im Leben durchgehen, Routinen vorstellen und du wirst sehen, dass am Ende immer entweder die Freude zu steigern oder den Schmerz zu reduzieren das Ziel ist.

Die Belohnung in Form eines Dopaminkicks sagt unserem Gehirn: Dieser Wenn-Dann-Weg lohnt sich, denn es geht mir danach besser. Damit wird der Anreiz gesetzt, diesen Wenn-Dann-Weg auszubauen und zu dem neuronalen Trampelpfad zu machen, auf dem wir den Autopiloten einschalten können. Andersherum gilt natürlich genau das Gegenteil: Erfolgt keine Belohnung, dann wird kein Anreiz gesetzt und keine neuronale Verbindung gebildet. Das Gehirn denkt sich nämlich: Jetzt habe ich Wenn-Dann gemacht, doch es geht nicht besser und auch nicht weniger schlecht – warum sollte ich das noch mal machen?

Die drei Schritte gehören deshalb zwingend zusammen. Je öfter wir sie gehen, desto einfacher fallen sie uns, und irgendwann laufen wir fast wie von selbst. Das erste Mal mag es noch schwer sein, das zweite Mal auch noch nicht ganz einfach, doch schon bald wird es leichter. Beim fünften Mal hast du schon ein Momentum, erlebst Rückenwind und reinen tollen Boost. Probier es aus, es ist erstaunlich, wie das antreibt und beflügelt! Alles ganz ohne Disziplin oder Willenskraft, sondern automatisch durch Routine. Das lässt uns diese beiden Ressourcen schonen und für andere Sachen sparen.

Das Schöne: Wir können die Routinen auch im Kopf durchspielen. Das Ganze funktioniert auch mental, wenn wir den Trigger und die Routine visualisieren. Eine Faustformel dafür: Je mehr Sinne beteiligt sind, desto stärker wird das Gehirn aktiviert, desto einprägender für die neuronale Verbindung. Das liegt daran, dass dadurch mehr Nervenbahnen aktiviert werden und wir die drei Schritte intensiver empfinden. Wie mächtig dieses Tool der Autosuggestion ist, erzählen erfolgreiche Sportler immer wieder: ein Roger Federer, der sich den Aufschlag zum Wimbledon-Sieg vorstellt, das Geräusch des Balles, den Ruf des Schiedsrichters, den Jubel der Fans, den Körper voller Glückshormone. Oder ein LeBron James, der den entscheidenden Dreier kurz vor Schluss imaginiert, eine Birgit Fischer, die die allerletzten Meter zum Olympiasieg vor ihrem geistigen Auge hat. Genauso ist es mit Künstlern, dem Schlussakkord beim Konzert und dem frenetischen Applaus nach der Aufführung. All das hilft, sich per Autopilot auf Erfolg zu programmieren.

Das alles braucht ein wenig Übung. Und denk dran: Vieles ist schwierig, bevor es einfach wird. Von 0. zum 1. Mal ist immer am schwersten. Vom 4. zum 5. Mal wird's schon sehr viel leichter. Und vom 49. zum 50. Mal ist es ganz easy. Du spürst dann die gesamte Power der Neuroplastizität, die du vorher kennengelernt hast. Und auch hier wieder: Sind wir beim Wenn-Dann oder der Belohnung nicht konsistent, wird die neuronale Verknüpfung schwächer, und unser neuronaler Trampelpfad wird schmaler und von Gras überwuchert, bis er irgendwann gar nicht mehr zu finden ist.

WARUM ES OFT DOCH NICHT KLAPPT – DIESE VERFLIXTEN SEKUNDÄRVORTEILE

Das Prinzip ist also relativ simpel. Trotzdem klappt es manchmal nicht. Das liegt an einem sehr interessanten psychologischen Phänomen, das mit den Begriffen Primärnachteile und Sekundärvorteile beschrieben wird. Sie sind hier entscheidend, weswegen wir sie uns etwas näher anschauen.

Ein bestimmtes Verhalten zieht Primärnachteile nach sich: Social Jetlag, schlechter Schlafrhythmus, weniger Energie ... Aber warum nimmt man das in Kauf, wenn man doch weiß, dass es diese Primärnachteile gibt? Warum schläft man also am Wochenende aus, wenn man das Prinzip der inneren Körperuhr verstanden und alle Schritte des Wenn-Dann-Prinzips definiert hat? Das kann an den Sekundärvorteilen liegen. Sie sind oft sehr emotional behaftet und haben zur Folge, dass wir, obwohl uns die Primärnachteile total klar sind und wir rational unsere Gewohnheiten ändern wollen, es einfach nicht hinkriegen.

Klingt kompliziert? Gleich nicht mehr ... Erinnern wir uns doch noch einmal an meine Klientin Petra und daran, dass sie wieder und wieder am Wochenende länger schlief als vereinbart. Und das, obwohl wir alles optimal aufgestellt hatten:

- Trigger: Wecker um 7 Uhr.
- Routine: Sofort aufstehen und Kaffee machen.
- Belohnung: eine Lieblingssendung auf Netflix – dafür hatte sie unter der Woche nämlich meistens keine Zeit; kein Social Jetlag, leichteres Aufstehen am Montag, Wochenstart voller Energie und Elan.

Alles war gefixt und trotzdem: Es funktionierte nicht! Wie gesagt, wir hatten deshalb ein weiteres Gespräch, das ein echter Eye-Opener für mich war. Ich nehme dich noch einmal mit in das Gespräch: Wir sprechen und sprechen schon ein paar Stunden, und plötzlich wird es sehr emotional. Immer mehr kommt heraus, dass Petra unter der Woche wie verrückt arbeitet, teilweise bis sehr spät abends, und am Wochenende nicht weiß, was sie machen soll. Sie hat kein Leben außerhalb ihrer Arbeit. Keine Freunde, keinen Partner, kein Hobby, keine Familie in der Nähe. Unter der Woche fällt das nicht so auf, sie arbeitet ja. Aber am Wochenende schon. Es gibt keinen Grund, früh aufzustehen und nicht den halben Tag im Bett zu verbringen.

Petra weiß ganz genau, dass das lange Ausschlafen am Wochenende ihrer inneren Körperuhr schadet, sie sieht und fühlt den Primärnachteil. Trotzdem hat das Ausschlafen einen sehr starken emotionalen Sekundärvorteil: Schläft sie bis 11 Uhr, bleibt ihr viel weniger Zeit, in der sie sich mit ihrem privaten Drama, mit der Leere in ihrem Leben, beschäftigen muss. Dieser Sekundärvorteil war so stark, dass er Trigger-Routine-Belohnung überdeckte und Petra einfach nicht dagegen ankam. Sie wollte das unbedingt ändern, konnte es aber nicht.

Sekundärvorteile hindern uns in unserem Leben immer wieder daran, etwas zu tun, was wir eigentlich tun wollen – oder sorgen dafür, dass wir weiter tun, was wir eigentlich lassen wollen. Nur mit dem bloßen Wissen um die Primärnachteile kommen wir oft nicht dagegen an. Die bessere Lösung ist: Ran an die Sekundärvorteile! Suchen wir uns Bedürfnisse, die hinter den Sekundärvorteilen liegen, und befriedigen sie – aber auf andere Art und Weise.

Das Fiese an den Sekundärvorteilen ist, dass sie oft viel versteckter sind als die Primärnachteile. Wie kann man ihnen also auf die Schliche kommen, auch ohne Coach?

Typischerweise kommst du zu einem Ergebnis, wenn du dich ein paar Mal »Warum?« fragst und jedes Mal ehrlich antwortest. Meistens reichen schon vier bis fünf Warum-Fragen …

1. Warum schlafe ich am Wochenende bis 11 Uhr? – Weil ich nicht aufstehen möchte.
2. Warum möchte ich nicht aufstehen? – Weil ich Samstage und Sonntage doof finde.

3. Warum finde ich Samstage und Sonntage doof? – Weil ich tagsüber nichts zu tun habe.
4. Warum habe ich tagsüber nichts zu tun? – Weil ich keine Hobbys habe, keine Freunde, keine Familie.

Bäm, das ist der Grund! Das tut vielleicht weh, und wir kommen nur dorthin, wenn wir wirklich, wirklich ehrlich sind. Aber so haben wir jetzt die Möglichkeit, eine Lösung zu finden. So war es auch bei Petra, nachdem wir in dem emotionalen Gespräch zu diesem Punkt gekommen waren. Was haben wir gemacht? Wir haben angefangen, ihr für die nächsten acht Wochen um 8 Uhr morgens den ersten Massagetermin in einem Salon in ihrer Nähe zu buchen. Um 9:30 Uhr dann Frühstück mit einer Kollegin. Und um 12 Uhr dann zu einem Mittagessen in der Stadt mit einer entfernten Bekannten. So haben wir es geschafft, den Sekundärvorteil (die Zeit tagsüber rumzukriegen) auf anderem Wege zu befriedigen – und gleichzeitig den Primärnachteil (zu lange schlafen) aufgehoben. Petra stand um 7 Uhr auf, und es ging dann alles so seinen Lauf. Für Petra war das nicht nur eine Lösung für ihr Schlafdilemma, sondern auch für die frustrierende Situation am Wochenende im privaten Leben. Eine große Erleichterung. Und sie lernte sogar bei einem dieser Mittagessen zufällig den Mann kennen, mit dem sie heute in einer glücklichen Beziehung lebt und ein 14 Monate altes Kind hat.

Das Suchen und Finden von Sekundärvorteilen ist ein powervolles Tool. Nicht nur für den Tiefschlaf, sondern für jede Gewohnheit, die du etablieren oder aufhören willst und bei der es noch nicht so richtig klappt. Das gilt für Umstellungen bei deiner Ernährung, für Neujahrsvorsätze, für dein Sportprogramm. Sehr, sehr oft sind die Sekundärvorteile das, was wir ändern können und womit wir einen echten und vor allem nachhaltigen Habit-Change erreichen.

Für mich war das Gespräch mit Petra ein solcher Aha-Moment, und ich dachte: Krass, Petra schläft aus, um ihr persönliches Drama zu überdecken. Sie wollte es wirklich ändern, doch an ihrem Beispiel kann man sehen, dass es nicht funktioniert, wenn wir einfach nur mit Disziplin oder Willenskraft den Sekundärvorteil ignorieren wollen. Das funktioniert mal vier Wochen oder vielleicht auch sechs. Aber wir wollen hier Dinge über Jahre und Jahrzehnte in die richtigen Bahnen lenken. Deshalb ist es wichtig, dass wir uns in solchen Situationen mit unseren Sekundärvorteilen beschäftigen. Dann schaffen wir es, in den Autopilot-Modus zu schalten und ab auf die neuronale Straße, ganz einfach Richtung mehr Tiefschlaf.

SESSION HIGHLIGHTS

1. Auf dem Weg zu ausreichend Tiefschlaf ist Konsistenz wichtig. Der Autopilot wird dich belohnen.
2. Dein Gehirn kann bis ins hohe Alter seine Strukturen verändern. Durch neue Gewohnheiten kannst du den Pfad in den Tiefschlaf mühelos ebnen.
3. Ob es ein Handyton ist oder der Türrahmen – der richtige Trigger hilft dir, in die Routine zu finden.
4. Je häufiger du Trigger und Routine verknüpfst, desto stärker wird die neuronale Bindung.
5. Wenn wir Trigger und Routine visualisieren, können wir unseren Autopiloten auch mental trainieren.

Es ist nicht genug zu wissen,
man muss es auch tun ...

Johann Wolfgang von Goethe

Session 10

JETZT GEHT'S ERST RICHTIG LOS: DIE 14-TAGE-TIEFSCHLAF-CHALLENGE

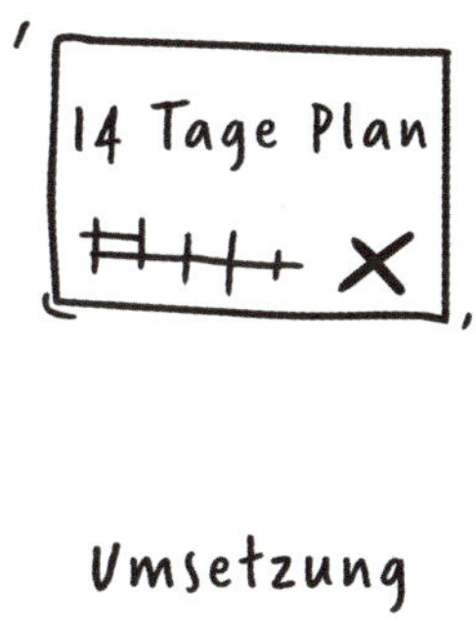

Wow, du hast es bis hierhin geschafft. Ich bin richtig stolz auf dich, und du kannst es auch sein! Jetzt hast du wirklich alles, was du brauchst, um die Tiefschlaf-Formel in deinem Leben umzusetzen.

An dieser Stelle höre ich oft die folgenden beiden Fragen:

1. Von all den Strategien – welche ist denn die allerwichtigste?
2. Wie lang dauert es, bis ich Resultate sehe?

Lass mich zuerst die zweite Frage beantworten, weil das sehr schnell geht. Jedes System ist nur so stark wie sein schwächstes Glied. So auch das Tiefschlafsystem. Wenn wir also das schwächste Glied stärken oder den größten Engpass beseitigen, stellen sich oft sehr schnelle Erfolge ein.

Ein ehemaliger Investmentbanker zum Beispiel hatte sich mit seinem Schicksal, müde durch sein Leben zu gehen, schon abgefunden. Nachdem er die Blaulichtfilterbrille und die AAZ in sein Leben integriert hatte, bekam er seine massiven Einschlafprobleme schnell in den Griff, und sein Tiefschlaf stieg von 10 bis 20 Minuten auf 60 bis 70 Minuten an – innerhalb von zehn Tagen! Oder eine Teamleiterin in einer großen Wirtschaftsprüfung, die ihre Essenszeiten und Sportgewohnheiten radikal änderte und ihren Tiefschlaf von 20 bis 30 Minuten auf über 75 Minuten steigerte. Und das auch in weniger als drei Wochen. Wenn wir den größten Engpass finden und ihn beseitigen, kann es sehr schnell gehen.

Das Gegenteil habe ich aber auch schon oft erlebt. Vor allem bei psychisch tiefer liegenden Ursachen dauert es oft länger, bis meine Klienten erste Erfolge fühlen, gerade wenn diese chronisch sind. Umso wichtiger ist es in diesen Fällen, den Autopiloten gut zu programmieren, damit wir nicht unsere sehr begrenzte Ressource Disziplin und Willenskraft dafür aufbrauchen müssen.

Lass uns zu der ersten Frage zurückkommen: Welche von all den Strategien ist die allerwichtigste?

Es gibt hier nur eine richtige Antwort: Es kommt darauf an. Und ich sage dir auch ganz genau, worauf. Auch hier kommt es wieder darauf an, was in deinem ganz persönlichen Tiefschlafsystem das schwächste Glied ist, der größte Engpass, dein Nadelöhr.

Die Reihenfolge der Strategien in diesem Buch gibt dir einen guten Anhaltspunkt, was auf Basis meiner Erfahrungen mit Tausenden von Coachingklienten die größten Engpässe vieler Menschen sind und in welcher Reihenfolge wir sie am besten beseitigen können.

»Und was heißt das jetzt für mich?«, fragst du dich vielleicht.

Wir haben zwei Möglichkeiten. Wir können zum einen versuchen, alle Tiefschlafstrategien auf einmal umzusetzen. Nach meiner Erfahrung ist das nicht Erfolg versprechend. Es besteht die akute Gefahr, dass wir uns überfordern, verzetteln und am Ende keine einzige Strategie wirklich nachhaltig umsetzen. Kannst du dich noch daran erinnern, als du deinen Autoführerschein gemacht hast? Stell dir vor, damals hättest du auch noch eine Ausbildung zum Helikopter- und Flugzeugpiloten absolviert. Für alle von uns, die nicht Ethan Hunt (Tom Cruise) in *Mission Impossible* sind, eine fast unlösbare Aufgabe. Deshalb habe ich einen anderen Vorschlag für dich. Du hast beim Lesen der einzelnen Sessions vielleicht schon einiges umgesetzt. Sehr gut! Mach das genauso weiter.

Wir konzentrieren uns jetzt voll und ganz auf deinen allergrößten Tiefschlafengpass, auf den Aspekt, der deinen Tiefschlaf im Moment am stärksten begrenzt, das schwächste Glied in deinem System. Und das beseitigen wir als Erstes. Dieses Vorgehen heißt *Engpass-konzentrierte Strategie* oder kurz EKS. Wenn wir diesen Engpass erfolgreich und vor allem nachhaltig beseitigt haben, gehen wir weiter zum nächsten Engpass und fokussieren uns voll und ganz auf diesen. Das ist nicht nur viel einfacher, sondern vor allem auch zielführender. Vertrau mir einfach. Der beste Weg, deinen Tiefschlaf-Autopiloten zu programmieren, ist nicht »alles auf einmal«, sondern »Schritt für Schritt«.

Lass uns anfangen. Ich möchte dich gerne herausfordern zu einer 14-tägigen Challenge. Hast du Lust? Es geht ganz einfach ...

In unserer ersten Session hatte ich dich gebeten, dir während unserer Coachingreise eine Liste mit allen Strategien zu machen, die sich für deine aktuelle Situation am hilfreichsten anfühlen. Genau diese Liste brauchen wir jetzt. Wenn du sie gerade nicht zur Hand hast, ist das auch gar kein Problem.

Auf der nächsten Seite siehst du dein 14-Tage-Challenge-Blatt.

Du findest es auch auf *www.tiefschlaf-formel.de/bonus* als kostenlosen Download und zum Ausdrucken. Du findest hier auch einige inspirierende Beispiele von anderen Klienten.

Lass uns das Schritt für Schritt zusammen ausfüllen.

14 Tage CHALLENGE

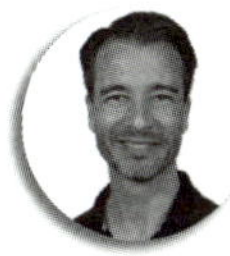

Ich glaube an dich!!!

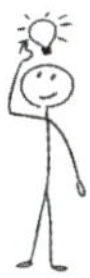

Ich mache das, WEIL …

BASICS

- ☐ 90 Min. Zyklen schlafen
- ☐ AAZ __ : __ Uhr
- ☐ 4-8-4 Protokoll
- ☐ _ L Wasser pro Tag trinken
- ☐ Nach __ : __ Uhr kein helles Licht
- ☐ BGZ __ : __ Uhr (oder __ : __)

Mein größter Engpass

TRIGGER

Wenn …

ROUTINE

Dann …

CHECKLISTE

Tag 1	☐	☐	☐	☐	☐	☐	☐
Tag 8	☐	☐	☐	☐	☐	☐	☐

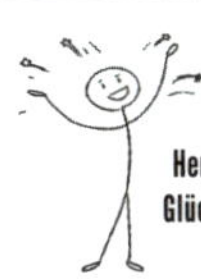

Herzlichen Glückwunsch

Größte Gefahr in den nächsten 4 Wochen ist …

Und so behalte ich sie im Griff …

Datum/Unterschrift

Ich mache das, WEIL …

Notiere hier in ein paar Stichworten, warum du diese Challenge machst. Was willst du erreichen? Wie gut wirst du mit mehr Tiefschlaf, wie wird sich dein Leben verbessern?

Basics

Hier habe ich für dich schon einmal die Basics befüllt, auf die ich in jedem Fall täglich achten würde. Sie dienen dir als Erinnerung. Einfach die einzelnen Punkte vervollständigen und täglich abhaken, wenn erledigt.

Mein größter Engpass

Das ist das allerwichtigste Feld. Schreib bitte auf, was nach deinem Gefühl im Moment deinen Tiefschlaf am stärksten begrenzt. Was ist der größte Abstand zwischen deiner aktuellen Situation und dem Zielzustand, den wir in den Coaching-Sessions besprochen haben? Genau auf diesen Engpass konzentrieren wir uns in dieser Challenge. Wichtig: Dieser Engpass muss jetzt zu diesem Zeitpunkt gestaltbar und veränderbar sein. Es bringt uns nichts, wenn du dir vornimmst, jeden Tag um 23 Uhr ins Bett zu gehen, du aber noch an einem Projekt arbeitest, bei dem du drei Mal pro Woche bis 23:30 Uhr arbeiten musst. Und du musst den Engpass auch wirklich beseitigen wollen. Falls du Bedenken hast, geh noch mal in dich und check, ob noch ein Sekundärvorteil am Werk ist, der unsere Challenge torpedieren könnte …

Routine (»Dann«)

Notiere hier so genau wie möglich die Routine, mit der du den gerade notierten Tiefschlafengpass beseitigen wirst. Mach es deinem Gehirn so einfach wie möglich, eine neue neuronale

Verknüpfung herzustellen und schnell einen gut ausgetretenen Trampelpfad zu bahnen.

Trigger (»Wenn«)

Leg einen Trigger fest, der sicherstellt, dass du regelmäßig an die Routine erinnert wirst und sie auch machst. Stell bitte auch sicher, dass das Timing passt. Und denk dran, dass dieser Trigger wirklich wetterfest sein sollte, damit er auch standhält, wenn es in deinem Leben mal wieder stürmisch wird oder bleibt.

Checkliste

Einfach jeden Tag abhaken, wenn du die Routine gemacht hast. Tag für Tag, bis du bei Tag 14 angekommen bist. Ohne Hektik. Vergiss nicht, dich dafür zu belohnen, damit dein Autopilot schnell lernt. Und wenn es mal einen Tag gibt, an dem es nicht so gut geklappt hat – kein Problem. Entspann dich. Sei gütig wie eine Großmutter zu ihrem Enkelkind. Frag dich, warum es nicht funktioniert hat. Vielleicht entdeckst du einen neuen Roadblock und kannst ihn beseitigen. Es geht nicht um Perfektion, sondern darum, unsere Gewohnheiten mithilfe des Autopiloten ruhig, entspannt und gelassen in die richtige Richtung zu führen.

Größte Gefahr in den nächsten vier Wochen …

Was könnte nach der Challenge passieren, was deine neue Routine möglicherweise aus dem Rhythmus bringt? Vielleicht ein anstehender Urlaub? Ein Jobwechsel? Eine familiäre Veränderung? Schreib es bitte auf, damit du vorbereitet bist.

Und so behalte ich sie im Griff …

Notiere, wie du auf diese möglichen Veränderungen reagieren kannst, damit sie deinen langfristigen Erfolg nicht gefährden. Brauchen wir neue Trigger? Eine andere Uhrzeit? Eine Person in unserem Support-Team? Stell sicher, dass dein neuer Trampelpfad nicht in einigen Wochen wieder mit Gras überwuchert wird.

Datum/Unterschrift
Für die extra Portion Motivation und Accountability – notier das heutige Datum und unterschreibe dein persönliches 14-Tage-Challenge-Blatt. Damit bestätigst du vor dir selbst, dass du es ernst meinst und bereit bist, deinen Tiefschlaf auf das nächste Level zu bringen.

Challenge accepted?
Dann lass uns loslegen ...
Ich glaube an dich!

Schick mir gerne ein Foto/Scan von deinem ausgefüllten Challenge-Blatt an *chris@tiefschlaf-formel.de* ☺

Und wenn du ganz sicher gehen möchtest, dass deine neuen Gewohnheiten nicht wieder abreißen, stell dir jetzt – nicht später oder morgen, sondern genau jetzt! – in zwölf Wochen eine Erinnerung in deinen Kalender mit dem Betreff »TSF – Challenge-Check«.
Wenn in zwölf Wochen alles wie geplant läuft, Jackpot!
Falls nicht, kurz in dich gehen und fragen: Warum?

- War der Trigger nicht der richtige?
- War die Routine nicht klar genug formuliert?
- Habe ich keine Belohnung gefühlt?
- Ist ein neuer Roadblock dazwischengekommen?

Mach ein paar notwendige Anpassungen, aber lass die Gewohnheiten bitte auf gar keinen Fall abreißen.

Wenn du deinen größten Engpass erfolgreich beseitigt hast, kannst du dir den nächsten vorknöpfen. Nach dem gleichen Vorgehen: Challenge-Blatt ausdrucken und ausfüllen. Nächstes schwächstes Glied beseitigen. Und dann das nächste. Und das nächste. So erarbeitest du dir Schritt für Schritt deine ganz persönliche, auf dich individuell angepasste Tiefschlaf-Formel. Eine Formel hat immer Variablen, wie die AAZ, die BGZ, das PDP und so weiter. Die Ausprägung dieser Variablen, die konkreten Werte können unterschiedlich sein. Die zugrunde liegende Formel bleibt aber dieselbe.

Wenn du lernen möchtest, wie man diesen Prozess noch schneller durchlaufen kann, gehe auf *www.tiefschlaf-formel.de/bonus*.

Be the change you wish to see in this world …

Was wir gemeinsam erreichen können

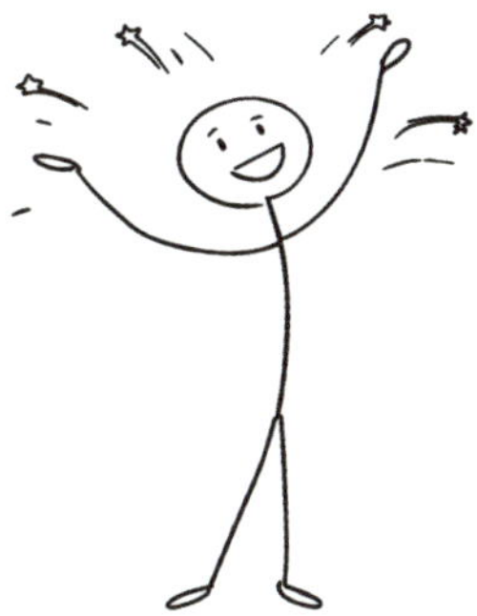

Kannst du dich noch an unsere erste Coaching-Session erinnern? An die Tiefschlaf-Formel? Bestimmt hattest du damals ziemlich viele Fragezeichen. Und jetzt …

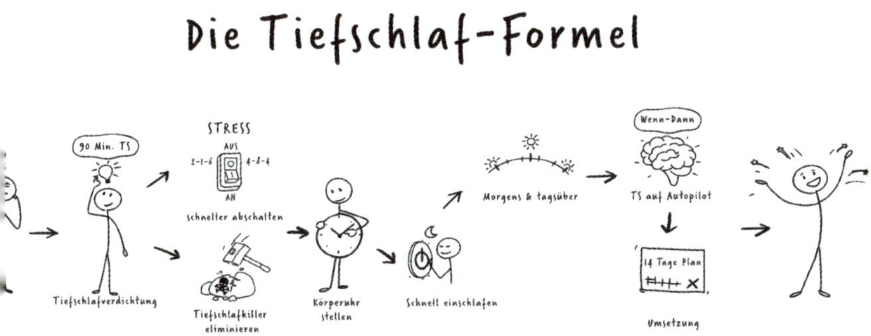

… jetzt ergibt das alles Sinn für dich. Jetzt weißt du, was »90 Min. TS« sind und wie wir mit »Wenn-Dann-Regeln« die Tiefschlaf-Formel auf »Autopilot« programmieren können. Und noch vieles mehr. Damit hast du echt etwas geschafft. Respekt! Du hast deinen Tiefschlaf verändert und damit dein Leben. Mehr Tiefschlaf, mehr Energie, mehr Lebensfreude. Lass mich dir deshalb nicht nur von Herzen gratulieren, sondern dir auch für dein Vertrauen und deine Geduld danken. Darf ich dich nur noch um eines bitten? Ich bitte dich um deine Unterstützung. Wobei? Kommt gleich …

Dass Deutschland ein Schlafproblem hat, haben wir gesehen. Die von der DAK beauftragte Forsa-Studie »Deutschland schläft schlecht – ein unterschätztes Problem« aus dem Jahr 2017 schockte uns: 80 Prozent aller Erwerbstätigen schlafen schlecht, das sind 34 Millionen Menschen. Seit 2010 bedeutete das einen Zuwachs um 60 Prozent – in nur sieben Jahren. Dass das nicht daran liegt, dass wir ein Stressproblem haben, haben wir ausführlich in Session 3 besprochen. Wir haben ein Erholungsproblem! Wir machen keine echten Pausen mehr. Das gilt nicht nur für Erwachsene. Jedes fünfte Kind im Einschulalter hat Einschlaf- oder Durchschlafprobleme. Oder beides. Und wir haben gesehen, dass Corona die Situation noch schwieriger gemacht hat und dass die neue hybride Arbeitswelt mit Homeoffice, Videocalls und Co. auch in Zukunft eine massive Herausforderung darstellen wird.

Diese Fakten sind beunruhigend, und es ist wichtig, dass wir immer häufiger in der Öffentlichkeit darüber reden. Doch reden allein genügt nicht, es müssen Lösungen her. Ich erinnere nur an Themen wie »Zeitumstellung« oder »Schulunterricht um 8 Uhr«. Geredet wurde lange genug. Allerding wurde über einen Punkt noch nicht einmal genug geredet: darüber, dass Millionen Menschen nicht erholt aufwachen, dass sie müde und energielos sind und weit weg davon, ihre Potenziale zu 100 Prozent zu leben. Und das, obwohl sie genug schlafen.

Du weißt jetzt, woran das liegt. Du weißt es, weil du dich nicht damit abfinden wolltest, sondern etwas geändert hast. Viele Menschen machen das nicht. Sie finden sich damit ab, dass sie einfach immer müde sind. Viele denken, das sei eben der Preis dafür, wenn man über 30 und berufstätig ist, wenn man Familie und andere Verpflichtungen hat. Dass Erfolg halt Müdigkeit bedeutet und Schlaf sowieso Zeitverschwendung ist. Unnötiges Bremsen auf der Überholspur des Lebens. Das ging mir jedenfalls so. Und dir vielleicht auch. Jetzt aber wissen wir: Das stimmt nicht! Wir müssen und sollten uns nicht damit abfinden. Es gibt den dritten Weg. Du kannst Erfolg und Energie haben, ohne dein ganzes Leben umzukrempeln. Die Tiefschlaf-Formel passt optimal in unseren Alltag.

Wenn du deshalb dieses Buch gelesen und es dir genützt hat – und sonst wärest du ja nicht mehr hier dabei –, dann habe ich eine Bitte: Hilf mit, dass wir eine ausgeschlafenere Gesellschaft werden. Dass wir wegkommen von den Gedankenfallen:

- Ich kann schnell einschlafen, werde nachts nicht wach. → Ich habe kein Schlafproblem.
- Ich bin über 30, berufstätig → ist halt so.

Wegkommen von den vermeintlichen Entscheidungen:

- Nine-to-five-Job oder Burnout.
- »Karriere machen/etwas bewegen im Leben & dafür müde sein, rote Augen« oder »ruhig angehen & dafür ausgeruht, fit und gesund«.
- Impact oder Hängematte.

Stattdessen begeistere Leute für den dritten Weg. Für etwas bewegen im Leben UND funkelnde Augen. Für Ziele erreichen UND sich dabei großartig fühlen, seelisch und körperlich.

Lass uns deshalb zum Abschluss in die verschiedenen Bereiche unseres Lebens gucken und sehen, wie der dritte Weg dort funktionieren kann. Für eine Gesellschaft der funkelnden Augen.

WO WIR STEHEN – UND WO WIR STEHEN KÖNNEN

Ich darf mit vielen zusammenarbeiten und weiß daher: In zahlreichen Unternehmen gibt es immer noch eine unausgesprochene, aber deutlich spürbare Erwartungshaltung: »Komm früh zur Arbeit und arbeite bis spät. Und mach dazwischen möglichst wenig Pausen. Und wenn du mal Urlaub brauchst, bitte nicht zu lang am Stück. Und bitte täglich E-Mails checken.« Wenn ich das mitkriege, wundere ich mich immer und denke: Wir haben heute so viele Themen rund um Mitarbeitersicherheit, Gesundheit und Arbeitsabläufe, so viele Richtlinien – und wo bleibt da das Schlafen? Schlafmangel wird von vielen Unternehmen noch weitgehend ignoriert. Oft mit der Ausrede, dass dies die Privatsache der Mitarbeiter sei. Doch wir wissen längst, dass Arbeit einer der Haupteinflussfaktoren für Schlafprobleme sein kann. Durch die Globalisierung in manchen Sektoren noch mehr: frühe Telefon- und Videokonferenzen mit Asien und späte mit den USA, Flüge über Zeitzonen hinweg nach Osten und Westen, Omnipräsenz durch neue Kommunikationstools. Dazu kommen Berufsmythen wie:

- »Ich brauche nur vier Stunden Schlaf« – meistens verkündet von denjenigen mit den tiefen Augenringen, die zehn Jahre älter aussehen, als sie tatsächlich sind,
- die Mischung aus »Ach, mein Leben ist so hart« und »Mensch bin ich wichtig, und busy und vor allem ein richtig harter Hund«,
- völlig überflüssigen und für die Kultur hochgradig toxischen Sprüchen wie »Qualität kommt von quälen«, »Diamanten entstehen unter Druck« und »Gestern wieder mal einen Tag frei genommen« (wenn man nicht als Letzter das Büro verlässt).

Ich erinnere mich noch an den Werbeslogan einer amerikanischen Zeitarbeitsfirma, der dieses Klima auf den Punkt bringt: »Wenn dein Mittagessen aus einem Kaffee besteht. Wenn du zu Ende bringst, was du angefangen hast. Wenn Schlafentzug die Droge deiner Wahl ist. Dann bist du vielleicht ein Macher.«

Das ist nicht nur Bullsh*t, sondern auch gefährlich. Für den Einzelnen, für das Unternehmen und für unsere Gesellschaft. Schlechter Schlaf hat langfristig signifikante Auswirkungen auf Produktivität, Kreativität, Zufriedenheit, Loyalität und Gesundheit. Wenn Führungskräfte schlecht schlafen, hat das krasse Folgen für ihre Teams, selbst wenn diese ausgeruht zur Arbeit kommen – ein exponentieller Effekt auf die Unternehmenskultur. Ich erlebe all das in meiner täglichen Arbeit. Dabei gibt es wirklich tolle Vorbilder, moderne Firmen, die das Thema Recovery als Prio 1 behandeln. Aber wir sind noch lange nicht am Ziel.

Wir müssen umdenken. Weg vom *Glaubens*satz, wer genügend schlafe, sei schwach, unproduktiv, faul und verschwende Zeit. Hin zum *Wissens*satz (erinnere dich an die Fakten, die lassen keinen anderen Schluss zu), dass genügend Schlaf bedeutet: stark sein, produktiv, smart, gesund, effizient und effektiv. Und glücklich.

Immer mehr moderne Unternehmen haben die Wichtigkeit von Schlaf begriffen. Der amerikanische Versicherungskonzern Aetna zum Beispiel zahlt Mitarbeitern eine Sonderprämie für konsistentes Schlafverhalten. Google hat *Nap Pods*, und es entstehen immer neue Formen von Ruhe- und Recoveryräumen. Sie sind besonders dann effektiv, wenn die Führungskräfte es vorleben und diese Dinge selbst nutzen. Sonst traut sich auch keiner in den Teams. Ein sehr progressiver Personalleiter eines großen DAX-Konzerns macht zum Beispiel regelmäßig Power Naps, und jeder weiß das. Wenn er in Meetings ist, gibt er seinen Teammitgliedern die Möglichkeit, sein Einzelbüro ebenfalls für einen Power Nap zu nutzen. Das sind echte Role Models, die inspirieren und Dinge bewegen.

Inspiration kommt von Vorbildern. Und Vorbilder sind wichtig, globale Wirtschafts-Superstars wie Jeff Bezos, Arianna Huffington oder Warren Buffet machen das vor. Allerdings kann jede und jeder ein Vorbild sein, wie eben der erwähnte Personalleiter. Und das gilt auch für Kita-Leiterinnen und Schichtdienstleiter, für Chefärztinnen oder Küchenchefs. Sie alle haben, wenn sie mit guten Schlaf-Habits vorangehen, einen Impact auf ihre Crew.

Im besten Fall ergänzen sich die persönlichen Vorbilder mit Trainings, Coachings und Schulungen. Für Ernährung oder Bewegung gibt es das oft schon. Doch Schlaf ist mindestens genauso wichtig. Das beginnt mit dem Wording. Der Begriff *Mental Health* wird oft verwendet. Das klingt doch schon irgendwie nach einem Problem, findest du nicht? In einem Umfeld, das Probleme und Schwächen (noch) nicht zulässt, schreckt das ab. Wie wäre es daher mit *Energie-Management* oder *Strategic Re-*

covery? Zu welchem Training in deiner Firma würdest du dich eher anmelden? Eben. Ebenfalls eine Rolle spielt die Positionierung: Du glaubst nicht, was es für einen Unterschied in der Teilnehmerquote macht, ob der CEO zu einem Event von mir einlädt und das Intro am Anfang macht oder ein Mitarbeiter aus dem *Learning & Development Team* der Personalabteilung.

Schulungen und andere Angebote attraktiver zu gestalten, ist ein großer Hebel. Zusätzlich gibt es eine sehr effektive Methode, das sogenannte *Nudging*. Aus dem Englischen übersetzt bedeutet er so viel wie *anstupsen* oder *vorsichtig anstoßen*. Der Begriff stammt aus der Verhaltensökonomik. Er wurde durch den Wirtschaftswissenschaftler Richard Thaler und den Rechtswissenschaftler Cass Sunstein durch das Buch *Nudge. Wie man kluge Entscheidungen anstößt* berühmt. *Nudge* bezeichnet dabei eine Methode, das Verhalten von Menschen zu beeinflussen, ohne auf Verbote und Gebote zurückzugreifen oder ökonomische Anreize verändern zu müssen. Stattdessen bringt man jemanden auf subtile Weise dazu, sein Verhalten zu ändern, entweder etwas zu lassen oder etwas zu tun. Das Spannende daran: Es wird nicht gesagt »Mach dies« oder »Lass das«. Sondern es werden Leitlinien so gesetzt, dass Menschen sich innerhalb dieser bewegen und das Gefühl haben, sie selbst entscheiden. Ein Beispiel sind vorgegebene Startzeiten im firmenweiten Kalendertool. Die Standardeinstellung ist immer zur vollen Stunde, zum Beispiel um 13:00 Uhr. Beginnt man unternehmensweit Meetings immer um »fünf nach«, also 13:05 Uhr, so bleiben immer fünf Minuten für eine Mikropause. Andere Methoden:

- In den meisten Unternehmen ist die Standarddauer eines Meetings 30 Minuten. Einige meiner Klienten haben auf 15 Minuten umgestellt und erreichen damit eine signifi-

kante Verkürzung der Meetingzeiten. Diese kann wieder genutzt werden, zum Beispiel für strategische Erholung.
- Keine Stühle in den meisten Konferenzräumen führen ebenfalls zu kürzeren Meetings.
- Was steht in den Meetingräumen? Kekse oder eine Nussmischung? Was für den Tiefschlaf besser ist, wissen wir schon.

Es gibt viele weitere kleine und große Hebel, die uns als *Nudging* helfen, zu einer Tiefschlaf-Gesellschaft zu werden. Denn so ermöglichen wir Pausen nicht nur. Wir unterstützen sie aktiv und honorieren sie sogar. Wir kommen zu einem Mindset, das sagt: »Nur sehr strukturierte, produktive und fokussierte Menschen schaffen es, zwischendurch Pausen zu machen. Was bist du?«

Ich könnte an dieser Stelle noch viele andere Möglichkeiten aufzählen, unsere Unternehmen Tiefschlaf-freundlicher zu gestalten. Mir geht es aber gar nicht um Vollständigkeit, sondern einfach nur darum, dir eine Idee zu geben, wie viel wir im Arbeitsumfeld machen können. Hier noch ein paar Denkanstöße:

- Schichtdienstpläne am persönlichen Chronotypus ausrichten; einfache Haartests geben darüber Aufschluss, wer für Früh-, Spät- und Nachtschichten genetisch besser oder schlechter geeignet ist
- Office Design: Eine innovative Mischung aus Einzelräumen und Open-Space-Konzepten. Rückzugszonen sind wichtig und helfen, sich ohne schlechtes Gewissen Pausen zu nehmen.
- Lichtkonzepte, die sich an unserem zirkadianen Rhythmus ausrichten.

Das alles kommt den Mitarbeitern zugute und damit auch dem Unternehmen. Übrigens nicht nur in Bezug auf Produktivität, Kreativität und Leistungsfähigkeit. Ich bin überzeugt, dass solche Angebote in Zukunft ein wichtiger Punkt im Recruiting sein werden – im sogenannten »war for talents«. Wer die besten Mitarbeiter will, wird eben nicht nur oberflächliche Well-Being-Angebote bieten müssen, sondern ganzheitliche Recovery-Konzepte. Ich erlebe das jetzt schon bei Klienten, gerade in den Unternehmensberatungen. Dort ist ein echter Kulturwandel im Gange – und das ausgerechnet in einem Bereich, der lange Zeit zusammen mit dem Investment Banking einer der Tiefschlaf-feindlichsten überhaupt war.

MÜDE? HÄNDE WEG VOM STEUER

Die Arbeitswelt ist ein wichtiger Teil unserer Welt. Doch nicht nur dort lohnt sich ein Umdenken. Das können ganz andere Bereiche sein mit unglaublichen Auswirkungen. In den USA beispielsweise führt Sekundenschlaf im Straßenverkehr jedes Jahr zu 100 000 Unfällen mit 1500 Toten. Auch bei uns sind Unfälle wegen Müdigkeit ein ernst zu nehmender Faktor. Warum keine Plakate an den Autobahnen, die vor Müdigkeit warnen? Warum nur Alkoholtests und nicht auch Müdigkeits- und Reaktionstests? Nicht um Menschen zu bestrafen, sondern um sie zu beschützen. Ich verstehe, wenn du das erst einmal übertrieben findest. Aber vermutlich nicht, wenn du eine nahestehende Person durch einen Autounfall verloren hättest, bei dem der Fahrer übermüdet war.

AUSGESCHLAFENER LERNEN

Wie wichtig Tiefschlaf für die physische und psychische Entwicklung unserer Kinder ist, haben wir schon besprochen. Und dass die Verschiebung des Schulstarts einen echten Impact hätte. Es gibt aber noch andere Möglichkeiten, die auch dazu führen, dass Schlaf das verdiente Standing bekommt. Ernährungsberater und Zahnärzte kommen an Schulen und sogar die Polizei, um Kindern Sicherheit mit dem Fahrrad im Straßenverkehr beizubringen. Wie wäre es eigentlich mit einem Schlafabzeichen für Kids und einer »Wie schlafe ich tief«-Woche? Wir wollen ja nicht ausgerechnet unserer jungen Generation das Wissen über Erholung und Schlaf vorenthalten, wenn es uns so nützt. Sie können doch gleich in die spannenden Jahre ihrer Kindheit durchstarten. Ich bin jedenfalls mehr als bereit, mit Verantwortlichen ein altersgerechtes Training für junge Schüler zu machen, das ihnen die notwendigen Fähigkeiten einfach vermittelt.

Oder noch besser und einfacher umzusetzen: kurze Multimedia-Online-Trainings per Video, die Kids auf dem Handy konsumieren können. Wenn sie so kurz wie TikTok-Videos und spielerisch in kindgerechter Sprache sind, helfen sie jedem Kind unmittelbar. So beginnt von der jungen Generation an der kulturelle Wandel von einer müden zu einer wachen Gesellschaft.

TIEFSCHLAF, DAS NEUE LEBENSELIXIER

In unserer derzeitigen Gesellschaft gilt *Langschläfer* als Synonym für faule Menschen. Das ist Quatsch, aber nicht so leicht zu ändern. Aber wir haben ja sowieso gelernt, dass lange schlafen nichts bringt, wenn es sich dabei um Junk Sleep handelt. Wie wäre es deshalb mit *Tiefschläfer*? *Tiefschläfer* als neues Idealbild und Bezeichnung für Menschen, die verstanden haben, wie viel schöner das Leben ist, wenn wir im Leben genug schlafen. Die *New York Times* hat in einem Artikel im Jahr 2017 Schlaf als das neue Statussymbol bezeichnet. Präziser ist: Tiefschlaf ist das neue Statussymbol. Mehr noch: ein Lebenselixier.

Es heißt immer öfter in der Presse und in Büchern, Schlafen muss wieder cool, hip und sexy werden. Ich bezweifle, dass es das jemals war. Und ich finde auch nicht, dass es sexy sein muss. Das Ergebnis ist es aber: hohes Energielevel, tolle Ausstrahlung, leuchtende Augen, gute Laune, starke Performance, gesunder Körper. Das war doch schon immer anziehend, oder? Und das wird es auch immer bleiben.

Jeder weißt, dass Ernährung und Bewegung zentral für Energie, Ausstrahlung und Gesundheit sind. Unternehmen fördern es mit Fitnessclub-Mitgliedschaften oder Yogakursen im Büro. Wir treffen uns zu gesunden Kochabenden und die verschiedensten Fastenvarianten boomen seit Jahren. Fehlt nur noch die dritte Säule, Schlaf. Nicht erst an dritter Stelle. Schlaf ist nicht genauso wichtig wie Bewegung und gute Ernährung, es ist die Grundlage dafür. Du kannst so gesund essen und dich so viel bewegen, wie du willst – wenn dein Tiefschlaflevel zu niedrig ist, hast du ein Thema. Wenn du nur zwei Minuten Tiefschlaf pro Nacht hast, wird dir auch eine gesunde Bowl zum Mittagessen nicht die fehlende Erholung geben. Umgekehrt: Wenn du 90 Minuten Tiefschlaf pro Nacht hast, kannst du mit einer Currywurst zum Lunch sehr viel besser umgehen. Natürlich ist die Kombination aus allen drei Säulen am besten. Doch die Grundlage ist guter Schlaf. Damit wird alles andere sehr viel einfacher.

VISION 2030

Ich habe vorhin schon gesagt: Ich brauche deine Hilfe. Jeder Mensch braucht jemanden, der an ihn glaubt. Und ich werde für immer den Menschen dankbar sein, die an mich geglaubt haben und dies heute noch tun. Die beste Möglichkeit für mich, diese Dankbarkeit auszudrücken, ist, mein Wissen und meine Erfahrungen und meine Zuversicht weiterzugeben. Das ist der Grund, warum ich dieses Buch geschrieben habe.

Jetzt glaube ich an dich, dass du, nachdem du dieses Buch gelesen hast, alles tust, um deine Augen wieder zum Funkeln zu bringen. Wenn ich dich zum Schluss um einen kleinen Gefallen bitten darf? An wen möchtest du dieses Wissen weitergeben? Wer könnte ein bisschen Anleitung und Hilfe gebrauchen? Wer ist im Moment vielleicht nicht bei 100 Prozent Energie und könnte die Tiefschlaf-Formel gut gebrauchen, um wieder voller Energie durchs Leben zu gehen?

An wen glaubst du?

Wir haben ja schon ein paar Gedankenexperimente zusammen gemacht ... Stell dir zum Abschluss noch einmal vor: Wie wäre es, wenn du jede Nacht 90 Minuten Tiefschlaf hättest? Wie ginge es dir und wie wärst du? Als Mutter & Vater, als Freund & Freundin, als Bruder & Schwester, als Kollegin & Kollege? Und wie wäre es, wenn nicht nur du jede Nacht 90 Minuten Tiefschlaf hättest, sondern auch deine Familie, Freunde, Bekannten, Nachbarn und Kollegen. Wie wäre euer Leben? Und jetzt stell dir ihre Gesichter vor: Wie viel mehr leuchtende Augen und lächelnde Gesichter würden wir jeden Tag sehen?

Manche von ihnen sind jetzt gerade genau an dem Punkt wie du, bevor du dieses Buch gelesen hast. Sie suchen nach einer Anleitung, nach einem Fahrplan und nach jemandem, der an sie glaubt, dass auch sie es schaffen. Ich bin fest davon überzeugt, dass dieses Buch einen großen Beitrag dazu leisten kann, dass Menschen mehr Energie und Lebensfreude in ihrem Leben haben. Und ich brauche deine Hilfe, um mehr von ihnen zu erreichen – sie zu inspirieren, ihre 90 Minuten Tiefschlaf zu erreichen.

Ich glaube fest daran, dass jeder Mensch 90 Minuten Tiefschlaf jede Nacht verdient. Aber es passiert nicht von alleine. Also lass uns handeln. Lass uns mit gutem Beispiel vorangehen, die Tiefschlaf-Formel in unserem Leben umsetzen. Und auch darüber sprechen.

Lass uns gemeinsam eine Kultur in den Unternehmen und in unserer Gesellschaft insgesamt kreieren, in der rote, müde Augen oldschool sind und leuchtende, funkelnde Augen das neue Statussymbol.

Lass uns die Menschen um uns herum inspirieren, dass auch sie anfangen, mit der Tiefschlaf-Formel ein ganz neues Level an Energie, Leistungsfähigkeit, Gesundheit und Zufriedenheit zu kriegen.

Wir alle zusammen.

Jetzt.

Egal, wie verrückt die Welt um uns herum ist – mit 90 Minuten Tiefschlaf pro Nacht können wir alles erreichen.

Vielen Dank für deine Zeit, dein Vertrauen und deine Hilfe. Und denk immer daran, du bist nur 90 Minuten entfernt ...

Dein Tiefschlaf-Coach & Freund

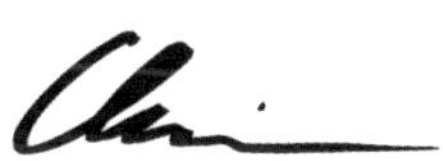

PS: Ich würde mich sehr freuen, wenn wir in Kontakt bleiben und du mich auf dem Laufenden hältst, wie die Tiefschlaf-Formel dein Leben verändert. Du findest mich auf LinkedIN,

Facebook, Instagram und auch TikTok (als *@MrTiefschlaf*) oder ganz einfach per E-Mail an *chris@tiefschlaf-formel.de*

PPS: Und wenn du noch tiefer in das Thema Tiefschlafverdichtung und die langfristig erfolgreiche Umsetzung in deinem Alltag einsteigen möchtest, findest du hier alle Informationen dazu: *www.tiefschlaf-formel.de/ecoaching* oder einfach deine Handykamera auf diesen QR-Code halten.

Danke!

Die Tiefschlaf-Formel ist mein Herzensprojekt. Seit langer Zeit trage ich den Wunsch in mir, dieses Buch zu schreiben. Ein Buchprojekt ist eine Team-Leistung. Genau deshalb macht es auch so großen Spaß.

Danke an alle meine *Klienten und Follower*, mit denen ich in den letzten Jahren arbeiten durfte. Ihr habt mir immer wieder gezeigt, wie schnell die Tiefschlaf-Formel unser Leben verbessern kann. Ihr habt mich dazu ermutigt, möglichst vielen anderen Menschen mit meiner Methode zu helfen.

Danke an meine *Mentoren*, die mich auf meinem Lebensweg begleiten und mir dabei geholfen haben, meine Tiefpunkte im Leben zu überwinden und gestärkt aus ihnen hervorzukommen.

Danke an meine *Tiefpunkte im Leben*. Nur sie haben mir ermöglicht, all die wertvolle Erfahrungen zu sammeln, die mich dorthin gebracht haben, wo ich heute sein darf.

Ein besonderer Dank geht an *Simon Biallowons*, der mir mit seinem großen Talent geholfen hat, für meine Gedanken die richtigen Worte zu finden.

Vielen Dank an »Adlerauge« *Dr. German Neundorfer* für das präzise Lektorat und das gesamte *Team des Herder Verlags* für eure Unterstützung unserer Mission, eine Welt mit weniger roten und mehr funkelnden Augen zu erschaffen.

Danke an alle *Kollegen* in den Neurowissenschaften und der Biologie. Eure gewissenhafte Forschung hat die Grundlage für dieses Buch gelegt.

Herzlichen Dank an *mein Team* für die leidenschaftliche und motivierende Unterstützung bei der Realisierung dieses Buchs – ihr seid die Besten!

Ein großes Danke an *meine Ehefrau* – du bist mein unfairer Wettbewerbsvorteil im Spiel des Lebens.

Meine Tiefschlaf-Formel

Notizen

STRATEGIE	Mein Fokus
	☐
	☐
	☐
	☐
	☐
	☐
	☐
	☐
	☐
	☐
	☐
	☐
	☐
	☐
	☐
	☐
	☐
	☐